中医执业助理医师资格考试
通关必做2500题

医师资格考试命题研究组　编写

中国健康传媒集团
中国医药科技出版社

内 容 提 要

本书根据中医执业助理医师资格考试最新考试大纲的要求,在全面调研历年考试真题、综合分析考试命题规律后精心编写而成。书中内容分上下两篇,上篇为精选习题部分,是在分析大量历年真题基础上,围绕重要考点及高频考点编创的模拟试题,题型准确,考点覆盖全面,分布合理;下篇为答案解析部分,逐题附以参考答案,并对典型考题做了解析,加深对相关知识点的理解和记忆,具有很好的针对性和实用性,适合参加2021中医执业助理医师资格考试的考生复习使用。

图书在版编目(CIP)数据

中医执业助理医师资格考试通关必做 2500 题 / 医师资格考试命题研究组编写 . —北京:中国医药科技出版社, 2020. 11

ISBN 978 - 7 - 5214 - 2012 - 8

Ⅰ. ①中…　Ⅱ. ①医…　Ⅲ. ①中医师 – 资格考试 – 习题集　Ⅳ. ①R2 – 44

中国版本图书馆 CIP 数据核字(2020)第 173561 号

美术编辑　陈君杞
版式设计　张　路

出版　**中国健康传媒集团** | 中国医药科技出版社
地址　北京市海淀区文慧园北路甲 22 号
邮编　100082
电话　发行:010 – 62227427　邮购:010 – 62236938
网址　www. cmstp. com
规格　889 × 1194 mm ⅙
印张　11
字数　411 千字
版次　2020 年 11 月第 1 版
印次　2020 年 11 月第 1 次印刷
印刷　三河市腾飞印务有限公司
经销　全国各地新华书店
书号　ISBN 978 - 7 - 5214 - 2012 - 8
定价　**39. 00 元**

编 写 说 明

国家医师资格考试是评价申请医师资格者是否具备从事医师工作所必须的专业知识与技能的行业准入考试。考试分为两级四类,即执业医师和执业助理医师两级;每级分为临床、中医、口腔、公共卫生四类。中医类包括中医、民族医和中西医结合。

考试分实践技能考试和医学综合笔试两部分。一般要求通过6月份的实践技能考试后,才有资格参加8月份的综合笔试。该考试的特点是涉及科目多、考点覆盖面广,难度要求高,所以考试的通关率往往偏低。

为帮助广大考生高效复习,顺利通过考试,我们组织多年从事考前辅导和教学的专家老师,全面研究最新考纲,分析历年命题规律和考试趋势,结合考前辅导的实践经验,编写了《中医执业助理医师资格考试通关必做2500题》一书。书中题目按章节进行编排,涵盖了新考纲要求的所有考点,出题角度和题目难度高仿真题,题型与真题完全一致,覆盖面全,针对性强,将给考生的复习备考提供强大助力。

在备考过程中,建议考生采用三段式复习方式,提升复习效率,巩固复习效果。

第一阶段,系统复习阶段(建议时间控制在3个月)。本阶段宜全面系统地复习考试大纲要求内容,可参考《中医执业助理医师资格考试应试指南》为主进行复习,多动手,多总结,以全面细致地掌握知识点内容。

第二阶段,重点复习阶段(建议时间3个月)。有了第一阶段的系统复习,你对考试要求内容有了全面的了解。本阶段要以理论知识的重点复习为主。建议梳理各章内容,配合《中医执业助理医师资格考试通关必做2500题》,练习各章题目,通过解决问题加深对知识的理解和记忆,并可检验复习效果。

第三阶段,冲刺模考阶段(建议时间2个月)。本阶段以对历年考试的重点为主,可选用《中医执业助理医师资格考试历年真题与解析》,配合《中医执业助理医师资格考试全真模拟试卷与解析》,继续巩固前两个阶段的复习成果。通过对真题和模拟试卷的演练,准确把握考试重点和命题规律,感受考场氛围,查漏补缺,提高应试能力。

我们相信,经过以上三个阶段的复习,加上你的坚持和努力,定能顺利通关,取得资格证书。

目 录

上篇 通关试题

中医学基础 ·········· 1

第一章 中医基础理论 ·········· 1

第二章 中医诊断学 ·········· 12

第三章 中药学 ·········· 21

第四章 方剂学 ·········· 30

中医临床 ·········· 38

第五章 中医内科学 ·········· 38

第六章 中医外科学 ·········· 49

第七章 中医妇科学 ·········· 60

第八章 中医儿科学 ·········· 70

第九章 针灸学 ·········· 79

西医综合 ·········· 96

第十章 诊断学基础 ·········· 96

第十一章 内科学 ·········· 102

第十二章 传染病学 ·········· 115

医学人文 ·········· 131

第十三章 医学伦理学 ·········· 131

第十四章 卫生法规 ·········· 134

下篇 参考答案与解析

中医学基础 ·········· 138

第一章 中医基础理论 ·········· 138

第二章 中医诊断学 ·········· 141

第三章 中药学 ·········· 143

第四章 方剂学 ·········· 145

中医临床 ·········· 147

第五章 中医内科学 ·········· 147

第六章 中医外科学 ·········· 151

第七章 中医妇科学 ·········· 155

第八章 中医儿科学 ·········· 158

第九章 针灸学 ·········· 160

西医综合 ·········· 164

第十章 诊断学基础 ·········· 164

第十一章 内科学 ·········· 165

第十二章 传染病学 ·········· 168

医学人文 ·········· 170

第十三章 医学伦理学 ·········· 170

第十四章 卫生法规 ·········· 171

上篇 通关试题

中医学基础

第一章 中医基础理论

第一单元 中医学理论体系的主要特点

【A1 型题】

1. 中医学的基本特点是
   A. 人是一个有机的整体
   B. 阴阳与五行
   C. 辨证论治和整体观念
   D. 辨证论治和治病求本
   E. 整体观念和扶正祛邪

2. 下列关于症的表现，错误的是
   A. 恶寒发热　　B. 恶心呕吐
   C. 烦躁易怒　　D. 脉沉细
   E. 脾胃虚弱

3. 同病异治的实质是
   A. 证同治异　　B. 证异治异
   C. 病同治异　　D. 证异治同
   E. 病同治同

4. 以下属"证"的是
   A. 肝肾阴虚　　B. 感冒
   C. 痢疾　　　　D. 头痛
   E. 消渴

第二单元 精气学说

【A1 型题】

1. 气的运动，称为
   A. 气机　　　　B. 升
   C. 降　　　　　D. 聚
   E. 散

2. 气的运动所促成的变化称为
   A. 化　　　　　B. 变
   C. 升　　　　　D. 降
   E. 气化

【B 型题】

(3~4 题共用备选答案)
   A. 阴阳学说　　B. 五行学说
   C. 水地说　　　D. 云气说
   E. 元气说

3. 古代哲学中，气的概念源自

4. 古代哲学中，精的概念源自

第三单元 阴阳学说

【A1 型题】

1. 昼夜分阴阳，上午为
   A. 阴中之阳　　B. 阳中之阴
   C. 阳中之阳　　D. 阴中之阴
   E. 阴中之至阴

2. 《内经》中提出"春夏养阳，秋冬养阴"的原则，旨在强调
   A. 阴阳与四时的关系
   B. 春夏重在保养阳气
   C. 秋冬重在保养阴气
   D. 保养阴气的重要性
   E. 调养四时阴阳的重要性

3. 下列各项可用阴阳消长解释的是
   A. 阴损及阳　　B. 阳损及阴
   C. 阴消阳长　　D. 热极生寒
   E. 塞因塞用

4. "阴在内，阳之守也；阳在外，阴之使也"体现了阴阳的关系是
   A. 对立制约　　B. 互根互用
   C. 消长平衡　　D. 相互交感
   E. 相互转化

5. 脏腑分阴阳，则肾为
   A. 阳中之阳　　B. 阳中之阴
   C. 阴中之阳　　D. 阴中之阴
   E. 阴中之至阴

6. 阴阳属性的征兆是
   A. 水火　　　　B. 寒热
   C. 上下　　　　D. 动静
   E. 左右

7. "阴阳离决，精气乃绝"反映了阴阳的关系是
   A. 对立制约　　B. 消长平衡
   C. 阴阳转化　　D. 相互交感
   E. 互根互用

8. "益火之源，以消阴翳"的治法最适用于
   A. 阴盛则寒之证
   B. 阳虚则寒之证
   C. 阴盛伤阳之证
   D. 阴损及阳之证
   E. 以上都不是

9. "寒极生热，热极生寒"主要说明阴阳的关系是
   A. 平衡　　　　B. 对立
   C. 互根　　　　D. 转化
   E. 交感

10. 以阴阳概念说明事物，下列属阴的是
    A. 红赤　　　　B. 鲜明
    C. 声高气粗　　D. 脉搏洪大
    E. 青、白

11. 四时阴阳的消长变化，从冬至到立春为
    A. 阳消阴长　　B. 阳长阴消
    C. 重阴必阳　　D. 重阳必阴
    E. 阴阳平衡

12. 阳损及阴，阴损及阳，是阴阳哪一关系在病理方面的体现
    A. 对立制约　　B. 互根互用
    C. 互相转化　　D. 消长平衡
    E. 阴阳自和

13. 属于阴的味是
    A. 酸　　　　　B. 辛
    C. 甘　　　　　D. 淡
    E. 以上都不是

14. "壮水之主，以制阳光"是指
    A. 阴病治阳　　B. 阳病治阴
    C. 阴中求阳　　D. 阳中求阴
    E. 补阴救阳

15. 阳偏盛形成的证候是
    A. 实证　　　　B. 里证
    C. 实热证　　　D. 实寒证
    E. 表证

16. "寒者热之"的治法体现了阴阳之间的关系是
    A. 对立制约　　B. 互根互用
    C. 消长平衡　　D. 相互转化
    E. 相互交感

【A2 型题】

17. 持续高热，面红目赤者，突然出现四肢厥冷，面色苍白，脉微欲绝，其病机应属
    A. 阳盛则热　　B. 阳损及阴
    C. 阳虚则寒　　D. 阳盛格阴
    E. 重阳必阴

18. 患者症见恶寒，形寒肢冷，脘腹冷痛喜暖，口淡不渴，溲清，苔白，脉紧或迟。其证属
    A. 阴盛证　　　B. 阳虚证

    C. 阴虚证　　　D. 亡阳证
    E. 亡阴证

【B 型题】

（19～20 题共用备选答案）
    A. 阳中之阳　　　B. 阴中之阳
    C. 阳中之阴　　　D. 阴中之阴
    E. 阴中之至阴

19. 在不同时间段的阴阳属性划分中，前半夜属

20. 以脏腑部位来划分其阴阳属性，则肺是

（21～22 题共用备选答案）
    A. 此消彼长
    B. 此长彼消
    C. 此消彼亦消
    D. 此长彼亦长
    E. 阴阳平衡

21. 阴阳彼此制约不及为

22. 阴阳互根互用不及为

（23～24 题共用备选答案）
    A. 阴阳二气的交感
    B. 阴阳二气的平衡
    C. 阴阳二气的互根
    D. 阴阳二气的运动
    E. 阴阳二气的制约

23. 万物发生发展变化的根源是

24. 阴阳交感的基础是

第四单元　五行学说

【A1 型题】

1. 属于"子病犯母"的是
   A. 肾病及肝　　　B. 肝病及心
   C. 脾病及心　　　D. 肺病及肾
   E. 脾病及肺

2. 下列各项不属于五行之"金"的是
   A. 六腑之大肠　　B. 五体之皮毛
   C. 五志之恐　　　D. 五化之收
   E. 五色之白

3. 水的特性是
   A. 曲直　　　　　B. 稼穑
   C. 从革　　　　　D. 炎上
   E. 润下

4. 根据情志相胜法，可制约"恐"的情志是
   A. 喜　　　　　　B. 怒
   C. 忧　　　　　　D. 思
   E. 恐

5. 按五行生克规律，脾的"所不胜"之脏是
   A. 心　　　　　　B. 肝
   C. 肾　　　　　　D. 肺
   E. 膀胱

6. 属于五行相侮规律传变的是

  A. 木旺乘土   B. 土虚木乘

  C. 木火刑金   D. 水不涵木

  E. 土虚水侮

7. 见肝之病，知肝传脾的病机传变是

  A. 木克土   B. 土侮木

  C. 母病及子   D. 子病及母

  E. 木乘土

8. 一年季节中，"长夏"所属的五行是

  A. 木   B. 土

  C. 金   D. 火

  E. 水

9. 据五行相生理论确定的治法是

  A. 佐金平木法   B. 扶土抑木法

  C. 引火归原法   D. 培土制水法

  E. 金水相生法

10. 滋水涵木法适用于

  A. 肾阴不足而肝阳偏亢

  B. 脾肾阳虚证

  C. 心肾不交证

  D. 肺肾阴虚证

  E. 心脾两虚证

11. 在五行学说中，不属脾病诊断依据的是

  A. 面色萎黄   B. 口泛甜味

  C. 唇淡无华   D. 多唾

  E. 肌肉消瘦

12. 以五行生克关系推测，出现下列情况，其病为逆的是

  A. 客色胜主色   B. 色脉相得

  C. 主色胜客色   D. 得相生之脉

  E. 母病及子

13. 肝血不足致肾精亏虚，此传变在五行中称为

  A. 相乘   B. 相侮

  C. 母病及子   D. 子病及母

  E. 制化

14. 泻南补北法适用于

  A. 肾阴虚而相火妄动

  B. 心阴虚而心阳亢

  C. 肾阴虚而心火旺

  D. 肾阴虚而肝阳上亢

  E. 肾阳虚损而心火浮越

15. 下列属母子关系的是

  A. 水和木   B. 木和金

  C. 火和金   D. 土和木

  E. 水和火

16. 佐金平木法的适用证是

  A. 肝旺脾虚证

  B. 肝火犯肺证

  C. 心脾两虚证

  D. 肝肾阴虚证

  E. 肺肾阴虚证

17. 具有生长、升发、调达舒畅的特性，在五行中属

  A. 火   B. 土

  C. 木   D. 水

  E. 金

18. 下列属于"子病犯母"传变规律的是

  A. 脾病及肺   B. 脾病及肾

  C. 肝病及肾   D. 肝病及心

  E. 肺病及心

【B 型题】

（19～20 题共用备选答案）

  A. 抑木扶土   B. 培土生金

  C. 滋水涵木   D. 佐金平木

  E. 泻南补北

19. 心肾不交的治法是

20. 肝阳上亢的治法是

（21～22 题共用备选答案）

  A. 相乘   B. 相侮

  C. 相克   D. 母病及子

  E. 子病犯母

21. 脾病及肾属于

22. 肺病及心属于

（23～24 题共用备选答案）

  A. 升发、条达

  B. 温热、升腾

  C. 收敛、肃降

  D. 生化、承载

  E. 寒润、下行

23. 火的特性，近代引申为

24. 金的特性，近代引申为

第五单元　藏象学说

【A1 型题】

1. 五脏、六腑、奇恒之腑区别的主要依据是

  A. 解剖形态的差异

  B. 经脉络属的有无

  C. 生理功能的差异

  D. 所在部位的不同

  E. 以上都不是

2. 人体是一个有机的整体，其生理病理的中心是

  A. 精   B. 气血

  C. 经络   D. 五脏

  E. 六腑

3. 既属于六腑又属于奇恒之腑的是

  A. 脾   B. 胆

  C. 女子胞   D. 三焦

  E. 膀胱

【B型题】
 A. 五脏 　　　　　 B. 六腑
 C. 奇恒之腑 　　　 D. 五体
 E. 五液

4. 具有"藏而不泻"特点的是
5. 具有"泻而不藏"特点的是

第六单元 五 脏

【A1型题】

1. 具有喜燥恶湿特性的脏腑是
 A. 肝 　　　　　 B. 心
 C. 脾 　　　　　 D. 肺
 E. 肾

2. 心为五脏六腑之大主的理论依据是
 A. 心主血 　　　 B. 心主神志
 C. 心主思维 　　 D. 心总统魂魄
 E. 心总统意志

3. 肺主通调水道的功能主要依赖于
 A. 肺主一身之气
 B. 肺司呼吸
 C. 肺输精于皮毛
 D. 肺朝百脉
 E. 肺主宣发和肃降

4. 脾主升清的确切内涵是
 A. 脾的阳气主升
 B. 脾以升为健
 C. 脾气散精，上归于肺
 D. 与胃的降浊相对
 E. 输布津液，防止水湿内升

5. 机体的生长发育取决于
 A. 水谷精微物质
 B. 血液的运行
 C. 津液的滋润
 D. 肾中精气充足
 E. 脾气生清

6. 肺调节腠理开阖和汗液排泄，主要体现肺的功能是
 A. 主呼吸之气 　 B. 主一身之气
 C. 主宣发 　　　 D. 主肃降
 E. 朝百脉

7. 肝主疏泄的基本生理功能是
 A. 调畅情志活动
 B. 调畅全身气机
 C. 促进脾胃运化
 D. 促进津液和血液的代谢
 E. 调节月经和精液的排泄

8. 既可见小便不利又可见小便清长量多，其病变多为
 A. 膀胱湿热 　　 B. 脾失运化
 C. 肾失气化 　　 D. 肺失肃降
 E. 三焦气滞

9. 天癸的产生主要取决于
 A. 肾中精气的充盈 B. 脾气的健运
 C. 肾阳的蒸化 　　 D. 肝血的充足
 E. 肾阴的滋养

10. 脏腑之间的关系中，"水火既济"指的是
 A. 肝与肾 　　　 B. 心与肾
 C. 肝与脾 　　　 D. 肺与脾
 E. 肺与肝

11. 肝开窍于
 A. 目 　　　　　 B. 筋
 C. 耳 　　　　　 D. 舌
 E. 口

12. 肺在志为
 A. 怒 　　　　　 B. 喜
 C. 思 　　　　　 D. 忧
 E. 恐

13. 乙癸同源是指
 A. 心肺关系 　　 B. 肺肝关系
 C. 肝脾关系 　　 D. 肝肾关系
 E. 心肾关系

14. 具有生血、行血作用的脏是
 A. 肝 　　　　　 B. 肺
 C. 肾 　　　　　 D. 脾
 E. 心

15. 在肾主闭藏的功能活动中，最具生理意义的是
 A. 纳气归肾，促进元气的生成
 B. 固摄二便，防止二便失禁
 C. 固摄水液，防止水液无故流失
 D. 固摄精气，防止精气无故散失
 E. 固摄阳气，防止阳气浮越于上

16. 女子的月经和男子精液的正常排泄是哪两脏配合作用的结果
 A. 肝肾 　　　　 B. 肝肺
 C. 心肾 　　　　 D. 肝脾
 E. 脾肾

17. 化生天癸的物质基础是
 A. 肝血 　　　　 B. 肾精
 C. 脾气 　　　　 D. 肺阴
 E. 心血

18. 肺进行所有生理活动的基础依赖于肺的
 A. 宣发肃降运动 　 B. 主呼吸之气
 C. 主气的生成 　　 D. 调节全身气机
 E. 主治节

19. 与气陷病变密切相关的脏
 A. 心 　　　　　 B. 肺
 C. 脾 　　　　　 D. 肝
 E. 肾

【B 型题】

（20～21 题共用备选答案）

　　A. 心　　　　　　　　B. 肝
　　C. 脾　　　　　　　　D. 肺
　　E. 肾

20. "气之主"是指

21. "罢极之本"是指

（22～23 题共用备选答案）

　　A. 娇脏　　　　　　　B. 刚脏
　　C. 孤府　　　　　　　D. 水脏
　　E. 水府

22. 肝为

23. 肺为

（24～25 题共用备选答案）

　　A. 心　　　　　　　　B. 肝
　　C. 脾　　　　　　　　D. 肺
　　E. 肾

24. "生痰之源"指

25. "贮痰之器"指

（26～27 题共用备选答案）

　　A. 心　　　　　　　　B. 肝
　　C. 脾　　　　　　　　D. 肺
　　E. 肾

26. "气之根"是指

27. "气之主"是指

第七单元　六　腑

【A1 型题】

1. 胆汁的分泌和排泄主要取决于
　　A. 胆贮藏胆汁　　　　B. 胆排泄胆汁
　　C. 脾运化水谷　　　　D. 肝疏泄气机
　　E. 以上都不是

2. "传导之官，变化出焉"是指哪一脏腑的功能
　　A. 大肠　　　　　　　B. 小肠
　　C. 脾　　　　　　　　D. 胃
　　E. 三焦

3. "孤府"指的是
　　A. 肺　　　　　　　　B. 三焦
　　C. 心　　　　　　　　D. 脑
　　E. 肾

4. 症见口舌糜烂，舌尖碎痛，小便黄赤，灼热疼痛为
　　A. 心小肠病　　　　　B. 肝火上炎
　　C. 肺热壅盛　　　　　D. 阴虚火旺
　　E. 膀胱湿热

5. "下焦如渎"概括的功能特点是
　　A. 元气升发　　　　　B. 排泄浊物
　　C. 亦藏精血　　　　　D. 腐熟水谷
　　E. 输布气血

6. "水谷之海"是指
　　A. 冲脉　　　　　　　B. 小肠
　　C. 大肠　　　　　　　D. 胃
　　E. 膀胱

7. 大肠的传导作用是何种功能的延伸
　　A. 胃气降浊　　　　　B. 肺气肃降
　　C. 小肠泌别清浊　　　D. 脾之运化
　　E. 以上都不是

8. 具有"通行诸气，运行水液"功能的脏腑是
　　A. 肺　　　　　　　　B. 三焦
　　C. 大肠　　　　　　　D. 小肠
　　E. 脾

9. "五脏六腑之海"指的是
　　A. 胃　　　　　　　　B. 小肠
　　C. 膀胱　　　　　　　D. 大肠
　　E. 三焦

10. "利小便所以实大便"的理论依据是
　　A. 脾主运化　　　　　B. 小肠主液
　　C. 大肠主津　　　　　D. 胃主受纳
　　E. 小肠受盛

11. 小肠在志为
　　A. 喜　　　　　　　　B. 怒
　　C. 思　　　　　　　　D. 惊
　　E. 悲

12. 脏腑关系中，被称为"燥湿相济"的是
　　A. 脾与胃　　　　　　B. 肝与胆
　　C. 肾与膀胱　　　　　D. 心与小肠
　　E. 肺与大肠

13. 下列不属于"七冲门"的是
　　A. 吸门　　　　　　　B. 飞门
　　C. 贲门　　　　　　　D. 幽门
　　E. 气门

14. "中焦如沤"是指
　　A. 心肺宣散气血的功能
　　B. 大肠排泄糟粕的功能
　　C. 脾气散精的功能
　　D. 小肠泌别清浊的功能
　　E. 脾胃对饮入食物的消化过程

15. 具有贮尿和排尿功能的脏腑是
　　A. 膀胱　　　　　　　B. 脾
　　C. 肾　　　　　　　　D. 三焦
　　E. 大肠

【B 型题】

（16～17 题共用备选答案）

　　A. 孤府　　　　　　　B. 中精之府
　　C. 水府　　　　　　　D. 血府
　　E. 精明之府

16. 胆为

17. 膀胱为

（18~19题共用备选答案）

　　A. 汗　　　　　　　　B. 尿
　　C. 津　　　　　　　　D. 液
　　E. 泪

18. 大肠主

19. 小肠主

（20~21题共用备选答案）

　　A. 膀胱　　　　　　　B. 三焦
　　C. 大肠　　　　　　　D. 小肠
　　E. 胆

20. "受盛之官"是指

21. "传导之官"是指

（22~23题共用备选答案）

　　A. 大肠　　　　　　　B. 胆
　　C. 膀胱　　　　　　　D. 三焦
　　E. 肾

22. "中正之官"是指

23. "州都之官"是指

（24~25题共用备选答案）

　　A. 心　　　　　　　　B. 肺
　　C. 肾　　　　　　　　D. 胃
　　E. 脾

24. 具有喜润恶燥特点的脏腑是

25. 具有喜燥恶湿特点的脏腑是

第八单元　奇恒之腑

【A1 型题】

1. 下列选项错误的是

　　A. 脑为髓海
　　B. 胃为水谷之海
　　C. 冲为血海
　　D. 冲为十二经脉之海
　　E. 肺为气海

2. "决渎之官"是指

　　A. 心　　　　　　　　B. 肾
　　C. 肝　　　　　　　　D. 三焦
　　E. 膀胱

3. 骨病日久则内传于

　　A. 心　　　　　　　　B. 肾
　　C. 肝　　　　　　　　D. 肺
　　E. 脾

4. "血之余"是指

　　A. 髓　　　　　　　　B. 爪
　　C. 筋　　　　　　　　D. 发
　　E. 齿

5. 下列不属于奇恒之腑的是

　　A. 脑　　　　　　　　B. 脉
　　C. 三焦　　　　　　　D. 胆

　　E. 髓

6. 下列被称为"元神之府"的是

　　A. 脑　　　　　　　　B. 髓
　　C. 骨　　　　　　　　D. 脉
　　E. 胆

【B 型题】

（7~8题共用备选答案）

　　A. 精明之府　　　　　B. 元神之府
　　C. 髓之府　　　　　　D. 肾之府
　　E. 血之府

7. 头为

8. 腰为

（9~10题共用备选答案）

　　A. 髓之府　　　　　　B. 精明之府
　　C. 玄府　　　　　　　D. 孤府
　　E. 净府

9. 汗孔为

10. 骨为

第九单元　精气血津液神

【A1 型题】

1. 宗气积聚之处是

　　A. 息道　　　　　　　B. 丹田
　　C. 喉咙　　　　　　　D. 气街
　　E. 胸中

2. 下列脏腑与血液循行没有直接关系的是

　　A. 心　　　　　　　　B. 肺
　　C. 肾　　　　　　　　D. 脾
　　E. 肝

3. 推动人体生长发育及脏腑功能活动的气是

　　A. 元气　　　　　　　B. 宗气
　　C. 营气　　　　　　　D. 卫气
　　E. 肺气

4. 人体生命活动的原动力是

　　A. 元气　　　　　　　B. 宗气
　　C. 营气　　　　　　　D. 卫气
　　E. 肺气

5. 血液生成的最基本物质是

　　A. 水谷精微　　　　　B. 津液
　　C. 精　　　　　　　　D. 营气
　　E. 宗气

6. 具有推动呼吸和行气血功能的气是

　　A. 心气　　　　　　　B. 肺气
　　C. 营气　　　　　　　D. 宗气
　　E. 卫气

7. 因失血过多而出现下列症状，可用"津血同源"的理论加以说明的是

　　A. 面白　　　　　　　B. 疲乏

C. 口渴　　　　　D. 舌淡

E. 头晕

8. "血府"是指

A. 脾　　　　　B. 心

C. 肝　　　　　D. 脉

E. 冲脉

9. 血虚引起气虚病变的理论基础是

A. 气能生血　　　　B. 气能摄血

C. 血能养气　　　　D. 血能载气

E. 气能行血

10. 心神的物质基础是

A. 血　　　　　B. 气

C. 精　　　　　D. 津

E. 营气

【A2 型题】

11. 患者，男，70 岁。素体虚弱，少气懒言，声低气微，小便清长，夜尿频多，甚至余沥不尽，其病机为

A. 气失温煦　　　　B. 气失推动

C. 气失卫外　　　　D. 气失中介

E. 气失固摄

12. 患者症见全身紫癜，皮疹色淡，伴体倦乏力，自汗，头昏，舌质淡，苔白，脉细而无力，其病机为

A. 气不摄血　　　　B. 气不生血

C. 血不养气　　　　D. 气不行血

E. 血不载气

13. 患者，女，30 岁。半年前因生产大出血，目前症见精神疲惫，少气懒言，失眠多梦，健忘，其病机为

A. 血不养神　　　　B. 气不生血

C. 血不养气　　　　D. 气不行血

E. 血不载气

【B 型题】

（14～15 题共用备选答案）

A. 气脱　　　　　B. 气滞

C. 气虚　　　　　D. 气逆

E. 气结

14. 大失血可导致

15. 血虚可导致

（16～17 题共用备选答案）

A. 心　　　　　B. 肝

C. 肺　　　　　D. 肾

E. 脾

16. 能助心行血而调节血液运行的脏是

17. 固摄血液在脉中运行的脏是

第十单元　经　络

【A1 型题】

1. 从头走足的经脉是

A. 手三阴经　　　　B. 手三阳经

C. 足三阳经　　　　D. 足三阴经

E. 以下均非

2. 主司下肢运动的经脉是

A. 阴维脉　　　　B. 阴跷脉

C. 阳维脉　　　　D. 任脉

E. 带脉

3. 下列选项不是十二经别生理功能的是

A. 加强十二经脉表里两经在体内的联系

B. 加强体表与体内、四肢与躯干的向心性联系

C. 加强足三阴、足三阳经脉与心脏的联系

D. 加强十二经脉与头面部的联系

E. 加强十二经脉表里两经在体表的联系

4. 下列选项不是经络生理功能的是

A. 沟通联系的作用

B. 运行气血的作用

C. 感应传导的作用

D. 调节功能平衡

E. 调节十二经脉的作用

5. 足太阳膀胱经在躯干部的循行部位是

A. 前面　　　　　B. 侧面

C. 后背　　　　　D. 上部

E. 下部

6. 被称为"血海"的是

A. 任脉　　　　　B. 督脉

C. 冲脉　　　　　D. 带脉

E. 阴维脉

7. 具有加强足三阴、足三阳经脉与心脏联系的是

A. 奇经　　　　　B. 皮部

C. 经别　　　　　D. 别络

E. 经筋

8. 十二经脉中阴经与阳经的交接部位在

A. 头面　　　　　B. 手足

C. 胸腹　　　　　D. 上肢

E. 下肢

9. 足之三阳经的走向是

A. 从手走头　　　　B. 从足走腹

C. 从脏走手　　　　D. 从头走足

E. 从足走胸

10. 手三阳与足三阳经交接在

A. 四肢部　　　　B. 头面部

C. 胸腹部　　　　D. 背部

E. 肩胛部

11. 十二正经的分布中，太阳经行于

A. 前额部　　　　B. 头面部

C. 后头部　　　　D. 侧头部

E. 肩胛部

12. 绕阴器，至小腹的经脉是

A. 任脉　　　　　B. 肝经

    C. 阴维脉   D. 脾经

    E. 肾经

13. 与月经关系最密切的奇经是

    A. 冲脉、任脉   B. 冲脉、督脉

    C. 任脉、带脉   D. 阴维脉、阳维脉

    E. 阴跷脉、阳跷脉

14. 头痛的部位在前额者，病变多在

    A. 少阳经   B. 阳明经

    C. 太阳经   D. 厥阴经

    E. 督脉

15. 具有"主胞胎"功能的奇经是

    A. 冲脉   B. 任脉

    C. 督脉   D. 带脉

    E. 阴维脉

【B 型题】

（16~17 题共用备选答案）

    A. 冲脉   B. 任脉

    C. 督脉   D. 阴跷脉

    E. 阴维脉

16. 称为"阳脉之海"的经脉是

17. 称为"十二经脉之海"的经脉是

第十一单元 体 质

【A1 型题】

1. 体质是指人体的

    A. 身体素质   B. 心理素质

    C. 身心特性   D. 遗传特质

    E. 形态结构

2. 病情随体质发生的转化称为

    A. 质势   B. 从化

    C. 传变   D. 易感性

    E. 病势

3. 先天禀赋决定着体质的相对

    A. 可变性   B. 连续性

    C. 复杂性   D. 普遍性

    E. 稳定性

4. 后天各种因素使体质具有

    A. 可变性   B. 稳定性

    C. 全面性   D. 普遍性

    E. 复杂性

5. 不同体质所具有的潜在的、相对稳定的倾向性称为

    A. 质势   B. 从化

    C. 传变   D. 易感性

    E. 稳定性

第十二单元 病 因

【A1 型题】

1. 最易伤肺的病邪是

    A. 风   B. 寒

    C. 湿   D. 燥

    E. 火

2. 六淫中只有外感而无内生的邪气是

    A. 寒   B. 燥

    C. 湿   D. 暑

    E. 火

3. 致病易表现出重着疼痛、分泌物及排泄物秽浊不清症状的邪气是

    A. 热邪   B. 暑邪

    C. 燥邪   D. 风邪

    E. 湿邪

4. 下列选项属于风性善行的致病特点的是

    A. 手足震颤   B. 四肢抽搐

    C. 四肢游走性疼痛 D. 角弓反张

    E. 四肢麻木

5. 六淫中，季节性最强的邪气是

    A. 寒邪   B. 暑邪

    C. 燥邪   D. 风邪

    E. 湿邪

6. 疠气与六淫邪气的主要区别是

    A. 体外入侵

    B. 具有强烈的传染性

    C. 多从口鼻皮毛入侵人体

    D. 与季节气候有关

    E. 与自然环境有关

7. 七情致病，过悲则气

    A. 消   B. 结

    C. 上   D. 下

    E. 缓

8. 下列关于劳逸损伤与疾病发生关系的叙述，错误的是

    A. 久视伤血   B. 久坐伤肉

    C. 久思伤心   D. 久行伤筋

    E. 久立伤骨

9. 下列选项不属于水湿痰饮、瘀血、结石的共同致病特点的是

    A. 与气滞有关   B. 致病广泛

    C. 病程较长   D. 导致疼痛

    E. 为有形之病理产物

10. 致病易使人出现抽搐、痉挛、角弓反张的邪气是

    A. 暑邪   B. 热邪

    C. 风邪   D. 寒邪

    E. 湿邪

【A2 型题】

11. 患者突发皮肤瘙痒，红疹发无定处，此起彼伏，是因为感受
    A. 燥邪　　　　　　　B. 热邪
    C. 风邪　　　　　　　D. 寒邪
    E. 湿邪

12. 孙某，男，4 岁。突然发病，出现头痛、汗出、恶风、咽痒，脉浮的临床表现。其病因为
    A. 风邪　　　　　　　B. 寒邪
    C. 暑邪　　　　　　　D. 湿邪
    E. 燥邪

13. 患者症见四肢关节疼痛，酸楚重着，肌肤感觉不灵，阴雨天加重。其病因为
    A. 风邪　　　　　　　B. 寒邪
    C. 暑邪　　　　　　　D. 湿邪
    E. 燥邪

14. 患者受情志刺激后，症见脘腹痞满，腹胀便溏，心悸怔忡，失眠多梦。应考虑为
    A. 怒则气上
    B. 喜则气缓
    C. 悲则气消
    D. 思则气结
    E. 恐则气下

15. 患者，女，29 岁。月经量多，色鲜红，口干，大便干，舌红，脉数。其病机为
    A. 寒凝血瘀　　　　　B. 热迫血行
    C. 瘀血阻滞　　　　　D. 脾不统血
    E. 肝不藏血

16. 患者症见胸部憋闷疼痛，牵引左臂内侧，气短，舌有瘀斑，脉结代。此为瘀血阻滞于
    A. 肺　　　　　　　　B. 心
    C. 肝　　　　　　　　D. 肾
    E. 上焦

【B 型题】

(17 ~ 18 题共用备选答案)
    A. 风邪　　　　　　　B. 湿邪
    C. 火邪　　　　　　　D. 燥邪
    E. 寒邪

17. 六淫中最易导致肿疡的邪气是
18. 六淫中最易导致有沉重感的邪气是

(19 ~ 20 题共用备选答案)
    A. 气　　　　　　　　B. 血
    C. 肉　　　　　　　　D. 骨
    E. 筋

19. 久行伤
20. 久立伤

第十三单元　发　病

【A1 型题】

1. 下列选项不是正气作用的是
    A 抵御外邪
    B 祛除病邪
    C 修复调节
    D 维持脏腑经络功能的协调
    E 改变体质类型

2. "冬伤于寒，春必温病"所指的是发病类型是
    A. 感邪即发　　　　　B. 徐发
    C. 伏而后发　　　　　D. 继发
    E. 复发

3. 疾病的发生与否主要取决于
    A. 正邪相搏　　　　　B. 感邪轻重
    C. 禀赋强弱　　　　　D. 感邪性质
    E. 受邪部位

4. 下列因素致病多为徐发的是
    A. 疠气致病　　　　　B. 六淫致病
    C. 思虑过度　　　　　D. 暴怒
    E. 大悲

5. 主要影响人体的体质因素与精神状态的是
    A. 正气盛衰　　　　　B. 禀赋强弱
    C. 感邪性质　　　　　D. 感邪轻重
    E. 受邪部位

6. 疾病已愈，在病因或诱因的作用下，再次发病。指的是
    A. 继发　　　　　　　B. 复发
    C. 徐发　　　　　　　D. 伏而后发
    E. 并病

【B 型题】

(7 ~ 8 题共用备选答案)
    A. 正气不足　　　　　B. 感邪轻重
    C. 邪能胜正　　　　　D. 精神状态
    E. 体质因素

7. 疾病的发生主要取决于
8. 疾病发生的内在因素是

第十四单元　病　机

【A1 型题】

1. "寒从中生"指的是
    A. 痰湿内阻，从阴化寒
    B. 恣时生冷，寒伤中阳
    C. 脾气不足，寒饮内停
    D. 肾气亏虚，无力上蒸
    E. 脾肾阳虚，阴寒内生

2. 下列关于实的病机的叙述，错误的是
    A. 外感邪盛

B. 肌肤经络闭塞
C. 气机升降失调
D. 脏腑功能亢进
E. 气血壅滞瘀结

3. "至虚有盛候"的实质是
　A. 真实假虚
　B. 真虚假实
　C. 阴阳衰竭
　D. 阴盛格阳
　E. 阳盛格阴

4. 正气大虚，邪气不盛，疾病缠绵难愈的病理过程，谓之
　A. 正虚邪恋　　B. 邪正相持
　C. 正虚邪盛　　D. 正盛邪衰
　E. 邪正相争

5. 因热极深伏，阳热内结而出现寒象者，其病理变化属于
　A. 阳盛格阴　　B. 阳盛则阴病
　C. 阴盛则寒　　D. 阳虚生外寒
　E. 热极生寒

6. 以下除哪一项外，均属阳偏胜的病理变化
　A. 阳胜则阴病
　B. 阴虚则阳亢
　C. 阳胜则热
　D. 热极生寒
　E. 阳盛格阴

7. 下列不属于"风气内动"病机的有
　A. 肝阳化风　　B. 阴虚动风
　C. 风邪上扰　　D. 血虚生风
　E. 热极生风

8. 阳气亏损，气化不利的水肿病，若出现日渐消瘦，烦躁不安等，其病机是
　A. 阳气亏损，水停血瘀，新血不生
　B. 阳气亏损，阴盛迫阳，阳气浮越
　C. 阳气亏损，水气凌心，心神不宁
　D. 阳气亏损，失于温养，经脉不利
　E. 阳气亏损，阴无以生，阳损及阴

9. 阴寒内盛而出现热象者，其病机多为
　A. 阴胜则阳病　　B. 寒极生热
　C. 阴盛格阳　　D. 阴胜则热
　E. 阳胜则热

10. 血随气逆的病机为
　A. 气能行血　　B. 气能摄血
　C. 气能生血　　D. 血能载气
　E. 血能化气

【A2型题】

11. 张某，男，45岁。素体虚弱，纳食量少，疲乏无力，腹部胀满，时有缓减，腹痛喜按，舌质淡，苔润，脉细而无力，其病机属
　A. 真实假虚　　B. 虚实夹杂

C. 真虚假实　　D. 虚中夹实
E. 真阴虚

12. 患者，女，35岁。1月前因外感高热至40℃。现症见热已退，但口干、鼻干，皮肤干燥，舌紫绛，舌边有瘀点瘀斑，其病机是
　A. 津液不足　　B. 津枯血燥
　C. 津亏血瘀　　D. 津停气阻
　E. 气阴两亏

13. 患者，男，55岁。症见眩晕耳鸣，面红目赤，头晕头胀，腰膝酸软，失眠多梦，舌红，脉沉细。其病机是
　A. 阴虚内热　　B. 阴阳俱虚
　C. 阴虚阳亢　　D. 阴损及阳
　E. 阳损及阴

14. 持续高热，面红目赤，突然出现四肢厥冷，面色苍白，脉微欲绝，其病机应属
　A. 阳胜则热　　B. 阳损及阴
　C. 阳虚则寒　　D. 阴盛格阳
　E. 重阳必阴

15. 患者年老体弱，少气声低，尿次频数而量多，夜间更甚，其病机属
　A. 脾失运化　　B. 肾虚失固
　C. 肾失气化　　D. 肺失宣降
　E. 肾失蒸腾

16. 患者面色苍白，两颧泛红如妆者属
　A. 湿热熏蒸　　B. 阴虚火旺
　C. 虚阳外越　　D. 阳盛则热
　E. 热邪内盛

【B型题】

(17~18题共用备选答案)
　A. 气逆　　B. 气闭
　C. 气脱　　D. 气滞
　E. 气陷

17. 外邪束表，恶寒发热无汗，属

18. 症见面色苍白，汗出不止，口开目合者，属

(19~20题共用备选答案)
　A. 肝阳化风　　B. 热极生风
　C. 阴虚风动　　D. 血虚生风
　E. 外感风邪

19. 邪热炽盛，煎熬津液，伤及营血，症见痉挛、四肢抽搐等症，属

20. 年老精血亏少，筋脉失养，症见肢体麻木、手足拘挛等症，属

(21~22题共用备选答案)
　A. 阳胜化火　　B. 邪郁化火
　C. 五志化火　　D. 阴虚火旺
　E. 外感火邪

21. 痰湿、瘀血、饮食积滞日久郁而化火者，属

22. 阴不制阳，阳热偏亢之牙龈肿痛，咽喉疼痛等，属

第十五单元　防治原则

【A1 型题】

1. 用寒远寒，用热远热，属于
A. 因病制宜 　　　　B. 因地制宜
C. 因人制宜 　　　　D. 因时制宜
E. 因证制宜

2. 中医治疗疾病的根本原则是
A. 调整阴阳 　　　　B. 治病求本
C. 标本先后 　　　　D. 调理脏腑
E. 扶正祛邪

3. 以下适宜于"塞因塞用"治法的病证是
A. 食积腹泻 　　　　B. 血瘀崩漏
C. 气滞腹胀 　　　　D. 脾虚泄泻
E. 阴虚便秘

4. 养生的基本原则中，重在调养的内脏是
A. 心肾 　　　　　　B. 心脾
C. 肝肾 　　　　　　D. 肝心
E. 肾脾

5. 因中气下陷所致的久痢、脱肛及子宫脱垂，都可采用升提中气法治疗，属于
A. 因人制宜 　　　　B. 同病异治
C. 异病同治 　　　　D. 审因论治
E. 虚则补之

【A2 型题】

6. 病人出现大量腹水、呼吸喘促、大小便不利等急重症状，应采用的治则是
A. 虚则补之 　　　　B. 标本兼治
C. 通因通用 　　　　D. 急则治标
E. 缓则治本

7. 病人出现四肢厥冷、下利清谷、脉微欲绝，但身热、口渴面赤、脉大而无根，应采用的治法是
A. 热者寒之 　　　　B. 急则治标
C. 热因热用 　　　　D. 通因通用
E. 实则泻之

8. 病人口渴喜冷饮、烦躁不安、大便干结，尿黄、舌红苔黄，同时又见四肢厥冷、脉沉等症状，应采用的治法是
A. 虚则补之 　　　　B. 急则治标
C. 寒因塞用 　　　　D. 寒者热之
E. 寒因寒用

【B 型题】

（9～10 题共用备选答案）
A. 扶正
B. 祛邪
C. 扶正与祛邪兼用
D. 先祛邪后扶正
E. 先扶正后祛邪

9. 瘀血所致的崩漏，若正气尚能耐攻，治疗时可

10. 虫积日久，正虚较甚者，治疗时应

（11～12 题共用备选答案）
A. 表热证 　　　　　B. 虚热证
C. 假热证 　　　　　D. 里热证
E. 实热证

11. 阳中求阴的治法，用于治疗

12. 热因热用的治法，用于治疗

第十六单元　养生与寿夭

【A1 型题】

1. 顺应病证的外在假象而治的治则。叫做
A. 从治 　　　　　　B. 正治
C. 治标 　　　　　　D. 治本
E. 以上均非

2. "春夏养阳，秋冬养阴"是遵循养生基本原则中的
A. 延缓衰老 　　　　B. 顺应自然
C. 预防疾病 　　　　D. 形神兼养
E. 动静结合

3. 调神必须以下列哪项为首务
A. 健脑 　　　　　　B. 补脾
C. 养心 　　　　　　D. 调肝
E. 益肾

第二章　中医诊断学

第一单元　绪　论

【A1 型题】

1. 中医诊断疾病的基本原则有
- A. 整体审察
- B. 司外揣内
- C. 见微知著
- D. 以常衡变
- E. 辨证论治

2. 中医诊断疾病的基本原理有
- A. 以常衡变
- B. 四诊合参
- C. 病证结合
- D. 整体审察
- E. 辩证论治

第二单元　望　诊

【A1 型题】

1. 下列除哪项外，均属病色
- A. 晦暗枯槁
- B. 鲜明暴露
- C. 神气衰败
- D. 红黄隐隐
- E. 以上均非

2. 假神的病机是
- A. 气血不足，精神亏损
- B. 机体阴阳严重失调
- C. 脏腑虚衰，功能低下
- D. 精气衰竭，虚阳外越
- E. 阴盛于内，格阳于外

3. 患者面色苍白，时而泛红如妆，其证型是
- A. 实热内炽
- B. 阴虚火旺
- C. 肝胆湿热
- D. 真寒假热
- E. 真热假寒

4. 痰热内闭的目态可见
- A. 戴眼反折
- B. 目睛凝视
- C. 昏睡露睛
- D. 双睑下垂
- E. 横目斜视

5. 在"五轮学说"中，黑睛为
- A. 血轮
- B. 气轮
- C. 水轮
- D. 肉轮
- E. 风轮

6. 风痰的特征是
- A. 色黄黏稠
- B. 白而清稀
- C. 清稀多泡沫
- D. 白滑而量多
- E. 少而黏稠

7. 湿痰的特征是
- A. 黄而黏稠，坚而成块
- B. 白而清稀
- C. 清稀而多泡沫
- D. 白滑而量多，易咯
- E. 少而黏，难咯

8. 症见两眼灵活，视物清晰，神志清楚，反应灵敏，语言清晰，面色荣润，可判断为
- A. 得神
- B. 少神
- C. 失神
- D. 假神
- E. 以上皆不是

9. 人生来就有的基本面色，终生基本不变，称为
- A. 常色
- B. 主色
- C. 客色
- D. 善色
- E. 恶色

10. 面色黧黑，肌肤甲错者，属
- A. 肾阴虚
- B. 肾阳虚
- C. 肾虚水饮
- D. 寒湿带下
- E. 瘀血日久

11. 以下不属"望目态"范畴的是
- A. 瞳孔缩小
- B. 目睛凝视
- C. 睡眠露睛
- D. 胞睑下垂
- E. 目窠深陷

12. 热毒壅肺，化腐成脓者，其痰液表现是
- A. 痰黄黏稠，坚而成块
- B. 痰白而清稀
- C. 痰少而黏，难于咯出
- D. 痰中带血，血色鲜红
- E. 咳吐脓血腥臭痰

13. 疹的表现不包括
- A. 色红
- B. 点小如粟
- C. 高出皮肤
- D. 抚之碍手
- E. 压之不褪色

14. 肝郁脾虚患者的面色是
- A. 萎黄
- B. 青黄
- C. 青紫
- D. 面黄如橘
- E. 晦暗

【B 型题】

(15～16 题共用备选答案)
- A. 外感表证
- B. 内热证
- C. 血络郁闭
- D. 各种痛证
- E. 脾虚疳积

15. 小儿指纹紫红者，属

16. 小儿指纹紫黑者，属

(17～18 题共用备选答案)
- A. 面色暗淡

B. 面色青黄

C. 眼周发黑

D. 面色黧黑，肌肤甲错

E. 面色萎黄

17. 肾虚水饮或寒湿带下的患者多表现为

18. 血瘀日久的患者多表现为

第三单元　望　舌

【A1 型题】

1. 以下不属望舌态的是

    A. 痿软舌　　　　　B. 强硬舌

    C. 歪斜舌　　　　　D. 吐弄舌

    E. 裂纹舌

2. 舌绛少苔或无苔的主病是

    A. 表热证　　　　　B. 实热证

    C. 脏腑炽热　　　　D. 温病热入营血

    E. 久病阴虚火旺

3. 舌淡白光晶莹，舌体瘦薄，其主病是

    A. 气血两亏

    B. 阳虚水湿内停

    C. 风寒表证初期

    D. 久病阴虚火旺

    E. 阴寒内盛

4. 舌淡白胖嫩，边有齿痕而又有裂纹者，属

    A. 脾虚湿浸　　　　B. 阴液亏损

    C. 热盛伤津　　　　D. 血虚不润

    E. 先天性舌裂

5. 舌淡白胖嫩，苔白滑者，常提示的是

    A. 阴虚夹湿　　　　B. 脾胃湿热

    C. 气分有湿　　　　D. 阳虚水停

    E. 瘀血内阻

6. 舌淡紫而湿润者主

    A. 气滞血瘀　　　　B. 气虚血瘀

    C. 寒凝血瘀　　　　D. 热毒极盛

    E. 阴液耗竭

7. 舌之两侧所候的脏腑是

    A. 肝胆　　　　　　B. 脾胃

    C. 肺肾　　　　　　D. 三焦

    E. 肾

【B 型题】

（8～9 题共用备选答案）

    A. 舌尖　　　　　　B. 舌中

    C. 舌根　　　　　　D. 舌边

    E. 舌面

8. 五脏中，肾在舌上分属的部位是

9. 五脏中，心肺在舌上分属的部位是

（10～11 题共用备选答案）

    A. 热甚伤津　　　　B. 胃气阴两伤

C. 胃无生发之气　　D. 痰浊未化

E. 热入营血

10. 镜面舌的形成病机是

11. 花剥苔一般提示

第四单元　闻　诊

【A1 型题】

1. 语言错乱，说后自知，称为

    A. 郑声　　　　　　B. 谵语

    C. 错语　　　　　　D. 夺气

    E. 独语

2. 郑声的病因多属

    A. 热扰心神　　　　B. 痰火扰心

    C. 风痰阻络　　　　D. 肝气不足

    E. 心气大伤

3. 神志不清，语言重复，时断时续，语声低弱模糊，称为

    A. 郑声　　　　　　B. 谵语

    C. 错语　　　　　　D. 夺气

    E. 独语

4. 独语、错语的共同病因是

    A. 风痰阻络　　　　B. 热扰心神

    C. 心气大伤　　　　D. 心气不足

    E. 痰火扰心

5. 咳声如犬吠样，可见于

    A. 百日咳　　　　　B. 白喉

    C. 感冒　　　　　　D. 肺痨

    E. 肺痿

6. 自言自语，喃喃不休，见人则止，首尾不续的症状，多由

    A. 气郁化痰，痰火扰心

    B. 心气大伤，精神散乱

    C. 心气不足，神失所养

    D. 痰气郁结，阻蔽神明

    E. 瘀热互结，上扰神明

7. 自言自语，喃喃不休，见人语止，首尾不续的症状，见于

    A. 错语　　　　　　B. 谵语

    C. 独语　　　　　　D. 郑声

    E. 言塞

8. 咳声重浊沉闷多为

    A. 外感风燥　　　　B. 寒湿壅肺

    C. 外感风热　　　　D. 暑邪客肺

    E. 热邪壅肺

9. 嗳气频作而响亮，发作因情志变化而增减，其病因是

    A. 肝气犯胃　　　　B. 宿食内停

    C. 脾胃虚寒　　　　D. 饮停胃肠

    E. 热邪犯胃

10. "金破不鸣"常见于

A. 新病音哑、失音
B. 实证
C. 风热、风寒袭肺
D. 痰热壅肺
E. 肺气不足，或肺阴受损

11. 哮与喘临床表现的区别是
　　A. 呼吸困难　　　　B. 张口抬肩
　　C. 鼻翼扇动　　　　D. 难以平卧
　　E. 喉有哮鸣音

12. 嗳气、呃逆和呕吐共同的病机是
　　A. 肺气上逆　　　　B. 肝气上逆
　　C. 胃气上逆　　　　D. 肝郁气滞
　　E. 脾失健运

13. 以下项目中不属喘的特征的是
　　A. 呼吸困难　　　　B. 鼻翼扇动
　　C. 张口抬肩　　　　D. 难以平卧
　　E. 喉中痰鸣

14. 消渴病病人病室的气味可为
　　A. 尸臭味　　　　　B. 腐臭味
　　C. 血腥味　　　　　D. 尿臊味
　　E. 烂苹果样气味

15. 下列不属于胃气上逆病变的是
　　A. 呕吐　　　　　　B. 嗳气
　　C. 呃逆　　　　　　D. 干呕
　　E. 太息

16. 咳嗽是指
　　A. 呼吸急促　　　　B. 有痰无声
　　C. 有痰有声　　　　D. 无痰无声
　　E. 有声无痰

17. 下列表现为咳声轻清低微的是
　　A. 风寒束表证　　　B. 风热犯肺证
　　C. 肺气虚损证　　　D. 肺阴不足证
　　E. 燥邪犯肺证

18. 下列表现为干咳无痰或少痰而黏的是
　　A. 风热犯肺证　　　B. 燥邪犯肺证
　　C. 热邪犯肺证　　　D. 痰湿阻肺证
　　E. 痰热壅肺证

19. 肝气郁结证病人的闻诊特点多为
　　A. 少气　　　　　　B. 呃逆
　　C. 夺气　　　　　　D. 噫气
　　E. 太息

20. 嗳气酸腐的原因为
　　A. 龋齿　　　　　　B. 宿食不化
　　C. 中焦湿热　　　　D. 脾胃虚弱
　　E. 胃寒

21. 谵语的病因病机多由于
　　A. 热扰心神　　　　B. 痰火扰心
　　C. 心气大伤　　　　D. 痰迷心窍

E. 以上都不是

22. 金破不鸣的病机为
　　A. 风寒犯肺　　　　B. 虚火灼肺
　　C. 肺气不足　　　　D. 风热袭肺
　　E. 燥邪犯肺

23. 顿咳的表现特点是
　　A. 咳声重浊　　　　B. 咳声低微
　　C. 咳声如犬吠　　　D. 咳声紧闷
　　E. 咳终止时作"鹭鸶叫声"

24. 咳声重浊，痰稀色白为
　　A. 风寒　　　　　　B. 痰湿
　　C. 燥热　　　　　　D. 脾虚
　　E. 肺气虚

25. 咳声不扬，痰黄稠量少，难咳出者，多属
　　A. 热邪灼伤肺津　　B. 燥热
　　C. 肺气不宣　　　　D. 肾水不足
　　E. 肺实热

【B 型题】
（26～27 题共用备选答案）
　　A. 夜间咳甚　　　　B. 咳声不扬
　　C. 咳声低微　　　　D. 咳声重浊
　　E. 白喉

26. 肾水亏虚之咳嗽，表现为

27. 肺虚之咳嗽，表现为

第五单元　问　诊

【A1 型题】

1. 虚热证的表现是
　　A. 满面通红　　　　B. 两颧潮红
　　C. 面色青灰　　　　D. 红黄隐隐
　　E. 面黄带晦

2. 风热表证的表现为
　　A. 发热重恶寒轻，无汗，脉浮数
　　B. 发热重恶寒轻，无汗，脉浮紧
　　C. 发热重恶寒轻，脉浮数
　　D. 恶寒重发热轻，汗出，脉浮数
　　E. 恶寒重发热轻，汗出，脉浮紧

3. 外感病中，正邪相争提示病变发展的转折点是
　　A. 自汗　　　　　　B. 战汗
　　C. 盗汗　　　　　　D. 热汗
　　E. 绝汗

4. 饥不欲食可见于
　　A. 胃火亢盛　　　　B. 胃强脾弱
　　C. 脾胃湿热　　　　D. 胃阴不足
　　E. 肝胃蕴热

5. 下列不会出现口渴多饮的是

A. 热盛伤津　　　　　B. 汗出过多
C. 剧烈呕吐　　　　　D. 泻下过度
E. 湿热内阻

6. 睡时汗出，醒则汗止，兼见潮热颧红，此属
A. 气虚证　　　　　　B. 阳虚证
C. 阴虚证　　　　　　D. 血虚证
E. 气滞证

7. 视物旋转动荡，如在舟车之上，指的是
A. 目昏　　　　　　　B. 目痒
C. 目眩　　　　　　　D. 雀目
E. 内障

8. 战汗之后，如汗出身热不退，甚见神昏谵语，此为
A. 邪去正安　　　　　B. 邪盛正衰
C. 疾病恶化　　　　　D. 邪热入里
E. 正气虚弱

9. 大便时干时稀的临床意义是
A. 脾气虚　　　　　　B. 脾阳虚
C. 命门火衰　　　　　D. 肝郁脾虚
E. 湿邪困脾

10. 腰部突然剧痛，向小腹部放射，尿血，是因为
A. 肾虚　　　　　　　B. 瘀血阻络
C. 结石阻滞　　　　　D. 寒邪所致
E. 湿邪所致

11. 头晕胀痛，头重脚轻，舌红少津，脉弦细，是因为
A. 肝火上炎　　　　　B. 肝阳上亢
C. 气血亏虚　　　　　D. 痰湿内阻
E. 肾虚精亏

12. 下列除哪项外，均是引起头晕的原因
A. 肝火上炎　　　　　B. 气血两虚
C. 肺阴不足　　　　　D. 肝阳上亢
E. 痰湿阻滞

13. 白昼视力正常，每至黄昏视物不清，称为
A. 目昏　　　　　　　B. 目眩
C. 雀盲　　　　　　　D. 目痛
E. 目涩

14. 视物昏暗不明，模糊不清，是因为
A. 肝火上炎　　　　　B. 风痰上蒙
C. 肝阳化风　　　　　D. 肝肾亏虚
E. 气虚

15. 温病见口渴饮水不多，兼身热夜甚，心烦不寐，舌红绛，此属
A. 湿热证　　　　　　B. 阴虚证
C. 营分证　　　　　　D. 痰饮内停证
E. 瘀血内停证

【B 型题】

（16～17 题共用备选答案）
A. 恶寒重发热轻　　　B. 发热轻而恶风
C. 发热重恶寒轻　　　D. 寒热往来

E. 但寒不热

16. 风寒表证的特征是
17. 伤风表证的特征是

（18～19 题共用备选答案）
A. 前额连眉棱骨痛
B. 侧头部痛
C. 后头部连项痛
D. 颠顶部痛
E. 头痛连齿

18. 厥阴经头痛的特点是
19. 阳明经头痛的特点是

（20～21 题共用备选答案）
A. 恶寒发热　　　　　B. 但寒不热
C. 但热不寒　　　　　D. 寒热往来
E. 无明显寒热症状

20. 表证的寒热特征是
21. 半表半里证的寒热特征是

（22～23 题共用备选答案）
A. 脾胃虚弱　　　　　B. 食滞胃脘
C. 胃强脾弱　　　　　D. 湿热蕴脾
E. 肝胆湿热

22. 厌食油腻，胁肋胀痛灼热，口苦泛呕，此属
23. 厌食油腻，脘腹痞闷，呕恶便溏，此属

（24～26 题共用备选答案）
A. 热结便秘
B. 寒凝便秘
C. 阴虚便秘
D. 湿热便秘
E. 血虚便秘

24. 大便秘结，舌红少苔，脉细数者，属
25. 产后大便秘结，面白，舌淡白少苔，脉细数者，属
26. 大便秘结，舌苔黄厚而燥，脉数者，属

第六单元　脉　诊

【A1 型题】

1. 寸口脉分候脏腑，其中左关候的是
A. 心　　　　　　　　B. 肝
C. 脾　　　　　　　　D. 肺
E. 肾

2. "有神"之脉指的是
A. 从容和缓　　　　　B. 不浮不沉
C. 沉取有力　　　　　D. 柔和有力
E. 不大不小

3. 主亡血、失精、半产、漏下等病的脉象是
A. 革脉　　　　　　　B. 芤脉
C. 散脉　　　　　　　D. 弱脉
E. 微脉

4. 具有脉短如豆，滑数有力特征的脉象是
A. 滑脉　　　　　　　B. 数脉

C. 动脉   D. 疾脉

E. 促脉

5. 濡脉与弱脉的主要区别是
- A. 脉位浮与沉   B. 脉率快与慢
- C. 脉形粗与细   D. 力度强与弱
- E. 脉律是否齐整

6. 以下不属于促脉所主的病证是
- A. 阳极阴竭   B. 阳热亢盛
- C. 瘀血阻滞   D. 痰食停滞
- E. 脏气衰败

7. 既主肝胆病，又主痛证、痰饮的脉象是
- A. 实脉   B. 牢脉
- C. 滑脉   D. 弦脉
- E. 紧脉

8. 具有中空外坚，浮而搏指特征的脉象是
- A. 紧脉   B. 弦脉
- C. 芤脉   D. 革脉
- E. 牢脉

9. 食积化热，常见的脉象是
- A. 滑数   B. 弦数
- C. 洪数   D. 弦滑
- E. 弦细

10. 下列不会出现促脉的是
- A. 正常人   B. 瘀滞证
- C. 实热证   D. 脏气衰败证
- E. 痰食内停证

11. 下列脉象只能作病脉出现的是
- A. 滑脉   B. 弦脉
- C. 长脉   D. 缓脉
- E. 短脉

12. 观察小儿脉象的主要内容，不包括的是
- A. 迟数   B. 强弱
- C. 长短   D. 缓紧
- E. 浮沉

13. 下列脉象，不属于阳虚之脉的是
- A. 微脉   B. 虚脉
- C. 弱脉   D. 细脉
- E. 动脉

14. 既主寒证，又主热证的脉是
- A. 滑脉   B. 洪脉
- C. 迟脉   D. 代脉
- E. 弦脉

15. 虚脉的脉象特点为
- A. 三部脉举之无力，按之空虚
- B. 沉细而软，应指无力
- C. 极细极软，若有若无
- D. 脉细如线，应指明显
- E. 浮细而软，应指少力

16. 弱脉的脉象特征是
- A. 沉细虚   B. 微细
- C. 濡细   D. 细虚濡
- E. 沉缓

17. 濡脉的脉象特征为
- A. 沉而有力   B. 浮大有力
- C. 浮细无力   D. 脉来如豆
- E. 沉而细数

18. 主邪热内结的脉是
- A. 濡脉   B. 革脉
- C. 芤脉   D. 紧脉
- E. 迟脉

19. 主气滞血瘀或精伤血少的脉是
- A. 弦脉   B. 涩脉
- C. 细脉   D. 迟脉
- E. 洪脉

20. 涩脉的主病不包括
- A. 伤精   B. 血少
- C. 气滞   D. 痰食
- E. 湿阻

21. 不属实脉类的脉是
- A. 芤脉   B. 牢脉
- C. 滑脉   D. 洪脉
- E. 弦脉

22. 病人闭经多天，面色苍白，神疲乏力，应见的脉象是
- A. 尺脉弦涩   B. 尺脉洪大
- C. 尺脉虚细涩   D. 脉弦滑
- E. 脉浮

23. 主病为痰热、食积与内热的脉为
- A. 弦数脉   B. 洪数脉
- C. 滑数脉   D. 浮滑脉
- E. 沉缓脉

24. 除外下列哪项，均为涩脉的主病
- A. 痰食内停   B. 气滞血瘀
- C. 阴寒内盛   D. 伤精
- E. 血少

25. 结脉、代脉和促脉的共同点是
- A. 脉来较数   B. 脉来时止
- C. 止无定数   D. 脉来缓慢
- E. 止有定数

26. 以下项目中不属于代脉所主病的是
- A. 风证   B. 痛证
- C. 脏气衰微   D. 七情惊恐
- E. 跌扑损伤

27. 以下脉象中不易出现于气血两虚证的是
- A. 濡脉   B. 弱脉
- C. 细脉   D. 涩脉
- E. 虚脉

28. 数脉类应除外

A. 数脉　　　　　　　B. 促脉

C. 疾脉　　　　　　　D. 动脉

E. 洪脉

【B 型题】

（29 ~ 30 题共用备选答案）

A. 涩脉　　　　　　　B. 弦脉

C. 伏脉　　　　　　　D. 紧脉

E. 革脉

29. 主邪闭、厥证或痛极的脉象是

30. 主气滞血瘀、痰食内停或伤精血少的脉象是

第七单元　按　诊

【A1 型题】

1. 在按诊方法中，以重手按压或推寻局部，以了解深部病变情况，称为

A. 触法　　　　　　　B. 摸法

C. 按法　　　　　　　D. 叩法

E. 寻法

2. 身热初按热甚，久按热反轻者多属于

A. 热在表　　　　　　B. 热在里

C. 虚阳外越　　　　　D. 虚热证

E. 气血虚证

3. 腹痛喜按，按之痛减，腹壁柔软者，属于

A. 脾胃气虚　　　　　B. 胃肠积热

C. 饮食积滞　　　　　D. 寒凝胃肠

E. 阳明腑实

4. 脘腹部胀满，按之手下虚软，缺乏弹性，无压痛，此为

A. 癥积　　　　　　　B. 瘕聚

C. 虚满　　　　　　　D. 实满

E. 鼓胀

5. 按腧穴诊病，太溪诊断的部位是

A. 心　　　　　　　　B. 肝

C. 脾　　　　　　　　D. 肺

E. 肾

6. 按胸部虚里，按之弹手，洪大而搏或绝而不应者，属

A. 心阳不足　　　　　B. 宗气内虚

C. 饮停心包　　　　　D. 小儿食滞

E. 心肺气绝

7. 按胸部虚里，按之动数而时有一止者，属

A. 宗气不守　　　　　B. 虚损劳瘵

C. 外感热邪　　　　　D. 饮停心包

E. 心阳不足

【B 型题】

（8 ~ 9 题共用备选答案）

A. 痞满　　　　　　　B. 瘕聚

C. 水肿　　　　　　　D. 内痈

E. 癥积

8. 脘腹肿块，推之不移，肿块痛有定处者，为

9. 脘腹肿块，推之可移，痛无定处，聚散不定者，为

第八单元　八纲辨证

【A1 型题】

1. 热极生风的表现是

A. 手足震颤　　　　　B. 肢体麻木

C. 手足蠕动　　　　　D. 角弓反张

E. 肌肉瞤动

2. 适用于寒者热之的是

A. 热病见热象　　　　B. 寒病见寒象

C. 阴虚见热象　　　　D. 热病见寒象

E. 寒病见热象

3. 以下哪项不符合表证的临床特征

A. 恶寒发热　　　　　B. 头身疼痛

C. 腹中冷痛　　　　　D. 咽痛咳嗽

E. 苔白脉浮

4. 以下不符合表证临床特征的是

A. 恶寒发热　　　　　B. 头身疼痛

C. 腹中冷痛　　　　　D. 咽痛咳嗽

E. 苔白脉浮

5. 病人神情默默，倦怠懒言，身体羸瘦，脉沉细。但默默不语，却语时声高气粗；虽倦怠乏力却动之觉舒，肢体羸瘦而腹硬满拒按，脉沉细而按之有力，此属

A. 真热假寒　　　　　B. 真寒假热

C. 真实假虚　　　　　D. 真虚假实

E. 表虚里实

6. 患者自觉发热，触之胸腹无灼热，口渴不欲饮，咽痛不红肿，小便清长，脉浮大数无力。其证候是

A. 表寒里热　　　　　B. 表热里寒

C. 真热假寒　　　　　D. 真寒假热

E. 上热下寒

【B 型题】

（7 ~ 8 题共用备选答案）

A. 实证转虚　　　　　B. 虚证转实

C. 热证转寒　　　　　D. 由表入里

E. 由里出表

7. 麻疹初期，疹不出而见发热、喘咳、烦躁等症，待疹出后则烦热、咳喘消除，此属

8. 感受外邪，先有恶寒发热，脉浮紧等症，继而出现但发热不恶寒，舌红苔黄，脉洪数，此属

第九单元　气血津液辨证

【A1 型题】

1. 下列不是血瘀证表现的是

A. 面色黧黑　　　　　B. 肌肤假错

C. 局部刺痛　　　　　D. 唇甲青紫

E. 头晕目眩

2. 症见少气懒言乏力，其证候属
   A. 气滞　　　　　　B. 气脱
   C. 气陷　　　　　　D. 气虚
   E. 气逆

3. 与气逆证相关的脏腑是
   A. 肝肺胃　　　　　B. 肝脾肺
   C. 心肝肺　　　　　D. 脾胃肝
   E. 肺脾胃

4. 咳吐痰多，胸闷体胖，或局部有圆滑包块，苔腻脉滑，属
   A. 痰证　　　　　　B. 水停证
   C. 饮停胸胁证　　　D. 饮邪客肺证
   E. 饮停心包证

5. 肢体浮肿，小便不利，腹大痞胀，舌淡胖，属
   A. 饮停胸胁证
   B. 饮留胃肠证
   C. 饮邪客肺证
   D. 水停证
   E. 痰证

【A2 型题】

6. 呼吸微弱，汗出不止，口开目合，神识朦胧，全身瘫软，二便失禁，面色苍白，舌淡，脉微弱，属
   A. 气虚证　　　　　B. 气不固证
   C. 气陷证　　　　　D. 气闭证
   E. 气脱证

7. 患者，女，28 岁。3 个月来月经量多，色淡质稀，月经提前，15 日一行，伴倦怠乏力，气短乏力，面白无华，舌淡白，脉弱，属
   A. 气血两虚证　　　B. 血虚证
   C. 气不摄血证　　　D. 气虚血瘀证
   E. 气随血脱证

8. 患者，男，54 岁。半年来胸胁胀闷，走窜疼痛，易怒，胁下痞块，刺痛拒按，舌紫暗，脉涩，属
   A. 气虚血瘀证　　　B. 气滞血瘀证
   C. 血瘀证　　　　　D. 气滞证
   E. 血寒证

【B 型题】

（9～10 题共用备选答案）
   A. 血虚证　　　　　B. 气血虚证
   C. 血热证　　　　　D. 血寒证
   E. 气不摄血证

9. 发热，皮肤斑疹鲜红为主，属

10. 少腹冷痛，经色紫暗，夹有血块，舌暗，脉迟，属

（11～12 题共用备选答案）
   A. 饮停胃肠证　　　B. 饮停胸胁证
   C. 饮停心包证　　　D. 饮邪客肺证
   E. 水停证

11. 咳吐清稀痰涎，或喉间哮鸣有声者，属

12. 肋间饱满，咳唾引痛者，属

第十单元　脏腑辨证

【A1 型题】

1. 下列选项不属于不寐心肾不交证常伴症状的是
   A. 心烦心悸　　　　B. 多梦健忘
   C. 腰膝酸软　　　　D. 惊悸不宁
   E. 五心烦热

2. 湿热蕴脾证可见
   A. 尿频尿急，尿道灼痛，尿黄短少
   B. 头痛目赤，急躁易怒，胁痛便秘
   C. 腹部痞闷，纳呆便溏，面目发黄
   D. 腹痛下痢，赤白黏胨，里急后重
   E. 阴囊湿疹，瘙痒难忍，小便短赤

3. 女子带下清稀，胎动易滑，证属
   A. 中气下陷证　　　B. 肾阳不足证
   C. 肾气不固证　　　D. 肾阴虚证
   E. 肾不纳气证

4. 以下不属于胃气虚证临床表现的是
   A. 胃脘隐痛　　　　B. 得食痛缓
   C. 饥不欲食　　　　D. 面色萎黄
   E. 神疲倦怠

5. 下列不属于胆郁痰扰证临床表现的是
   A. 胆怯易惊　　　　B. 惊悸不宁
   C. 失眠多梦　　　　D. 烦躁不安
   E. 神情痴呆

6. 下列不属于肺热炽盛证临床表现的是
   A. 发热口渴　　　　B. 咳嗽气喘
   C. 鼻翼扇动　　　　D. 痰黄稠量多
   E. 咽喉肿痛

7. 脾气虚、脾阳虚、脾虚气陷和脾不统血证四证的共同表现是
   A. 头晕目眩　　　　B. 食少便溏
   C. 腹痛喜温　　　　D. 内脏下垂
   E. 慢性出血

8. 脾气虚证的临床表现是
   A. 肢体倦怠，完谷不化，形体消瘦，脘腹胀满，大便稀溏，舌淡苔白，脉虚弱
   B. 咳嗽无痰，或痰少而黏，口咽干燥，形体消瘦，午后潮热，五心烦热，舌红少津，脉细数
   C. 脘腹冷痛，喜暖喜按，口淡不渴，大便清稀，或带下清稀
   D. 脘腹胀痛，口淡不渴，纳呆便溏，头身困重，舌淡胖苔白腻，脉濡缓
   E. 便血，面色无华或萎黄，食少便溏，食后腹胀，少气懒言，舌淡苔白，脉细弱

9. 心气虚证、心血虚证、心阴虚证和心脉痹阻证共见的症状是

A. 心悸　　　　　　B. 失眠
C. 心胸憋闷　　　　D. 舌淡苔白
E. 脉结代

【A2 型题】

10. 患者，女，36 岁，已婚。面色萎黄，神疲乏力，气短懒言，食少便溏，月经淋漓不断，经血色淡，舌淡无苔，脉沉细无力。其病机是
A. 脾不统血　　　　B. 脾肾阳虚
C. 气血两虚　　　　D. 脾肺气虚
E. 肝血不足

11. 患者，男，50 岁。眩晕耳鸣，手足震颤，腰膝酸软，五心烦热，舌红少苔，脉弦细数。其病机是
A. 肝阳上亢　　　　B. 肝肾阴虚
C. 肝阳化风　　　　D. 阴虚风动
E. 肝血不足

12. 患者，男，70 岁。神志痴呆，表情淡漠，举止失常，面色晦滞，胸闷泛恶，舌苔白腻，脉滑。其病机是
A. 痰迷心窍　　　　B. 痰火扰心
C. 心血瘀阻　　　　D. 肾精亏虚
E. 心脾两虚

13. 患者，男，70 岁。神昏谵语，面赤，舌红苔黄腻，脉滑数。其病机是
A. 痰迷心窍　　　　B. 痰火扰心
C. 心血瘀阻　　　　D. 肾精亏虚
E. 心脾两虚

14. 患者，男，36 岁。咳喘无力，咯痰清稀，气短懒言，食少便溏，舌淡，脉弱。其病机是
A. 脾不统血　　　　B. 脾肾阳虚
C. 气血两虚　　　　D. 脾肺气虚
E. 肝血不足

15. 患者，女，26 岁，已婚。胃脘隐痛，饥不欲食，口燥咽干，大便干结，舌红少津，脉细数。其病机是
A. 脾阴不足　　　　B. 胃阴不足
C. 胃燥津亏　　　　D. 胃热炽盛
E. 肝胃不和

16. 患者腹部痞胀，纳呆呕恶，肢体困重，身热起伏，汗出热不解，尿黄便溏。其舌象应是
A. 舌红苔黄腻　　　B. 舌红苔黄糙
C. 舌绛苔少而干　　D. 舌绛苔少而润
E. 舌红苔白而干

17. 患者身目发黄，黄色鲜明，腹部痞满，肢体困重，便溏尿黄，身热不扬，舌红苔黄腻，脉濡数。其证候是
A. 肝胆湿热　　　　B. 大肠湿热
C. 肝火上炎　　　　D. 湿热蕴脾
E. 寒湿困脾

18. 患者微有发热恶风寒，咳嗽，痰少而黏，不易咯出，时而痰中带血，口干咽燥，尿少便干，舌苔干燥，脉浮数。属

A. 肺阴虚证　　　　B. 燥邪犯肺证
C. 风热犯肺证　　　D. 肺热炽盛证
E. 肺肾阴虚证

19. 咳嗽胸闷，气喘息粗，咳吐脓血腥臭痰，胸痛，发热口渴，舌红苔黄腻，脉滑数。属
A. 痰热壅肺证　　　B. 肺热炽盛证
C. 肝火犯肺证　　　D. 燥邪犯肺证
E. 饮停胸胁证

【B 型题】

(20 ~ 21 题共用备选答案)
A. 瘀阻心脉　　　　B. 痰阻心脉
C. 寒凝心脉　　　　D. 心阳虚脱
E. 气滞心脉

20. 心悸，心胸憋闷疼痛，遇寒痛剧，得温痛减，舌淡苔白，脉沉紧，属

21. 心悸，胀痛，善太息，脉弦，属

(22 ~ 23 题共用备选答案)
A. 寒湿困脾证　　　B. 脾气虚证
C. 湿热蕴脾证　　　D. 脾阳虚证
E. 肠道湿热证

22. 以纳呆、腹胀、便溏、身重、苔白腻等为辨证主要依据的是

23. 以纳呆、发热、身重、腹胀、便溏不爽、苔黄腻等为辨证主要依据的是

(24 ~ 25 题共用备选答案)
A. 风热犯肺证　　　B. 肺热炽盛证
C. 痰热壅肺证　　　D. 燥邪犯肺证
E. 肝火犯肺证

24. 发热咳嗽，气粗而喘，鼻息灼热，咽喉红肿疼痛，便秘溲赤，舌红苔黄，脉数，证属

25. 发热微恶寒，咳嗽，痰少而黄，气喘鼻塞，流浊涕，舌尖红，苔薄黄，脉浮数，证属

(26 ~ 27 题共用备选答案)
A. 饮停胸胁证　　　B. 风水相搏证
C. 风寒犯肺证　　　D. 寒痰阻肺证
E. 肺气虚证

26. 咳嗽，痰多色白质稠，胸闷气喘，恶寒肢冷，舌质淡苔白腻，脉滑，证属

27. 咳嗽，痰少色白质稀，气喘，微有恶寒发热，鼻塞流清涕，苔薄白，脉浮紧，证属

(28 ~ 29 题共用备选答案)
A. 脾不统血证　　　B. 寒湿困脾证
C. 脾阳虚证　　　　D. 脾气虚证
E. 湿热蕴脾证

28. 身热，面目发黄而鲜明者，证属

29. 耳目发黄，面色晦暗不泽者，证属

(30 ~ 31 题共用备选答案)
A. 肝火犯肺证　　　B. 肝胆湿热证
C. 肝胃不和证　　　D. 肝郁脾虚证

E. 肝肾阴虚证

30. 以胁胀作痛，情志抑郁，腹胀便溏为主要表现的证型是

31. 以脘胁胀痛，嗳气吞酸，情绪抑郁为主要表现的证型是

(32~33题共用备选答案)

A. 肾阳虚证　　　　B. 肾气不固证

C. 肾虚水泛证　　　D. 肾精不足证

E. 肾阴虚证

32. 以水肿为甚，尿少，畏冷肢凉等为辨证依据的证型是

33. 以腰膝酸冷，性欲减退，夜尿频多与虚寒症状为辨证依据的证型是

(34~35题共用备选答案)

A. 胃气虚证　　　　B. 胃阳虚证

C. 胃阴虚证　　　　D. 胃热炽盛证

E. 寒饮停胃证

34. 以胃脘嘈杂，饥不欲食，脘腹痞胀，灼痛为主要表现的证型是

35. 以胃脘冷痛，喜温喜按，畏冷肢凉为主要表现的证型是

(36~37题共用备选答案)

A. 心肾不交证　　　B. 心脾气虚证

C. 心肺气虚证　　　D. 心肝血虚证

E. 脾肺气虚证

36. 以心烦失眠，梦遗，耳鸣，腰酸为主要表现的证型是

37. 以心悸，头晕神疲，食少腹胀，便溏为主要表现的证型是

第三章　中药学

第一单元　药性理论

【A1 型题】

1. 反映药物作用趋势的是
   A. 四气　　　　　B. 五味
   C. 升降沉浮　　　D. 毒性
   E. 归经

2. "能泄、能燥、能坚"的味是
   A. 酸　　　　　　B. 辛
   C. 甘　　　　　　D. 苦
   E. 咸

【B 型题】

(3～4 题共用备选答案)
   A. 苦味　　　　　B. 甘味
   C. 辛味　　　　　D. 淡味
   E. 酸味

3. 能清热燥湿的味是
4. 能收敛固摄的味是

第二单元　中药的配伍

【B 型题】

A. 一种药物的毒副作用能被另一种药物所抑制
B. 一种药物能破坏另一种药物的功效
C. 两种药物同用能产生剧烈的毒作用
D. 一种药物能够减轻或消除另外一种药物的毒副作用
E. 一种药物为主，另一种药物为辅

1. 相畏是指
2. 相杀是指
3. 相恶是指

第三单元　中药的用药禁忌

【A1 型题】

1. 巴豆畏
   A. 牵牛　　　　　B. 砒霜
   C. 郁金　　　　　D. 瓜蒌
   E. 半夏

2. 不与附子相反的药是
   A. 海藻　　　　　B. 贝母
   C. 天花粉　　　　D. 瓜蒌
   E. 半夏

【B 型题】

(3～4 题共用备选答案)
   A. 川乌　　　　　B. 甘遂
   C. 五灵脂　　　　D. 半夏
   E. 瓜蒌

3. 不能与甘草同用的药是
4. 不能与人参同用的药是

第四单元　中药的剂量与用法

【A1 型题】

1. 芒硝的服用方法是
   A. 先煎　　　　　B. 冲服
   C. 包煎　　　　　D. 另煎
   E. 烊化

【B 型题】

(2～3 题共用备选答案)
   A. 先煎　　　　　B. 后下
   C. 包煎　　　　　D. 另煎
   E. 烊化

2. 蒲黄入汤剂宜
3. 薄荷入汤剂宜

(4～5 题共用备选答案)
   A. 附子　　　　　B. 薄荷
   C. 大黄　　　　　D. 车前子
   E. 人参

4. 入汤剂宜另煎的药物有
5. 入汤剂宜包煎的药物有

第五单元　解表药

【A1 型题】

1. 长于治疗风寒表证兼胸闷不适的药是
   A. 生姜　　　　　B. 柴胡
   C. 黄芩　　　　　D. 防风
   E. 紫苏

2. 长于治疗胃寒呕吐的药是
   A. 香薷　　　　　B. 麻黄
   C. 藁本　　　　　D. 防风
   E. 生姜

3. 能治疗奔豚的解表药是
   A. 荆芥　　　　　B. 桂枝
   C. 蔓荆子　　　　D. 防风
   E. 紫苏

4. 长于治疗肺燥咳嗽的药是
   A. 桂枝　　　　　B. 薄荷
   C. 紫苏　　　　　D. 桑叶
   E. 菊花

5. 既解表又化湿、利尿的药是
    A. 香薷　　　　　　B. 荆芥
    C. 麻黄　　　　　　D. 羌活
    E. 桂枝

6. 下列药物没有通鼻窍作用的是
    A. 苍耳子　　　　　B. 辛夷
    C. 细辛　　　　　　D. 白芷
    E. 羌活

7. 能发散风寒，温肺化饮，祛风止痛的药是
    A. 细辛　　　　　　B. 紫苏
    C. 桂枝　　　　　　D. 荆芥
    E. 生姜

8. 既疏散风热，宣肺透疹，又解毒利咽的药是
    A. 薄荷　　　　　　B. 蝉蜕
    C. 牛蒡子　　　　　D. 桑叶
    E. 菊花

9. 柴胡具有的功效是
    A. 透疹　　　　　　B. 止泻
    C. 疏肝解郁　　　　D. 生津止渴
    E. 利咽

10. 外感风热所致咽痒、失音，宜选用的药是
    A. 牛蒡子　　　　　B. 菊花
    C. 蝉蜕　　　　　　D. 蔓荆子
    E. 桑叶

【B 型题】

(11～14题共用备选答案)
    A. 解表散寒，透疹，止血
    B. 发汗解表，利湿和中，利水消肿
    C. 发汗解表，宣肺平喘
    D. 解表散寒，通窍，止痛，燥湿止带，消肿排脓
    E. 解表散寒，通窍，止痛，温肺化饮

11. 白芷的功效是
12. 细辛的功效是
13. 荆芥的功效是
14. 麻黄的功效是

(15～16题共用备选答案)
    A. 麻黄　　　　　　B. 桂枝
    C. 苦杏仁　　　　　D. 蔓荆子
    E. 葛根

15. 患者外感风寒咳嗽，无汗。治疗宜选的药物是
16. 患者外感风寒，有汗。治疗宜选的药物是

第六单元　清热药

【A1 型题】

1. 既清热燥湿又能安胎的药物是
    A. 龙胆草　　　　　B. 黄连
    C. 决明子　　　　　D. 黄柏
    E. 黄芩

2. 下列选项不是石膏功效的是
    A. 利尿　　　　　　B. 清热泻火
    C. 除烦　　　　　　D. 止渴
    E. 敛疮生肌

3. 具有"清热泻火，滋阴润燥"功效的药物是
    A. 青黛　　　　　　B. 青蒿
    C. 知母　　　　　　D. 黄连
    E. 淡竹叶

4. 长于治疗梅毒的药物是
    A. 黄芩　　　　　　B. 黄连
    C. 黄柏　　　　　　D. 龙胆草
    E. 土茯苓

5. 芦根、天花粉的共同功效是
    A. 清热泻火，生津止渴
    B. 清热泻火，止呕
    C. 清热泻火，止痛
    D. 清热泻火，排脓
    E. 清热泻火，凉血

6. 具有截疟功效的药是
    A. 青蒿　　　　　　B. 山豆根
    C. 连翘　　　　　　D. 贯众
    E. 紫花地丁

7. 治疗肝阳上亢目珠疼痛，宜选用的药是
    A. 栀子　　　　　　B. 夏枯草
    C. 天花粉　　　　　D. 知母
    E. 石膏

8. 既能清肝明目又能润肠通便的药是
    A. 龙胆草　　　　　B. 黄连
    C. 决明子　　　　　D. 夏枯草
    E. 菊花

9. 能治疗水火烫伤，外伤出血的药物是
    A. 金银花　　　　　B. 连翘
    C. 射干　　　　　　D. 煅石膏
    E. 生石膏

10. 下列选项不是黄芩功效的是
    A. 燥湿　　　　　　B. 泻火
    C. 解毒　　　　　　D. 清肺热
    E. 退虚热

11. 长于治疗疔疮的药物是
    A. 龙胆　　　　　　B. 黄柏
    C. 射干　　　　　　D. 紫花地丁
    E. 板蓝根

12. 玄参具有、生地黄不具有的功效是
    A. 清热凉血
    B. 清热解毒
    C. 清热养阴
    D. 清热利尿
    E. 活血化瘀

13. 下列药物归三焦经的是
    A. 栀子　　　　　B. 寒水石
    C. 芦根　　　　　D. 天花粉
    E. 竹叶

【B 型题】

(14 ~ 15 题共用备选答案)
    A. 黄芩　　　　　B. 黄连
    C. 黄柏　　　　　D. 龙胆草
    E. 竹叶

14. 善清肺热的药物是
15. 善清胃热的药物是

第七单元　泻下药

【A1 型题】

1. 下列不属于巴豆功效的是
    A. 峻下冷积　　　　B. 祛痰利咽
    C. 逐水退肿　　　　D. 外用蚀疮
    E. 清热凉血

2. 甘遂不宜与下列何药配伍
    A. 乌头　　　　　B. 海藻
    C. 贝母　　　　　D. 甘草
    E. 半夏

3. 既能润肠通便，又能润肺止咳的药是
    A. 火麻仁　　　　　B. 京大戟
    C. 松子仁　　　　　D. 牵牛子
    E. 大黄

【A2 型题】

4. 患者，男，40 岁。大便不通 3 天，小便黄赤，舌红苔黄燥，治疗应首选的药物是
    A. 大黄　　　　　B. 番泻叶
    C. 郁李仁　　　　D. 火麻仁
    E. 牵牛子

【B 型题】

(5 ~ 7 题共用备选答案)
    A. 润肠通便，下气行水
    B. 泻热行滞，通便利水
    C. 泻水逐饮，消肿散结
    D. 泻下逐水，去积杀虫
    E. 润燥软坚，清热消肿
5. 郁李仁的功效是
6. 番泻叶的功效是
7. 芒硝的功效是

第八单元　祛风湿药

【A1 型题】

1. 木瓜具有的功效是
    A. 活血通经　　　　B. 舒筋活络
    C. 行气活血　　　　D. 温里散寒
    E. 软坚散结

2. 具有解表作用的祛风湿药是
    A. 桑寄生　　　　　B. 独活
    C. 川乌　　　　　　D. 威灵仙
    E. 秦艽

3. 桑寄生不具有的功效为
    A. 安胎　　　　　B. 祛风湿
    C. 补肝肾　　　　D. 利尿
    E. 强筋骨

4. 治疗风湿热痹首选的药是
    A. 桑寄生　　　　　B. 独活
    C. 川乌　　　　　　D. 防己
    E. 威灵仙

5. 独活的功效是
    A. 祛风，通络，止痉
    B. 祛风湿，通痹止痛
    C. 舒筋活络，化湿和胃
    D. 祛风湿，散寒，止痛
    E. 祛风通络，凉血消肿

【A2 型题】

6. 患者，男，38 岁，食用海鲜后出现呕吐腹泻频繁，突发右小腿抽筋，治疗应首选的药物是
    A. 木瓜　　　　　B. 独活
    C. 桑寄生　　　　D. 秦艽
    E. 防己

【B 型题】

(7 ~ 8 题共用备选答案)
    A. 祛风，通络，止痉
    B. 祛风湿，通络止痛，退虚热，清湿热
    C. 舒筋活络，化湿和胃
    D. 祛风湿，止痛，消骨鲠
    E. 祛风湿，补肝肾，强腰膝
7. 狗脊的功效为
8. 威灵仙的功效为

第九单元　化湿药

【A1 型题】

1. 白豆蔻入汤剂的煎煮方法是
    A. 先煎　　　　　B. 烊化
    C. 另煎　　　　　D. 包煎
    E. 后下

2. 佩兰的功效是
    A. 行气　　　　　B. 解暑
    C. 止咳　　　　　D. 清热
    E. 止呕

3. 具有燥湿健脾，祛风散寒，明目功效的药是
    A. 厚朴　　　　　B. 苍术

C. 豆蔻　　　　　　　D. 佩兰

E. 砂仁

【A2 型题】

4. 患者，女，30 岁。恶心呕吐，不思饮食，脉滑，治疗应首选的药物是

A. 厚朴　　　　　　　B. 苍术

C. 草果　　　　　　　D. 佩兰

E. 藿香

【B 型题】

（5 ~ 6 题共用备选答案）

A. 化湿行气，温中止呕

B. 化湿，止呕，解暑

C. 燥湿消痰，下气除满

D. 发散风寒，解表

E. 化湿，解暑

5. 白豆蔻的功效是

6. 厚朴的功效是

第十单元　利水渗湿药

【A1 型题】

1. 具有清肝明目作用的药是

A. 车前子　　　　　　B. 通草

C. 地肤子　　　　　　D. 滑石

E. 石韦

2. 薏苡仁的功效是

A. 通便　　　　　　　B. 清肝

C. 清胃　　　　　　　D. 除痹

E. 解暑

3. 具有利尿通淋，利湿退黄的药是

A. 滑石　　　　　　　B. 通草

C. 金钱草　　　　　　D. 车前子

E. 石韦

4. 车前子的功效是

A. 利水渗湿，健脾，宁心

B. 利水渗湿，除痹，清热排脓

C. 利尿通淋，渗湿止泻，明目，祛痰

D. 利尿通淋，清心

E. 利尿通淋，止痛

5. 功能利湿去浊，祛风除痹的药物是

A. 萆薢　　　　　　　B. 金钱草

C. 石韦　　　　　　　D. 地肤子

E. 茯苓

6. 具有凉血止血功效的药是

A. 茵陈　　　　　　　B. 滑石

C. 地肤子　　　　　　D. 金钱草

E. 石韦

7. 具有利水渗湿，健脾宁心功效的药是

A. 薏苡仁　　　　　　B. 茯苓

C. 猪苓　　　　　　　D. 泽泻

E. 车前子

【A2 型题】

8. 患者，男，55 岁。饮食较少，大便稀溏，出现双下肢水肿，自觉疲劳，治疗应首选的药物是

A. 车前子　　　　　　B. 香加皮

C. 猪苓　　　　　　　D. 泽泻

E. 茯苓

【B 型题】

（9 ~ 11 题共用备选答案）

A. 利水渗湿，健脾，宁心

B. 利水渗湿，除痹，清热排脓

C. 利尿通淋，破血通经

D. 利尿通淋，清心

E. 清热利湿，通淋止痛

9. 瞿麦的功效是

10. 海金沙的功效是

11. 薏苡仁的功效是

第十一单元　温里药

【A1 型题】

1. 阳虚外感风寒和亡阳证都可以使用的药物是

A. 丁香　　　　　　　B. 吴茱萸

C. 附子　　　　　　　D. 干姜

E. 肉桂

2. 具有引火归原功效的药物是

A. 高良姜　　　　　　B. 附子

C. 吴茱萸　　　　　　D. 小茴香

E. 肉桂

3. 长于治疗虚寒性泄泻的药物是

A. 附子　　　　　　　B. 肉桂

C. 干姜　　　　　　　D. 吴茱萸

E. 丁香

4. 丁香具有的功效是

A. 温通经脉　　　　　B. 回阳救逆

C. 温肺化饮　　　　　D. 疏肝下气

E. 温中降逆

5. 既能治疗厥阴头痛，又能治疗脾肾阳虚之五更泄泻的药是

A. 附子　　　　　　　B. 肉桂

C. 干姜　　　　　　　D. 沉香

E. 吴茱萸

【B 型题】

（6 ~ 9 题共用备选答案）

A. 理气和胃　　　　　B. 温通经脉

C. 助阳止泻　　　　　D. 温肺化饮

E. 杀虫止痒

6. 肉桂的功效是

7. 小茴香的功效是
8. 花椒的功效是
9. 干姜的功效是

第十二单元　理气药

【A1 型题】

1. 苦寒有小毒，不宜持续及过量服用的是
   A. 陈皮 　　　　　　　 B. 青皮
   C. 枳实 　　　　　　　 D. 沉香
   E. 川楝子

2. 既能破气消积，又能化痰除痞的药是
   A. 青皮 　　　　　　　 B. 陈皮
   C. 川楝子 　　　　　　 D. 乌药
   E. 枳实

3. 具有理气健脾，燥湿化痰功效的药物是
   A. 陈皮 　　　　　　　 B. 青皮
   C. 枳实 　　　　　　　 D. 沉香
   E. 香附

4. 下列药物不具有疏肝功效的是
   A. 佛手 　　　　　　　 B. 柴胡
   C. 香附 　　　　　　　 D. 青皮
   E. 乌药

5. 既能疏肝解郁，又能调经止痛的药物是
   A. 陈皮 　　　　　　　 B. 木香
   C. 枳实 　　　　　　　 D. 川楝子
   E. 香附

6. 能温中止呕，纳气平喘的药物是
   A. 陈皮 　　　　　　　 B. 沉香
   C. 乌药 　　　　　　　 D. 香附
   E. 枳实

7. 具有疏肝破气，消积化滞功效的药物是
   A. 陈皮 　　　　　　　 B. 沉香
   C. 青皮 　　　　　　　 D. 香附
   E. 枳实

【B 型题】

（8～10 题共用备选答案）
   A. 疏肝破气 　　　　　 B. 燥湿化痰
   C. 通阳散结 　　　　　 D. 行气止痛
   E. 调经止痛

8. 川楝子的功效是
9. 青皮的功效是
10. 香附的功效是

第十三单元　消食药

【A1 型题】

1. 具有运脾消食，化坚消石功效的药物是
   A. 鸡内金 　　　　　　 B. 神曲

   C. 山楂 　　　　　　　 D. 麦芽
   E. 莱菔子

2. 肉食积滞兼瘀血阻滞，首选的药物是
   A. 麦芽 　　　　　　　 B. 稻芽
   C. 山楂 　　　　　　　 D. 莱菔子
   E. 神曲

3. 具有消食化积，回乳消胀功效的药物是
   A. 莱菔子 　　　　　　 B. 神曲
   C. 山楂 　　　　　　　 D. 麦芽
   E. 稻芽

【A2 型题】

4. 患者，男，8 岁。咳喘痰多，胸闷，食少，腹胀，舌苔白腻，脉滑。治疗应首选的药物是
   A. 山楂 　　　　　　　 B. 莱菔子
   C. 麦芽 　　　　　　　 D. 鸡内金
   E. 神曲

【B 型题】

（5～6 题共用备选答案）
   A. 消食化积，行气散瘀
   B. 消食健胃，涩精止遗
   C. 消食健胃，回乳消胀
   D. 消食和中，健脾开胃
   E. 消食和胃

5. 鸡内金的功效是
6. 神曲的功效是

第十四单元　驱虫药

【A1 型题】

1. 槟榔的功效是
   A. 杀虫，消积
   B. 杀虫，疗癣
   C. 杀虫，利水，消积，利水，截疟
   D. 杀虫，润肠通便
   E. 杀虫，祛痰

第十五单元　止血药

【A1 型题】

1. 下列药物不具有凉血止血作用的是
   A. 大蓟 　　　　　　　 B. 小蓟
   C. 蒲黄 　　　　　　　 D. 白茅根
   E. 槐花

2. 下列各项，不属于艾叶主治病证的是
   A. 月经不调 　　　　　 B. 经寒痛经
   C. 胎漏下血 　　　　　 D. 妊娠恶阻
   E. 宫冷不孕

3. 既能凉血止血，又能化痰止咳的药物是
   A. 白及 　　　　　　　 B. 侧柏叶

C. 蒲黄　　　　D. 白茅根

E. 槐花

4. 能凉血止血，解毒敛疮的药是
A. 小蓟　　　　B. 槐花
C. 地榆　　　　D. 白茅根
E. 侧柏叶

5. 白及具有的功效是
A. 温经止血　　B. 消肿生肌
C. 清热利尿　　D. 祛痰止咳
E. 活血定痛

6. 大蓟具有的功效是
A. 解毒消痈　　B. 温经止血
C. 消肿排脓　　D. 化腐生肌
E. 燥湿止痒

7. 长于治疗烧烫伤的药物是
A. 白茅根　　　B. 地榆
C. 槐花　　　　D. 大蓟
E. 侧柏叶

8. 茜草具有的功效是
A. 化瘀止血，利尿
B. 化瘀止血，凉血，通经
C. 化瘀止血，消肿排脓
D. 化瘀止血，化腐生肌
E. 化瘀止血，燥湿止痒

9. 仙鹤草的功效是
A. 解毒敛疮　　B. 活血定痛
C. 利尿　　　　D. 祛痰止咳
E. 止痢

第十六单元　活血化瘀药

【A1 型题】

1. 具有利水消肿功效的药物是
A. 益母草　　　B. 鸡血藤
C. 丹参　　　　D. 川芎
E. 郁金

2. 三棱与莪术共同的功效是
A. 破血行气，消积止痛
B. 破血行气，利水消肿
C. 活血消痈，通络止痛
D. 活血调经，凉血安神
E. 活血祛瘀，生肌敛疮

3. 善于"上行头目"，功能祛风止痛，治疗头痛的要药
A. 羌活　　　　B. 丹参
C. 川芎　　　　D. 细辛
E. 吴茱萸

4. 既能活血调经，又能凉血消痈的药是
A. 红花　　　　B. 丹参

C. 桃仁　　　　D. 益母草

E. 牛膝

5. 既能活血，又能利胆退黄的药是
A. 川芎　　　　B. 延胡索
C. 郁金　　　　D. 姜黄
E. 没药

6. 长于治疗风湿肩臂疼痛的药是
A. 姜黄　　　　B. 丹参
C. 川芎　　　　D. 牛膝
E. 桃仁

7. 郁金、丹参都具有的功效是
A. 活血凉血　　B. 行气解郁
C. 凉血消痈　　D. 利胆退黄
E. 祛风

【B 型题】

（8~9题共用备选答案）
A. 活血定痛，化瘀止血，敛疮生肌
B. 活血调经，凉血消痈，除烦安神
C. 活血定痛，泻下通便
D. 逐瘀通经，引血下行
E. 活血止痛，补肾强骨

8. 牛膝的功效是

9. 骨碎补的功效是

（10~11题共用备选答案）
A. 破血行气，消积止痛
B. 散结消肿，通络止痛
C. 祛瘀止痛，活血调经
D. 活血，行气，止痛
E. 破血逐瘀，续筋接骨

10. 延胡索、姜黄均有的功效是

11. 红花、丹参均有的功效是

第十七单元　化痰止咳平喘药

【A1 型题】

1. 长于治疗咽喉肿痛，失音的药物是
A. 桔梗　　　　B. 旋覆花
C. 紫菀　　　　D. 白芥子
E. 杏仁

2. 能降逆止呕的药物是
A. 葶苈子　　　B. 苏子
C. 半夏　　　　D. 桑白皮
E. 杏仁

3. 半夏、代赭石均具有的功效是
A. 消痞散结　　B. 降气化痰
C. 降逆止呕　　D. 燥湿化痰
E. 祛风止痉

4. 长于治疗风痰眩晕的药是

A. 天南星　　　　　B. 半夏

C. 白芥子　　　　　D. 白前

E. 旋覆花

5. 川贝母具有而浙贝母不具有的功效是

A. 润肺止咳

B. 散结消痈

C. 清热化痰

D. 润肠通便

E. 宽胸散结

6. 具有清热豁痰，定惊利窍的药是

A. 瓜蒌　　　　　　B. 竹沥

C. 竹茹　　　　　　D. 浙贝母

E. 葶苈子

7. 葶苈子的功效是

A. 宣肺化痰平喘，止带，缩尿

B. 敛肺化痰定喘，止带，缩尿

C. 泻肺平喘，利水消肿

D. 清热化痰平喘，止咳

E. 润肺化痰平喘，润肠通便

8. 既润肺止咳又杀虫的药是

A. 紫菀　　　　　　B. 天竺黄

C. 百部　　　　　　D. 枇杷叶

E. 款冬花

9. 长于温肺化痰，利气，散结消肿的药物是

A. 紫苏子　　　　　B. 白芥子

C. 瓜蒌　　　　　　D. 葶苈子

E. 桔梗

【A2 型题】

10. 患者，男，44 岁。咳嗽胸闷，咳吐黄稠痰，大便干燥，舌红，苔黄。治疗应首选的药物是

A. 紫苏子　　　　　B. 杏仁

C. 白芥子　　　　　D. 瓜蒌

E. 法半夏

【B 型题】

（11～14 题共用备选答案）

A. 咽喉肿痛，失音

B. 燥湿化痰，祛风解痉

C. 肺燥咳嗽，阴虚劳咳

D. 蛲虫、阴道滴虫，头虱疥癣

E. 带下，白浊，尿频，遗尿

11. 桔梗的主治病证是

12. 百部的主治病证是

13. 天南星的主治病证是

14. 川贝母的主治病证是

第十八单元　安神药

【A1 型题】

1. 具有潜阳安神，纳气平喘功效的药是

A. 磁石　　　　　　B. 酸枣仁

C. 合欢皮　　　　　D. 远志

E. 柏子仁

2. 具有镇惊安神，清心解毒功效的药是

A. 朱砂　　　　　　B. 柏子仁

C. 远志　　　　　　D. 合欢皮

E. 磁石

3. 既能养心安神，又能敛汗的药是

A. 酸枣仁　　　　　B. 远志

C. 柏子仁　　　　　D. 朱砂

E. 磁石

【A2 型题】

4. 患者，男，38 岁。失眠多梦，同时兼有便秘。治疗应首选的药物是

A. 磁石　　　　　　B. 酸枣仁

C. 合欢皮　　　　　D. 远志

E. 柏子仁

【B 型题】

（5～6 题共用备选答案）

A. 合欢皮　　　　　B. 柏子仁

C. 酸枣仁　　　　　D. 琥珀

E. 远志

5. 既能解郁安神，又能活血消肿的药是

6. 既能镇惊安神，又能活血散瘀的药是

第十九单元　平肝息风药

【A1 型题】

1. 既能息风止痉，又化痰开窍的药是

A. 羚羊角　　　　　B. 牛黄

C. 决明子　　　　　D. 天麻

E. 珍珠母

2. 天麻的功效是

A. 息风止痉，安神定惊

B. 息风止痉，祛风通络

C. 平肝潜阳，清热解毒

D. 平肝潜阳，祛风化痰

E. 息风止痉，通络散结

3. 代赭石的主治病证是

A. 肝阳上亢，头晕目眩，癥瘕积聚

B. 肝阳上亢，头晕目眩，肠燥便秘

C. 肝阳上亢，头晕目眩，吐血衄血

D. 肝阳上亢，头晕目眩，湿疹湿疮

E. 肝阳上亢，头晕目眩，肝热急惊

4. 珍珠母的功效是

A. 收敛生肌

B. 清肝明目

C. 化痰散结

D. 祛风定惊

E. 消痰行水

5. 天麻、钩藤的共同功效是

A. 息风止痉，攻毒

B. 息风止痉，祛风通络

C. 息风止痉，平肝

D. 息风止痉，清肝

E. 息风止痉，明目

6. 牡蛎、龙骨的共同功效是

A. 平肝潜阳，清肝明目

B. 平肝潜阳，祛风止痛

C. 平肝潜阳，清热平肝

D. 平肝潜阳，软坚散结

E. 平肝潜阳，收敛固涩

第二十单元　开窍药

【A1 型题】

1. 既开窍醒神，又活血通经的药物是

A. 冰片　　　　　　B. 琥珀

C. 麝香　　　　　　D. 苏合香

E. 牛黄

2. 能清热止痛的开窍药是

A. 石菖蒲　　　　　B. 羚羊角

C. 麝香　　　　　　D. 苏合香

E. 冰片

3. 石菖蒲善于治疗的痢疾是

A. 寒湿痢　　　　　B. 湿热痢

C. 噤口痢　　　　　D. 疫毒痢

E. 休息痢

【A2 型题】

4. 患者，女，79 岁。突然昏厥，不省人事，牙关紧闭，面红身热，脉数有力。治疗应首选的药物是

A. 石菖蒲　　　　　B. 羚羊角

C. 麝香　　　　　　D. 苏合香

E. 牛黄

【B 型题】

(5～6 题共用备选答案)

A. 开窍醒神，消肿止痛

B. 开窍醒神，清热止痛

C. 开窍醒神，化湿和胃

D. 开窍醒神，行气活血

E. 开窍醒神，辟秽，止痛

5. 苏合香的功效是

6. 石菖蒲的功效是

第二十一单元　补虚药

【A1 型题】

1. 菟丝子的性味是

A. 辛苦温　　　　　B. 辛甘平

C. 辛甘温　　　　　D. 甘咸温

E. 甘咸平

2. 长于治疗肺、脾、肾气阴两伤证的药是

A. 太子参　　　　　B. 西洋参

C. 益智仁　　　　　D. 菟丝子

E. 山药

3. 下列不属于黄芪具有的功效是

A. 补脾气　　　　　B. 养血安神

C. 脱毒生肌　　　　D. 益卫固表

E. 固表止汗

4. 甘草不具有的功效是

A. 升阳举陷　　　　B. 补脾益气

C. 清热解毒　　　　D. 缓急止痛

E. 祛痰止咳

5. 能补肾阳，祛风湿的药是

A. 补骨脂　　　　　B. 附子

C. 杜仲　　　　　　D. 巴戟天

E. 续断

6. 续断具有的功效是

A. 补肝肾，强筋骨，纳气

B. 补肝肾，强筋骨，祛风湿

C. 补肝肾，强筋骨，温脾止泻

D. 补肝肾，强筋骨，止血

E. 祛风湿，强筋骨，明目

7. 鹿茸具有的功效是

A. 补肾阳，益肾精　　B. 温脾止泻

C. 养血益气　　　　D. 益卫固表

E. 养肝明目

8. 续断具有、杜仲不具有的功效是

A. 止泻　　　　　　B. 安胎

C. 明目　　　　　　D. 疗伤

E. 固精

9. 能平抑肝阳的药是

A. 熟地　　　　　　B. 白芍

C. 当归　　　　　　D. 阿胶

E. 赤芍

10. 能填精益髓的药是

A. 当归　　　　　　B. 白芍

C. 熟地　　　　　　D. 阿胶

E. 生地

11. 善于治疗肺、胃阴虚的药是

A. 北沙参　　　　　B. 百合

C. 石斛　　　　　D. 墨旱莲

E. 女贞子

12. 具有清心安神功效的药是

A. 玉竹　　　　　B. 北沙参

C. 人参　　　　　D. 酸枣仁

E. 百合

13. 能补肾阳，润肠通便的药是

A. 肉苁蓉　　　　B. 鹿茸

C. 锁阳　　　　　D. 淫羊藿

E. 巴戟天

【B 型题】

(14~15 题共用备选答案)

A. 补血调经，活血止痛

B. 补血养阴，填精益髓

C. 补血敛阴，柔肝止痛

D. 补血滋阴，润燥，止血

E. 补血益精

14. 当归具有的功效是

15. 阿胶具有的功效是

(16~17 题共用备选答案)

A. 养阴清肺，益胃生津

B. 益胃生津，滋阴清热

C. 养阴生津，润肺清心

D. 补肝肾，明目

E. 滋阴潜阳，软坚散结

16. 麦冬的功效是

17. 北沙参的功效是

第二十二单元　收涩药

【A1 型题】

1. 治疗久泻不止，并见脘腹胀痛、恶心呕吐者，应选用

A. 藿香　　　　　B. 乌梅

C. 白豆蔻　　　　D. 白术

E. 肉豆蔻

2. 蛔厥腹痛，呕吐者，宜选用

A. 肉豆蔻　　　　B. 诃子

C. 五味子　　　　D. 乌梅

E. 山茱萸

3. 久咳，失音者，宜选用

A. 芡实　　　　　B. 莲子

C. 五倍子　　　　D. 诃子

E. 金樱子

4. 能益气、补肾宁心的药是

A. 芡实　　　　　B. 莲子

C. 五味子　　　　D. 诃子

E. 金樱子

【A2 型题】

5. 患者，女，45 岁。食少，大便稀溏，带下清稀量多，舌淡胖大边有齿痕，苔白。治疗应首选的药物是

A. 乌梅　　　　　B. 莲子

C. 五倍子　　　　D. 芡实

E. 金樱子

第二十三单元　攻毒杀虫止痒药

【A1 型题】

1. 下列不属于硫黄主治病证的是

A. 腰膝酸软　　　B. 湿疹

C. 疥癣　　　　　D. 虚喘冷哮

E. 虚寒便秘

2. 下列关于攻毒杀虫止痒药使用的注意事项，不正确的是

A. 宜制成注射剂

B. 宜制成丸、散剂应用

C. 严格遵守炮制和制剂法度

D. 不宜过量使用

E. 不宜持续使用

第四章 方剂学

第一单元 总论

【A1 型题】

1. 下列各项不属于"八法"的是
- A. 汗
- B. 和
- C. 下
- D. 吐
- E. 敛

2. 下列各项不属于消法的是
- A. 行气活血
- B. 消食导滞
- C. 化痰利水
- D. 清热泻火
- E. 驱虫

3. 下列各项属于"反佐"范畴的是
- A. 寒因寒用
- B. 寒者热之
- C. 热者寒之
- D. 寒药热服
- E. 热因热用

【B 型题】

(4~5 题共用备选答案)
- A. 药味加减变化
- B. 药量增减变化
- C. 剂型更换的变化
- D. 药味加减与药量增减的联合运用
- E. 药味加减与剂型更换的联合运用

4. 由四逆汤化裁为通脉四逆汤属于

5. 由逍遥散化裁为黑逍遥散属于

第二单元 解表剂

【A1 型题】

1. 主治"风寒湿邪，内有蕴热证"的方剂是
- A. 麻黄汤
- B. 桂枝汤
- C. 九味羌活汤
- D. 小青龙汤
- E. 止嗽散

2. 具有"辛凉透表，清热解毒"功效的方剂是
- A. 银翘散
- B. 桑菊饮
- C. 葛根汤
- D. 小青龙汤
- E. 大青龙汤

3. 桑菊饮的组成有
- A. 紫菀
- B. 白前
- C. 桔梗
- D. 荆芥
- E. 陈皮

4. 银翘散中具有疏散风热，清利头目，且可解毒利咽的药组是
- A. 薄荷、牛蒡子
- B. 荆芥穗、淡豆豉

- C. 芦根、竹叶
- D. 芦根、生甘草
- E. 银花、连翘

5. 具有"解表散寒，温肺化饮"功用的方剂是
- A. 九味羌活汤
- B. 麻黄汤
- C. 小青龙汤
- D. 大青龙汤
- E. 桂枝汤

6. 气虚外感风寒湿邪，宜选的方剂是
- A. 参苏饮
- B. 再造散
- C. 败毒散
- D. 大青龙汤
- E. 葱白七味饮

7. 九味羌活汤的功效是
- A. 宣肺解表，止咳平喘
- B. 发汗祛湿，兼清里热
- C. 宣肺化痰，止嗽定喘
- D. 疏风清热，止咳化痰
- E. 宣降肺气，化痰止嗽

【B 型题】

(8~9 题共用备选答案)
- A. 荆芥、淡豆豉
- B. 连翘、银花
- C. 竹叶、牛蒡子
- D. 芦根、薄荷
- E. 杏仁、桔梗

8. 银翘散中臣药是

9. 桑菊饮中臣药是

(10~11 题共用备选答案)
- A. 麻黄、桂枝
- B. 麻黄、杏仁
- C. 桂枝、甘草
- D. 桂枝、芍药
- E. 麻黄、甘草

10. 麻黄汤中宣降肺气的常用组合是

11. 桂枝汤中调和营卫的常用组合是

第三单元 泻下剂

【A1 型题】

1. 大承气汤的功效是
- A. 润肠通便
- B. 泻热逐水
- C. 峻下热结
- D. 温脾补肾
- E. 攻逐水饮

【B 型题】

(2~3 题共用备选答案)
- A. 阳明腑实便秘证
- B. 胃热脾约便秘证
- C. 脾阳不足，冷积便秘证
- D. 津枯肠燥便秘证

E. 肾虚精亏便秘证
2. 麻子仁丸主治
3. 温脾汤主治

第四单元　和解剂

【A1 型题】

1. 小柴胡汤的主治病证，不包括
    A. 伤寒见少阳证   B. 黄疸见少阳证
    C. 热入血室证   D. 疟疾见少阳证
    E. 瘟疫邪伏膜原

2. 药物组成中有人参、黄芩的方剂是
    A. 蒿芩清胆汤   B. 逍遥散
    C. 小柴胡汤   D. 四逆散
    E. 四神丸

3. 四逆散的组成药物除芍药、甘草外，还有
    A. 柴胡、当归   B. 柴胡、枳实
    C. 柴胡、陈皮   D. 当归、枳实
    E. 当归、陈皮

4. 下列方剂中，既是疏肝健脾的代表方，又是妇科调经的常用方是
    A. 小柴胡汤   B. 大柴胡汤
    C. 逍遥散   D. 参苓白术散
    E. 柴胡疏肝散

5. 小柴胡汤的功效是
    A. 和解少阳
    B. 疏肝止痛，清热泻结
    C. 透解郁热
    D. 解肌疏表，清泻里实
    E. 疏肝解郁，健脾和营

【A2 型题】

6. 症见肠鸣腹痛，大便泄泻，泻必腹痛，泻后痛缓，舌苔薄白，脉两关不调，左弦而右缓，治宜选用
    A. 蒿芩清胆汤   B. 小柴胡汤
    C. 芍药汤   D. 四神丸
    E. 痛泻要方

【B 型题】

(7~8 题共用备选答案)
    A. 青蒿鳖甲汤   B. 茵陈蒿汤
    C. 半夏泻心汤   D. 四逆散
    E. 蒿芩清胆汤
7. 攻效是清胆利湿，和胃化痰的方剂是
8. 攻效是寒热平调，消痞散结的方剂是

第五单元　清热剂

【A1 型题】

1. 清营汤主治身热的特点是
    A. 午后身热   B. 身热夜甚

    C. 身热烦扰   D. 入暮发热
    E. 夜热早凉

2. 白虎汤的功效是
    A. 清热燥湿，调和气血
    B. 清胃凉血
    C. 解表化湿，理气和中
    D. 宣畅气机，清利湿热
    E. 清热生津

3. 下列方剂组成中有白芷的是
    A. 犀角地黄汤   B. 桂枝汤
    C. 黄连解毒汤   D. 麻黄汤
    E. 仙方活命饮

4. 导赤散中的组成不包括
    A. 生地   B. 木通
    C. 竹叶   D. 甘草
    E. 知母

5. 龙胆泻肝汤和蒿芩清胆汤均含有的药是
    A. 半夏   B. 木通
    C. 黄芩   D. 栀子
    E. 泽泻

6. 组成中含有生地、玄参和麦冬的方剂是
    A. 玉女煎   B. 清营汤
    C. 犀角地黄汤   D. 竹叶石膏汤
    E. 败毒散

7. 立法用药体现"火郁发之"的方剂是
    A. 败毒散   B. 白头翁汤
    C. 清胃散   D. 黄芩汤
    E. 葛根芩连汤

8. 龙胆泻肝汤中作为引经药的是
    A. 龙胆草   B. 黄芩
    C. 生地   D. 柴胡
    E. 泽泻

9. 左金丸中黄连与吴茱萸的用量比例是
    A. 1 : 1   B. 3 : 1
    C. 6 : 1   D. 1 : 6
    E. 1 : 3

10. 下列不属于清胃散的组成药物是
    A. 黄芩   B. 黄连
    C. 升麻   D. 生地
    E. 丹皮

11. 左金丸的功效是
    A. 清热生津，益气和胃
    B. 清热解毒，透热养阴
    C. 清心利水养阴
    D. 清泻肝火，降逆止呕
    E. 清泻肺热，平喘止咳

【B型题】

(12~13题共用备选答案)

  A. 导赤散   B. 白头翁汤

  C. 败毒散   D. 黄连解毒汤

  E. 犀角地黄汤

12. 以清热解毒，凉血止痢为主要功效的方剂是

13. 以清心利水养阴为主要功效的方剂是

第六单元 祛暑剂

【A1型题】

1. 六一散的功用是

  A. 清暑通络   B. 清暑益气

  C. 解暑除烦   D. 清暑利湿

  E. 祛暑清热

2. 下列药物不属于清暑益气汤组成的是

  A. 石斛、麦冬   B. 黄连、竹叶

  C. 荷梗、知母   D. 黄芩、薄荷

  E. 甘草、粳米

【A2型题】

3. 患者恶寒发热，无汗头痛，身重困倦，胸闷泛恶，腹痛吐泻，苔白腻，脉浮，治宜选用

  A. 清暑益气汤   B. 生脉散

  C. 白虎汤   D. 六一散

  E. 香薷散

【B型题】

(4~5题共用备选答案)

  A. 散寒解表，化湿和中

  B. 解表散寒，理气和中

  C. 祛暑解表，化湿和中

  D. 祛湿化浊，理气宽中

  E. 清暑益气，养阴生津

4. 香薷散的功用是

5. 清暑益气汤的功用是

第七单元 温里剂

【A1型题】

1. 小建中汤中，倍用芍药的用意是

  A. 调和营卫

  B. 酸肝益阴，缓急止痛

  C. 温中补虚，和里缓急

  D. 凉血散瘀

  E. 平肝止痛

2. 理中丸中的君药是

  A. 附子

  B. 肉桂

  C. 鹿角胶

  D. 干姜

  E. 炮姜

3. 理中丸的组成药物中不含有的是

  A. 附子   B. 干姜

  C. 人参   D. 白术

  E. 甘草

【A2型题】

4. 症见四肢厥逆，恶寒蜷卧，神衰欲寐，面色苍白，腹痛下利，呕吐不渴，舌苔白滑，脉微细。治宜选用

  A. 小建中汤   B. 大建中汤

  C. 理中丸   D. 四逆汤

  E. 阳和汤

【B型题】

(5~6题共用备选答案)

  A. 肝脾   B. 心肾

  C. 脾胃   D. 肝肾

  E. 脾肾

5. 四逆散的主证病机涉及的主要脏腑是

6. 理中丸的主证病机涉及的主要脏腑是

(7~8题共用备选答案)

  A. 四逆汤   B. 四逆散

  C. 阳和汤   D. 理中丸

  E. 当归四逆汤

7. 方中当归与桂枝配伍以养血温经的方剂是

8. 方中附子与干姜配伍以逐寒回阳的方剂是

第八单元 表里双解剂

【A1型题】

1. 葛根芩连汤的适应证是

  A. 脾虚泄泻   B. 湿热血痢

  C. 暑湿吐泄   D. 热毒血痢

  E. 协热下利

2. 大柴胡汤的功效是

  A. 疏肝和胃，和解少阳

  B. 和解少阳，内泻热结

  C. 和解少阳，清热化湿

  D. 调和肠胃，泻下热结

  E. 疏肝理气，和胃降逆

【A2型题】

3. 患者憎寒壮热无汗，头目昏眩，目赤睛痛，口苦舌干，咽喉不利，便秘溲赤，舌苔黄腻，脉数有力，疮疡肿毒，肠风痔漏，治宜选用

  A. 大柴胡汤

  B. 葛根黄芩黄连汤

  C. 防风通圣散

  D. 白虎汤

  E. 小柴胡汤

【B 型题】

(4～5 题共用备选答案)

    A. 清泻肺火

    B. 清热泻火

    C. 和解清热，以除少阳之邪

    D. 清热燥湿，厚肠止利

    E. 清泄胆热

4. 大柴胡汤配伍黄芩的意义是

5. 葛根芩连汤配伍黄芩的意义是

第九单元　补益剂

【A1 型题】

1. 补中益气汤用量最大的药是

    A. 人参　　　　　B. 升麻

    C. 甘草　　　　　D. 黄芪

    E. 白术

2. 体现"少火生气"之义的方剂是

    A. 左归丸　　　　B. 六味地黄丸

    C. 右归丸　　　　D. 肾气丸

    E. 地黄饮子

3. 下列选项不属于四君子汤药物组成的是

    A. 人参　　　　　B. 白术

    C. 茯苓　　　　　D. 炙甘草

    E. 当归

4. 补中益气汤和参苓白术散中均有的药物是

    A. 茯苓、桔梗　　B. 当归、陈皮

    C. 黄芪、甘草　　D. 白术、人参

    E. 山药、升麻

5. 用于治疗营血虚滞证的方剂是

    A. 八珍汤　　　　B. 四物汤

    C. 四君子汤　　　D. 当归补血汤

    E. 炙甘草汤

6. 归脾汤的功效是

    A. 益气补血，健脾养心

    B. 滋阴益气，宁心安神

    C. 补气健脾，渗湿止泻

    D. 滋阴补肾，填精益髓

    E. 疏肝解郁，调经止血

【A2 型题】

7. 症见脉结代，心动悸，虚羸少气，舌光少苔。治宜选用

    A. 炙甘草汤　　　B. 六味地黄丸

    C. 左归丸　　　　D. 大补阴丸

    E. 地黄饮子

【B 型题】

(8～9 题共用备选答案)

    A. 炮附子和山茱萸　B. 炮附子和肉桂

    C. 枸杞子和菟丝子　D. 山茱萸和牛膝

    E. 鹿角胶和龟板胶

8. 肾气丸和地黄饮子两方中均有的药物是

9. 左归丸和右归丸两方中均有的药物是

第十单元　固涩剂

【A1 型题】

1. 牡蛎散的功用是

    A. 敛阴止汗　　　B. 止泻

    C. 止遗　　　　　D. 固冲

    E. 补肾

2. 桑螵蛸散中具有补肾固精、止遗作用的药物是

    A. 当归　　　　　B. 龟板

    C. 远志　　　　　D. 桑螵蛸

    E. 菖蒲

3. 具有滋阴清热、固经止血之功的方剂是

    A. 桑螵蛸散　　　B. 易黄汤

    C. 六味地黄丸　　D. 固经丸

    E. 固冲汤

4. 下列不是牡蛎散药物组成的是

    A. 牡蛎　　　　　B. 麻黄根

    C. 浮小麦　　　　D. 龙骨

    E. 黄芪

5. 固冲汤中作为臣药的药物是

    A. 山萸肉　　　　B. 黄芪

    C. 牡蛎　　　　　D. 白术

    E. 五倍子

6. 具有温补脾肾、涩肠固脱作用的方剂是

    A. 归脾汤　　　　B. 芍药汤

    C. 理中丸　　　　D. 真人养脏汤

    E. 四神丸

【A2 型题】

7. 症见带下色黄，其气腥秽，舌红，宜选用

    A. 易黄汤　　　　B. 小建中汤

    C. 固冲汤　　　　D. 固经丸

    E. 参苓白术散

【B 型题】

(8～9 题共用备选答案)

    A. 止嗽散　　　　B. 固冲汤

    C. 固经丸　　　　D. 桑螵蛸散

    E. 右归丸

8. 功能固冲摄血，益气健脾的方剂是

9. 功能调补心肾，涩精止遗的方剂是

第十一单元　安神剂

【A1 型题】

1. 下列选项不是天王补心丹的主治症候的是

    A. 虚烦少寐　　　B. 心悸神疲

C. 精神恍惚　　　D. 梦遗健忘

E. 口舌生疮

2. 方中共用酸枣仁、柏子仁、五味子的方剂是

A. 酸枣仁汤　　　B. 归脾汤

C. 五仁丸　　　　D. 三仁汤

E. 天王补心丹

3. 具有养血安神、清热除烦作用的方剂是

A. 朱砂安神丸　　B. 归脾汤

C. 酸枣仁汤　　　D. 天王补心丹

E. 逍遥丸

【B 型题】

(4～5 题共用备选答案)

A. 天王补心丹　　B. 酸枣仁汤

C. 归脾汤　　　　D. 甘麦大枣汤

E. 朱砂安神丸

4. 心火亢盛,阴血不足而失眠多梦、惊悸怔忡、心神烦乱者,治宜选用

5. 心肝血虚,虚热内扰而虚烦失眠、眩晕心悸者,治宜选用

第十二单元　开窍剂

【A1 型题】

1. 下列不是开窍剂适应证的是

A. 中风而见神昏谵语者

B. 气郁而见神昏谵语者

C. 痰厥而见神昏谵语者

D. 阳明腑实而见神昏谵语者

E. 中暑而见神昏谵语者

【A2 型题】

2. 高热烦躁,神昏谵语,舌质红绛,脉数有力,中风昏迷,治宜选用

A. 安宫牛黄丸　　B. 至宝丹

C. 紫雪　　　　　D. 苏合香丸

E. 朱砂安神丸

【B 型题】

(3～4 题共用备选答案)

A. 清热解毒,开窍醒神

B. 清热开窍,息风止痉

C. 安神定惊,化痰开窍

D. 清热解毒,化浊开窍

E. 辟秽解毒,化痰开窍

3. 紫雪的作用是

4. 至宝丹的作用是

第十三单元　理气剂

【A1 型题】

1. 越鞠丸的组成不包括的药物是

A. 苍术　　　　　B. 香附

C. 川芎　　　　　D. 栀子

E. 菊花

2. 下列各项中,不属于苏子降气汤组成药物的是

A. 前胡　　　　　B. 香附

C. 肉桂　　　　　D. 当归

E. 厚朴

3. 定喘汤的组成药物中不包括

A. 荆芥、生姜　　B. 黄芩、桑白皮

C. 苏子、款冬花　D. 甘草、炒白果

E. 杏仁、法半夏

4. 病机特点为"上实下虚"之咳喘证应选用的方剂是

A. 定喘汤　　　　B. 止嗽散

C. 苏子降气汤　　D. 麻黄汤

E. 香苏饮

【A2 型题】

5. 患者,男,45 岁。自觉咽中如有物阻,咯吐不出,吞咽不下,胸膈满闷,苔白润,脉弦滑或弦缓,治宜选用

A. 越鞠丸　　　　B. 天台乌药散

C. 厚朴温中汤　　D. 半夏厚朴汤

E. 暖肝煎

6. 患者,女,48 岁。胁肋疼痛,胸闷喜太息,情志抑郁易怒,或嗳气,脘腹胀满,脉弦,治宜选用

A. 柴胡疏肝散　　B. 瓜蒌薤白白酒汤

C. 苏子降气汤　　D. 越鞠丸

E. 暖肝煎

【B 型题】

(7～8 题共用备选答案)

A. 疏肝解郁,行气止痛

B. 行气解郁

C. 温补肝肾,行气止痛

D. 行气止痛,软坚散结

E. 行气除满,温中燥湿

7. 越鞠丸的作用是

8. 柴胡疏肝散的作用是

第十四单元　理血剂

【A1 型题】

1. 主治下焦蓄血证的方剂是

A. 桃核承气汤　　B. 血府逐瘀汤

C. 膈下逐瘀汤　　D. 少腹逐瘀汤

E. 复元活血汤

2. 补阳还五汤重用黄芪的用意在于

A. 补气利水　　　B. 补气行血

C. 补气生血　　　D. 补气升阳

E. 补气固表

3. 不是生化汤组成药物的是

A. 桂枝　　　　　B. 川芎

C. 桃仁　　　　　　　D. 当归

E. 炙甘草

4. 血府逐瘀汤的功效是

A. 活血化瘀，行气止痛

B. 益气健脾，养血止血

C. 养阴清热，凉血止血

D. 清肠止血，养阴清热

E. 养血止血，养肠祛风

5. 小蓟饮子的组成药物中不含

A. 当归、蒲黄　　　　B. 生地、滑石

C. 藕节、木通　　　　D. 大黄、车前子

E. 栀子、淡竹叶

6. 适用于脾阳不足，脾不统血证的方剂是

A. 血府逐瘀汤　　　　B. 桃核承气汤

C. 黄土汤　　　　　　D. 小蓟饮子

E. 补阳还五汤

【B 型题】

(7～8 题共用备选答案)

A. 生姜　　　　　　　B. 煨姜

C. 干姜　　　　　　　D. 炮姜

E. 生姜皮

7. 生化汤的组成药物中含有

8. 温经汤的组成药物中含有

(9～10 题共用备选答案)

A. 十灰散　　　　　　B. 黄土汤

C. 止嗽散　　　　　　D. 咳血方

E. 小蓟饮子

9. 治疗肝火犯肺所致之咳痰带血，宜选用

10. 治疗下焦瘀热所致之血淋尿血，宜选用

第十五单元　治风剂

【A1 型题】

1. 川芎茶调散中长于治疗少阳、厥阴经头痛的药物是

A. 细辛　　　　　　　B. 荆芥

C. 川芎　　　　　　　D. 白芷

E. 羌活

2. 适用于肝热生风证的方剂是

A. 川芎茶调散　　　　B. 大秦艽汤

C. 小活络丹　　　　　D. 消风散

E. 羚角钩藤汤

3. 镇肝熄风汤中滋阴清热，合龟板、白芍滋水以涵木的药物是

A. 牛膝、川楝子　　　B. 茵陈

C. 龙骨、牡蛎　　　　D. 代赭石

E. 玄参、天冬

4. 羚角钩藤汤中君药为

A. 羚羊片　　　　　　B. 羚羊片、钩藤

C. 钩藤　　　　　　　D. 钩藤、菊花

E. 生白芍

5. 组成中同时含有川乌、草乌两药的方剂是

A. 川芎茶调散　　　　B. 羚角钩藤汤

C. 牵正散　　　　　　D. 小活络丹

E. 消风散

【B 型题】

(6～7 题共用备选答案)

A. 荆芥、防风、牛蒡子

B. 荆芥、白芷、牛蒡子

C. 荆芥、薄荷、秦艽

D. 荆芥、白芷、羌活

E. 防风、薄荷、升麻

6. 消风散的组成药物中含有

7. 川芎茶调散的组成药物中含有

第十六单元　治燥剂

【A1 型题】

1. 下列各项中，不是杏苏散组成药物的是

A. 半夏、生姜　　　　B. 橘皮、前胡

C. 荆芥、防风　　　　D. 枳壳、桔梗

E. 茯苓、甘草

2. 以益气滋阴，固肾止渴为主要功用的方剂是

A. 百合固金汤　　　　B. 生脉散

C. 清燥救肺汤　　　　D. 麦门冬汤

E. 玉液汤

3. 麦门冬汤的功效是

A. 滋阴润肺，益气补脾

B. 养阴清肺，解毒利咽

C. 清养肺胃，降逆下气

D. 滋阴填精，益气壮阳

E. 滋阴益气，固肾止渴

【A2 型题】

4. 患者口苦干渴，饮水不解，小便频数量多，困倦气短，舌嫩红而干，脉虚无力。治宜选用

A. 增液汤　　　　　　B. 玉液汤

C. 清燥救肺汤　　　　D. 归脾汤

E. 四君子汤

【B 型题】

(5～6 题共用备选答案)

A. 玉液汤　　　　　　B. 炙甘草汤

C. 麦门冬汤　　　　　D. 养阴清肺汤

E. 清燥救肺汤

5. 治疗肺胃阴虚之肺痿，宜用

6. 治疗气阴两亏之消渴，宜用

第十七单元　祛湿剂

【A1 型题】

1. 平胃散与藿香正气散共有的药物是

A. 白术、茯苓、甘草

B. 陈皮、厚朴、甘草

C. 厚朴、陈皮、藿香

D. 苍术、白术、甘草

E. 苍术、厚朴、甘草

2. 五苓散中君药是

A. 茯苓　　　　　B. 猪苓

C. 泽泻　　　　　D. 白术

E. 桂枝

3. 独活寄生汤主治

A. 风湿犯表之痹证

B. 痹证日久，肝肾两虚，气血不足证

C. 水热互结证

D. 阳虚水犯证

E. 肝郁脾虚之湿浊

4. 三仁汤中有"宣上、畅中、渗下"作用的代表药物是

A. 杏仁、半夏、滑石

B. 杏仁、厚朴、通草

C. 杏仁、白蔻仁、竹叶

D. 杏仁、白蔻仁、薏苡仁

E. 杏仁、半夏、通草

【A2 型题】

5. 患者畏寒肢冷，小便不利，四肢沉重疼痛，浮肿，腰以下为甚，腹痛下利，舌淡胖有齿痕，苔白滑，脉沉细，治宜选用

A. 五苓散　　　　B. 苓桂术甘汤

C. 真武汤　　　　D. 实脾散

E. 三仁汤

6. 患者带下色白，清稀如涕，倦怠便溏，舌淡苔白，脉缓或濡弱，治宜选用

A. 独活寄生汤　　B. 完带汤

C. 参苓白术散　　D. 二妙散

E. 真武汤

【B 型题】

(7~8 题共用备选答案)

A. 发汗解表

B. 温阳化气，平冲降逆

C. 温阳化气，解表散邪

D. 温心阳，通心脉

E. 温经通脉

7. 五苓散中桂枝的作用是

8. 苓桂术甘汤中桂枝的作用是

第十八单元　祛痰剂

【A1 型题】

1. 温胆汤的君药是

A. 半夏　　　　　B. 五味子

C. 枳实　　　　　D. 陈皮

E. 茯苓

2. 半夏白术天麻汤的主治病证是

A. 痰热咳嗽证　　B. 寒饮咳嗽证

C. 风痰上扰证　　D. 湿痰咳嗽证

E. 咳喘气逆证

3. 治疗痰热咳嗽，宜选用

A. 小陷胸汤　　　B. 温胆汤

C. 半夏白术天麻汤　D. 二陈汤

E. 清气化痰丸

4. 二陈汤中的"二陈"是指

A. 半夏、橘红　　B. 半夏、茯苓

C. 半夏、甘草　　D. 橘红、茯苓

E. 橘红、甘草

【A2 型题】

5. 症见胸脘痞闷，按之则痛，咳痰黄稠，舌红苔黄腻，脉滑数，治宜选用

A. 清气化痰丸

B. 小陷胸汤

C. 温胆汤

D. 三子养亲汤

E. 半夏白术天麻汤

【B 型题】

(6~7 题共用备选答案)

A. 燥湿化痰，理气和中

B. 理气化痰，润肺清热

C. 清热化痰，理气止咳

D. 清热化痰，宽胸散结

E. 化痰息风，健脾祛湿

6. 贝母瓜蒌散的功用是

7. 清气化痰丸的功用是

第十九单元　消食剂

【A1 型题】

1. 下列各项中，不是健脾丸组成药物的是

A. 白术、木香

B. 黄连、甘草

C. 神曲、陈皮

D. 半夏、黄芪

E. 人参、山药

2. 健脾丸的功用是

A. 消食导滞，清热祛湿

B. 消食化积，利胆和胃

C. 健脾和胃，消食止泻

D. 消食导滞，健脾和胃

E. 健脾除湿，消食化积

【A2 型题】

3. 症见食少难消，大便溏薄，脘腹痞闷，苔腻微黄，脉象虚弱，治宜选用

A. 健脾丸　　　　B. 归脾汤

C. 四君子汤　　　D. 保和丸

E. 参苓白术散

【B 型题】

（4～5 题共用备选答案）

A. 黄连　　　　　　B. 瓜蒌

C. 连翘　　　　　　D. 茯苓

E. 砂仁

4. 保和丸中含有的药物是

5. 健脾丸中含有的药物是

（6～7 题共用备选答案）

A. 清热散结　　　　B. 消食导滞

C. 下气消食　　　　D. 化滞解酒

E. 消积和胃

6. 保和丸中配伍莱菔子的主要用意是

7. 保和丸中配伍连翘的主要用意是

第二十单元　驱虫剂

【A1 型题】

1. 寒热错杂，正气虚弱的久泻久痢，宜选用

A. 芍药汤　　　　　B. 葛根芩连汤

C. 败毒散　　　　　D. 乌梅丸

E. 四神丸

2. 乌梅丸的主治病机是

A. 中焦虚寒，蛔虫上扰

B. 寒热错杂，蛔虫上扰

C. 肝胃热盛，蛔虫上扰

D. 肝肾虚寒，蛔虫上扰

E. 脾肾阳虚，蛔虫上扰

3. 乌梅丸可用于治疗

A. 寒厥　　　　　　B. 水厥

C. 热厥　　　　　　D. 痰厥

E. 蛔厥

中医临床

第五章　中医内科学

第一单元　肺系病证

【A1 型题】

1. 感冒的病机是
   - A. 肺失宣降
   - B. 肺气失宣
   - C. 卫表不和
   - D. 营卫不和
   - E. 肺卫不固

2. 喘证的严重阶段，不但肺肾俱虚，还会影响到的脏腑是
   - A. 肝
   - B. 脾
   - C. 心
   - D. 三焦
   - E. 肾

3. 感冒的治疗原则是
   - A. 辛凉解表
   - B. 疏风解表
   - C. 辛温解表
   - D. 解表达邪
   - E. 益气解表

4. 内伤咳嗽本虚为主的治疗应坚持的原则是
   - A. 补肾固脱
   - B. 滋阴润肺
   - C. 补气健脾
   - D. 祛邪利肺
   - E. 扶正补虚

5. 哮病发作时的病理关键是
   - A. 肺失宣降
   - B. 肺气虚寒
   - C. 痰阻气闭
   - D. 肺经热盛
   - E. 痰气瘀阻

6. 哮病发作的宿根是
   - A. 瘀血
   - B. 痰
   - C. 寒
   - D. 火
   - E. 气郁

7. 喘证的病位主要在
   - A. 肺肾
   - B. 肺脾
   - C. 脾肾
   - D. 肝肾
   - E. 肺肝

8. 喘证的辨证要点是首先辨
   - A. 外感内伤
   - B. 寒热
   - C. 虚实
   - D. 在肺在肾
   - E. 表里

【A2 型题】

9. 患者发热，咳嗽，胸痛，咯吐腥臭浓痰，甚则脓血相兼，其诊断为
   - A. 风热咳嗽
   - B. 痰热咳嗽
   - C. 肝火犯肺咳嗽
   - D. 肺痈
   - E. 虚热肺痿

10. 陈某，男，65 岁。患者发病 3 天来诊，症见鼻塞声重，头痛身热恶风，伴心烦，口干，手足心热，微渴少痰，舌红，脉细数无力，此属
   - A. 内伤发热
   - B. 阴虚感冒
   - C. 风热感冒
   - D. 风寒感冒
   - E. 时行感冒

11. 患者，女，38 岁。咳嗽频剧，气粗，咳声嘶哑，喉燥咽痛，咳痰不爽，痰黏稠，常伴鼻流黄涕，口渴，头痛，身痛，舌苔薄黄，脉浮数。当选用
   - A. 清金化痰汤
   - B. 桑杏汤
   - C. 桑菊饮
   - D. 杏苏散
   - E. 沙参麦冬汤

12. 患者，男，48 岁。喉中有哮鸣音，呼吸急促，咯痰色黄，发热，恶寒，无汗，烦躁，口干欲饮，舌苔黄腻、脉滑有力，辨证应属
   - A. 冷哮证
   - B. 热哮证
   - C. 寒包热哮证
   - D. 风痰哮证
   - E. 虚哮证

【A3 型题】

(13～15 题共用题干)

患者，女，54 岁。患有咳嗽病史 3 年。1 日前因食肥甘厚腻，出现喘促气涌，胸部胀痛，咳嗽痰多，质黏色黄，伴胸中烦闷，身热，口渴而喜冷饮，面赤，咽干，小便赤涩，大便秘结，舌质红，苔黄腻，脉滑数。

13. 其诊断是
   - A. 肺痈
   - B. 肺痨
   - C. 咳嗽
   - D. 哮病
   - E. 喘证

14. 其治法是
   - A. 清热化痰，宣肺平喘
   - B. 补益肺气，心肾平调
   - C. 祛痰降逆，宣肺平喘
   - D. 解表清里，化痰平喘
   - E. 开郁降气平喘

15. 治疗应首选的方剂是
   - A. 二陈汤合三子养亲汤
   - B. 参附汤
   - C. 五磨饮子
   - D. 桑白皮汤

E. 麻杏甘石汤

（16～18 题共用题干）

患者，男，65 岁。咳嗽 20 余年，近半年来以干咳为主，咳声短促，咳少量黏痰，痰中带有血丝，胸部隐隐闷痛，午后自觉手足心热，盗汗，口干咽燥。近期曾有与肺痨患者接触史。舌苔薄白，舌边尖红，脉细数。

16. 其诊断是
　　A. 肺痨　　　　　　　B. 肺痿
　　C. 肺痈　　　　　　　D. 肺胀
　　E. 咳嗽

17. 其治法是
　　A. 益气养阴　　　　　B. 滋阴润肺
　　C. 滋阴降火　　　　　D. 滋阴补阳
　　E. 补肺益肾

18. 治疗应首选的方剂是
　　A. 麦门冬汤　　　　　B. 参苓白术散
　　C. 百合固金汤　　　　D. 月华丸
　　E. 补天大造丸

【B 型题】

（19～20 题共用备选答案）
　　A. 桑白皮汤　　　　　B. 麻杏石甘汤
　　C. 小青龙汤　　　　　D. 半夏白术天麻汤
　　E. 二陈汤合三子养亲汤

19. 喘证痰热郁肺证宜选

20. 喘证痰浊阻肺证宜选

（21～23 题共用备选答案）
　　A. 苇茎汤
　　B. 千金苇茎汤合如金解毒散
　　C. 桔梗白散
　　D. 加味桔梗汤
　　E. 银翘散

21. 肺痈初期的最佳选方是

22. 肺痈溃脓期的最佳选方是

23. 肺痈成痈期的最佳选方是

第二单元　心系病证

【A1 型题】

1. 心悸的辨证，应以何为主
　　A. 辨虚实　　　　　　B. 辨气血
　　C. 辨寒热　　　　　　D. 辨阴阳
　　E. 辨脏腑

2. 心悸心虚胆怯证的治法为
　　A. 镇惊定志，养心安神
　　B. 补血养心，益气安神
　　C. 滋阴清火，养心安神
　　D. 振奋心阳，宁心安神
　　E. 温补心阳，安神定悸

3. 胸痹的主要病机是

　　A. 气血瘀滞　　　　　B. 阴阳失调
　　C. 痰火内盛　　　　　D. 心脉痹阻
　　E. 阴寒凝滞

4. 胸痹辨证应首先辨别
　　A. 辨标本虚实　　　　B. 辨气血阴阳
　　C. 辨脏腑盛衰　　　　D. 辨卫气营血
　　E. 辨病程长短

5. 心血瘀阻型胸痹的主症，下列错误的是
　　A. 心胸疼痛剧烈
　　B. 疼痛如刺如绞，痛有定处
　　C. 遇阴雨天气易发或加重
　　D. 可因暴怒而加重
　　E. 舌质紫暗，有瘀斑

6. 不寐的主要病位在心，与何脏密切相关
　　A. 肺、胃、肾　　　　B. 肺、肝、脾
　　C. 肝、脾、肾　　　　D. 胃、胆、小肠
　　E. 肝、肺、肾

7. 不寐的病理变化总属
　　A. 阳盛阴衰，阴阳失交
　　B. 胃气不和，心神被扰
　　C. 肝郁化火，风阳内扰
　　D. 心虚胆怯，决断失权
　　E. 郁痰生热，扰动心神

【A2 型题】

8. 患者张某，心悸气短，头晕目眩，失眠健忘，肢倦神疲，面色少华，脘闷纳呆，舌质淡，脉细弱，治疗的代表方是
　　A. 桃仁红花煎　　　　B. 苓桂术甘汤
　　C. 炙甘草汤　　　　　D. 归脾汤
　　E. 黄连温胆汤

9. 患者张某，有"冠心病"病史半年，昨日与邻居发生口角后即觉心痛阵发，痛无定处，脘腹胀闷，嗳气较舒，苔白，脉细弦。治疗宜选用
　　A. 柴胡疏肝散　　　　B. 丹栀逍遥散
　　C. 当归四逆散　　　　D. 甘麦大枣汤
　　E. 炙甘草汤

10. 患者王某，心悸，眩晕气急，胸闷痞满，渴不欲饮，小便短少，舌淡胖，苔白滑，脉沉细而滑。治疗首选方剂是
　　A. 归脾汤　　　　　　B. 炙甘草汤
　　C. 苓桂术甘汤　　　　D. 柴胡疏肝散
　　E. 血府逐瘀汤

11. 患者张某，症见心烦不寐，胸闷泛恶，头重目眩，目赤耳聋，口苦，舌红苔黄腻，脉滑数。本证治法宜
　　A. 清心泻火，安神宁心
　　B. 清化痰热，和中安神
　　C. 滋阴降火，养心安神
　　D. 益气镇惊，安神定志
　　E. 疏肝泻火，镇心安神

【A3 型题】

（12～14 题共用题干）

患者，男，54 岁。2 小时前因家事不和突然出现心前区疼痛，为隐痛，呈阵发性，现已发作 3 次，每次持续数分钟。伴脘腹胀闷，嗳气则舒，时时叹息，苔薄白，脉细弦。

12. 其诊断是
  A. 胸痹　　　　　　　B. 真心痛
  C. 心悸　　　　　　　D. 郁证
  E. 癫证

13. 其治法是
  A. 豁痰化瘀，调畅气血
  B. 活血化瘀，息风通络
  C. 疏肝理气，活血通络
  D. 活血化瘀，通脉止痛
  E. 通阳泄浊，豁痰宣痹

14. 治疗应首选的方剂是
  A. 血府逐瘀汤
  B. 柴胡疏肝散
  C. 瓜蒌薤白半夏汤合涤痰汤
  D. 枳实薤白桂枝汤合当归四逆汤
  E. 生脉散合人参养荣汤

（15～17 题共用题干）

患者，女，48 岁。近年来经常失眠多梦，以入睡困难为主，伴心悸，头晕耳鸣，腰膝酸软，五心烦热，午后面部潮红，舌红，苔少而干，脉细数。

15. 其辨证是
  A. 心脾两虚证　　　　B. 痰热扰心证
  C. 肝火扰心证　　　　D. 心肾不交证
  E. 心胆气虚证

16. 其治法是
  A. 益气镇惊，安神定志
  B. 清化痰热，和中安神
  C. 补益心脾，养血安神
  D. 滋阴降火，交通心肾
  E. 疏肝泻火，镇心安神

17. 治疗应首选的方剂是
  A. 归脾汤加减　　　　B. 安神定志丸加减
  C. 酸枣仁汤加减　　　D. 黄连温胆汤加减
  E. 六味地黄丸合交泰丸加减

【B 型题】

（18～19 题共用备选答案）
  A. 清热化痰，宁心安神
  B. 温补心阳，安神定悸
  C. 振奋心阳，化气行水，宁心安神
  D. 活血化瘀，理气通络
  E. 补血养心，益气安神

18. 心悸心阳不振证的治法是

19. 心悸水饮凌心证的治法是

（20～22 题共用备选答案）
  A. 柴胡疏肝散
  B. 逍遥散
  C. 枳实薤白桂枝汤合当归四逆散
  D. 血府逐瘀汤
  E. 桃红四物汤

20. 胸痹寒凝心脉证最宜选

21. 胸痹气滞心胸证最宜选

22. 胸痹心血瘀阻证最宜选

第三单元　脑系病证

【A1 型题】

1. 头痛牵引项背多属于
  A. 太阳经头痛　　　　B. 厥阴经头痛
  C. 少阳经头痛　　　　D. 阳明经头痛
  E. 少阴经头痛

2. 治疗瘀血头痛，应首选
  A. 通窍活血汤　　　　B. 桃红四物汤
  C. 血府逐瘀汤　　　　D. 丹参饮
  E. 失笑散

3. 治疗中风中脏腑的阴闭证，应选用
  A. 参附汤　　　　　　B. 局方至宝丹
  C. 苏合香丸　　　　　D. 镇肝熄风汤
  E. 补阳还五汤

4. 少阴头痛，应选用的引经药是
  A. 细辛　　　　　　　B. 吴茱萸
  C. 羌活　　　　　　　D. 葛根
  E. 川芎

5. 外感头痛的致病因素，主要是
  A. 风邪　　　　　　　B. 寒邪
  C. 湿邪　　　　　　　D. 热邪
  E. 燥邪

6. 下列不是外感头痛特征的是
  A. 灼痛　　　　　　　B. 掣痛
  C. 重痛　　　　　　　D. 空痛
  E. 跳痛

7. 眩晕的治疗原则是
  A. 滋养肝肾　　　　　B. 补虚泻实，调整阴阳
  C. 健脾和胃　　　　　D. 化痰祛湿
  E. 活血化瘀

8. 下列不属于眩晕主症的是
  A. 头晕　　　　　　　B. 目眩
  C. 视物旋转　　　　　D. 四肢厥冷
  E. 耳鸣耳聋

9. 治疗风热头痛，应首选
  A. 芎芷石膏汤　　　　B. 天麻钩藤饮
  C. 大补元煎　　　　　D. 龙胆泻肝汤
  E. 半夏白术天麻汤

10. 眩晕气血亏虚证，应首选

A. 养心汤　　　　B. 六味地黄丸

C. 归脾汤　　　　D. 大补元煎

E. 黄连阿胶汤

11. 中风的基本病机为

A. 阴阳失调，气血逆乱

B. 气血不足，清窍失养

C. 痰浊瘀血，闭阻清窍

D. 头颅因外伤受损

E. 气机逆乱，升降失常

12. 中风的病理基础是

A. 肝肾阴虚　　　　B. 心肝火旺

C. 肝脾血虚　　　　D. 脾肾阳虚

E. 心脾两虚

13. 中风之中经络与中脏腑的辨证要点是

A. 口眼歪斜　　　　B. 语言不利

C. 半身不遂　　　　D. 神志不清

E. 猝然昏仆

【A2 型题】

14. 患者李某，头痛经久不愈，痛处固定不移，痛如针刺，有头部外伤史，舌紫暗，苔薄白，脉细涩，治疗方剂首选

A. 加味四物汤

B. 天麻钩藤饮

C. 半夏白术天麻汤

D. 通窍活血汤

E. 芎芷石膏汤

15. 患者突然跌倒，神志不清，抽搐吐涎，平时急躁易怒，心烦失眠，舌质红，苔黄腻，脉弦滑而数。应辨证为

A. 心脾两虚型痫病

B. 风痰闭阻型痫病

C. 瘀阻脑络型痫病

D. 痰火扰神型痫病

E. 心肾亏虚型痫病

16. 患者眩晕，动则加剧，劳累即发，心悸少寐，面色苍白，神疲懒言，饮食减少，舌淡，脉细弱。治疗应首选

A. 黄连温胆汤　　　　B. 天麻钩藤饮

C. 左归丸　　　　　　D. 半夏白术天麻汤

E. 归脾汤

【A3 型题】

(17 ~ 19 题共用题干)

患者，女，56 岁。头痛 2 年，痛处固定不移，痛如锥刺，舌紫暗，苔薄白，脉细涩。

17. 其辨证是

A. 风寒头痛　　　　B. 肝阳头痛

C. 痰浊头痛　　　　D. 风热头痛

E. 瘀血头痛

18. 其治法是

A. 平肝潜阳，息风止痛

B. 疏散风寒，通络止痛

C. 疏风清热，和络止痛

D. 健脾燥湿，化痰降逆

E. 活血化瘀，通窍止痛

19. 治疗应首选的方剂是

A. 芎芷石膏汤

B. 半夏白术天麻汤

C. 天麻钩藤饮

D. 通窍活血汤

E. 川芎茶调散

(20 ~ 22 题共用题干)

患者，男，65 岁。卒然晕倒，醒后舌强语謇，口角歪斜，左侧肢体半身不遂，肢体麻木，舌紫暗，苔滑腻，脉弦滑。

20. 其诊断是

A. 中风　　　　B. 痉证

C. 厥证　　　　D. 痫病

E. 面瘫

21. 其辨证是

A. 风阳上扰证　　　　B. 风痰入络证

C. 风痰瘀阻证　　　　D. 阴虚风动证

E. 气虚络瘀证

22. 治疗应首选的方剂是

A. 天麻钩藤饮

B. 半夏白术天麻汤合桃仁红花煎

C. 补阳还五汤合桃仁红花煎

D. 真方白丸子合桃仁红花煎

E. 镇肝熄风汤

【B 型题】

(23 ~ 25 题共用备选答案)

A. 吴茱萸、藁本

B. 羌活、蔓荆子、川芎

C. 川芎、柴胡、黄芩

D. 白芷、葛根

E. 细辛、天麻、吴茱萸

23. 少阳经头痛的引经药为

24. 太阳经头痛的引经药为

25. 阳明经头痛的引经药为

(26 ~ 27 题共用备选答案)

A. 《内经》　　　　B. 《景岳全书》

C. 《丹溪心法》　　D. 《金匮要略》

E. 《医学正传》

26. "无痰不作眩"出自

27. "无虚不作眩"出自

(28 ~ 30 题共用备选答案)

A. 平肝潜阳，清火息风

B. 补益气血，调养心脾

C. 滋养肝肾，益精填髓

D. 化痰祛湿，健脾和胃

E. 活血化瘀，通窍活络

28. 眩晕瘀血阻窍证的治法是

29. 眩晕痰湿上蒙证的治法是

30. 眩晕肾精不足证的治法是

（31～33 题共用备选答案）

  A. 桃仁承气汤

  B. 参附汤合生脉散

  C. 真方白丸子

  D. 镇肝熄风汤

  E. 补阳还五汤

31. 中风之中脏腑脱证最宜选用

32. 中风之中经络风阳上扰证最宜选用

33. 中风恢复期气虚络瘀证最宜选用

第四单元 脾胃病证

【A1 型题】

1. 治疗胃痛瘀血停胃证，应首选的是

  A. 失笑散和丹参饮   B. 血府逐瘀汤

  C. 少腹逐瘀汤   D. 一贯煎

  E. 芍药汤

2. 呕吐的病机是

  A. 胃失和降，胃气上逆

  B. 中焦气机不利

  C. 饮食伤胃

  D. 脾胃素虚

  E. 情志不畅

3. 胃痞的病机是

  A. 外邪内陷胃脘，阻塞中焦气机

  B. 中焦气机不利，脾胃升降失职

  C. 饮食停滞胃肠，气机痞塞不通

  D. 脾虚健运失职，气机升降失司

  E. 痰浊阻滞脾胃，中焦气机不和

4. 呕吐的治疗原则为

  A. 化浊和中   B. 和胃降逆

  C. 疏肝理气   D. 理气和中

  E. 调中消痞

5. 噎膈的病位在

  A. 脾   B. 胃

  C. 肝   D. 食管

  E. 肺

6. 血虚秘首选方剂是

  A. 润肠丸   B. 温脾丸

  C. 增液汤   D. 麻子仁丸

  E. 济川煎

7. 寒邪内阻型腹痛的主要特点是

  A. 腹部胀痛，攻窜不定

  B. 腹痛绵绵，时痛时止

  C. 饥则痛甚，得温稍减

  D. 腹痛拘急，得温痛减

E. 腹痛拒按，嗳腐吞酸

8. 泄泻的治疗大法为

  A. 散寒化湿   B. 消食导滞

  C. 健脾益气   D. 运脾化湿

  E. 固涩止血

9. 疫毒痢的治法是

  A. 清肠化湿，调和气血

  B. 温中燥湿，调气和血

  C. 养阴和营，清肠化湿

  D. 温补脾肾，收涩固肠

  E. 清热解毒，凉血除积

10. 便秘的基本病机是

  A. 肠胃不和   B. 肝气郁结

  C. 湿热下注   D. 大肠传导失常

  E. 肠道传送无力

【A2 型题】

11. 胃痛隐隐，绵绵不休，喜温喜按，空腹痛甚，得食则缓，劳累后加重，泛吐清水，神疲纳呆，四肢倦怠，手足不温，大便溏薄，舌淡苔白，脉虚弱，其治疗宜

  A. 温中散寒，降逆和胃

  B. 温中健脾，和胃止痛

  C. 温中健脾，降逆和胃

  D. 温胃健脾，直通和中

  E. 温胃健脾，行气止痛

12. 胃脘隐隐灼痛，饥不欲食，口燥咽干，五心烦热，消瘦乏力，口渴欲饮，大便干结，舌红少津，脉细数。治疗代表方是

  A. 一贯煎合芍药甘草汤

  B. 沙参麦冬汤合失笑散

  C. 玉女煎合生脉散

  D. 增液汤合芍药甘草汤

  E. 黄芪建中汤合香砂六君子

13. 患者李某，因进食油腻饮食后出现脘腹痞闷而胀，食后尤甚，腹胀拒按，嗳腐吞酸，矢气频作，臭如败卵，苔白厚腻，脉滑，其治疗方宜选

  A. 健脾糕   B. 健脾丸

  C. 平胃散   D. 保和丸

  E. 泻心汤

14. 患者李某，平素痰多形胖，近来呕吐清水痰涎量多，脘闷不适，头晕心悸，舌苔白腻，脉滑，其辨证属

  A. 痰饮内阻型呕吐

  B. 食滞中阻型呕吐

  C. 湿热内停型呕吐

  D. 饮停中焦型呕吐

  E. 外邪犯胃型呕吐

15. 患者吞咽梗阻，胸膈痞满，甚则疼痛，情志舒畅时可减轻，情志抑郁时则加重，嗳气呃逆，呕吐痰涎，口干咽燥，大便艰涩，舌质红，苔薄腻，脉弦滑，其辨证为

A. 肝郁气滞证　　B. 痰气交阻证

C. 气阴两虚证　　D. 痰热中阻证

E. 气虚阳微证

16. 患者，男，30岁。受凉后突发呃声沉缓有力，胸膈及胃脘不舒，得热则减，遇寒加重，进食减少，喜食热饮，口淡不渴，舌苔白滑，脉迟缓，其治法宜

A. 温补脾胃，降逆止呃

B. 和胃健脾，降逆止呃

C. 温中散寒，降逆止呃

D. 温补脾肾，降逆止呃

E. 养胃生津，降逆止呕

【A3型题】

（17～19题共用题干）

　　患者，男，70岁。吞咽困难2年，加重3个月。食入格拒不下，入而复出，水饮难进，心烦口干，胃脘灼热，大便干结如羊屎，形体消瘦，皮肤干枯，小便短赤，舌质光红，干裂少津，脉细数。

17. 其证候是

A. 痰气交阻证　　B. 瘀血内结证

C. 湿热阻胃证　　D. 津亏热结证

E. 气虚阳微证

18. 其治法是

A. 开郁化痰，润燥降气

B. 滋阴养血，破血行瘀

C. 清热化湿，和胃消痞

D. 滋阴养血，润燥生津

E. 温补脾肾

19. 治疗应首选的方剂是

A. 沙参麦冬汤　　B. 启膈散

C. 补气运脾汤　　D. 通幽汤

E. 连朴饮

（20～22题共用题干）

　　患者，女，45岁。素体虚弱，常出现大便溏薄，近日加重，症见大便稀薄，每日5～6次，腹痛隐隐喜按，进食减少，食则闷胀，自述进食油腻易发作。面色萎黄，神疲乏力，舌淡，苔白，脉细弱。

20. 其诊断是

A. 泄泻　　　　　B. 胃痛

C. 腹痛　　　　　D. 胃痞

E. 噎膈

21. 其治法是

A. 芳香化湿，解表散寒

B. 消食导滞，和中止泻

C. 健脾益气，化湿止泻

D. 温肾健脾，固涩止泻

E. 抑肝扶脾

22. 治疗应首选的方剂是

A. 藿香正气散加减

B. 四神丸加减

C. 痛泻要方加减

D. 参苓白术散加减

E. 保和丸加减

【B型题】

（23～25题共用备选答案）

A. 香苏散合良附丸　　B. 血府逐瘀汤

C. 清中汤　　　　　　D. 失笑散合丹参饮

E. 黄芪建中汤

23. 胃痛之脾胃虚寒证最宜选

24. 胃痛之瘀血停胃证最宜选

25. 胃痛之湿热中阻证最宜选

（26～27题共用备选答案）

A. 枳实导滞丸

B. 枳实消痞丸

C. 越鞠丸合枳术丸

D. 连朴饮

E. 二陈平胃汤

26. 胃痞之湿热阻胃证最宜选

27. 胃痞之肝胃不和证最宜选

（28～29题共用备选答案）

A. 沙参麦冬汤　　B. 麦门冬汤

C. 藿香正气散　　D. 小半夏汤合苓桂术甘汤

E. 四七汤

28. 治疗肝气犯胃型呕吐宜选

29. 治疗外邪犯胃型呕吐宜选

（30～32题共用备选答案）

A. 启膈散　　　　B. 通幽汤

C. 沙参麦冬汤　　D. 补气运脾汤

E. 补天大造丸

30. 噎膈之痰气交阻证的代表方是

31. 噎膈之津亏热结证的代表方是

32. 噎膈之气虚阳微证的代表方是

（33～35题共用备选答案）

A. 柴胡疏肝散

B. 逍遥散

C. 良附丸合正气天香散

D. 木香顺气丸

E. 小建中汤

33. 寒邪内阻型腹痛最宜选

34. 肝郁气滞型腹痛最宜选

35. 中虚脏寒型腹痛最宜选

（36～38题共用备选答案）

A. 大便清稀，完谷不化，腹部喜温

B. 大便色黄褐而臭，泻下急迫，肛门灼热

C. 泻下粪便痛如败卵，痛势急迫拒按，泻后痛减

D. 大便时溏时泻，腹痛不甚，喜温喜按

E. 因情绪抑郁或紧张时，发生腹痛泄泻

36. 泄泻肾阳虚衰证的临床特点是

37. 泄泻肝气乘脾证的临床特点是

38. 泄泻湿热伤中证的临床特点是

（39～41题共用备选答案）

A. 桃花汤　　　　B. 连理汤

C. 不换金正气散　　　D. 芍药汤

E. 驻车丸

39. 治疗寒湿痢最宜选

40. 治疗休息痢最宜选

41. 治疗湿热痢最宜选

(42~43 题共用备选答案)

A. 化肝煎　　　　　　B. 木香顺气丸

C. 六磨汤　　　　　　D. 麻子仁丸

E. 黄芪汤

42. 气虚便秘宜选

43. 气秘便秘宜选

第五单元　肝胆病证

【A1 型题】

1. 与胁痛发生关系最密切的脏腑是

A. 心、肺　　　　　　B. 脾、胃

C. 肝、胆　　　　　　D. 肝、肾

E. 脾、肾

2. 胁痛的基本治则是

A. 疏肝理气止痛

B. 疏肝和络止痛

C. 祛瘀通络止痛

D. 养阴柔肝止痛

E. 理气通络止痛

3. 黄疸辨证以何为纲

A. 阴阳　　　　　　　B. 寒热

C. 虚实　　　　　　　D. 气血

E. 表里

4. 用于积聚气机阻滞证的方剂是

A. 柴胡疏肝散　　　　B. 五磨饮子

C. 大承气汤　　　　　D. 木香顺气丸

E. 六磨汤

5. 下列不是黄疸湿重于热证特点的是

A. 黄疸不鲜明　　　　B. 头重身困

C. 舌苔黄腻　　　　　D. 胸脘痞闷

E. 脉濡

【A2 型题】

6. 患者，女，30 岁。胸闷纳呆，胁痛口苦，纳呆泛酸，目黄溲赤，苔黄而腻，小便黄赤，大便不爽，脉弦数。应当采取的治法为

A. 疏肝理气

B. 祛瘀活血

C. 清热利湿

D. 养阴柔肝

E. 养血柔肝

【A3 型题】

(7~9 题共用题干)

患者，男，55 岁。患者 3 日前出现右胁肋灼热疼痛，痛有定处，触痛明显。口苦口黏，胸闷纳呆，恶心呕吐，小便黄赤，大便不爽，身目发黄，舌红，苔黄腻，脉弦滑数。

7. 其诊断是

A. 胸痹　　　　　　　B. 真心痛

C. 胁痛　　　　　　　D. 郁证

E. 噎膈

8. 其治法是

A. 疏肝理气

B. 祛瘀通络

C. 养阴柔肝

D. 清热利湿

E. 疏肝泄热，利胆退黄

9. 治疗应首选的方剂是

A. 血府逐瘀汤　　　　B. 龙胆泻肝汤

C. 柴胡疏肝散　　　　D. 大柴胡汤

E. 一贯煎

【B 型题】

(10~12 题共用备选答案)

A. 胁肋胀痛，走窜不定

B. 胁肋灼热胀痛，口苦口黏

C. 胁肋刺痛，入夜痛甚

D. 胁肋隐痛，悠悠不休

E. 胁肋闷痛，痰多气短

10. 肝郁气滞型胁痛的特点是

11. 肝胆湿热型胁痛的特点是

12. 瘀血阻络型胁痛的特点是

(13~15 题共用备选答案)

A. 一贯煎　　　　　　B. 龙胆泻肝汤

C. 血府逐瘀汤　　　　D. 柴胡疏肝散

E. 六味地黄丸

13. 胁痛肝络失养证的代表方是

14. 胁痛瘀血阻络证的代表方是

15. 胁痛肝胆湿热证的代表方是

(16~17 题共用备选答案)

A. 茵陈蒿汤　　　　　B. 柴胡疏肝散

C. 茵陈术附汤　　　　D. 茵陈五苓散

E. 大柴胡汤

16. 阳黄湿重于热最宜选的方剂是

17. 阳黄热重于湿最宜选的方剂是

(18~20 题共用备选答案)

A. 清热解毒，凉血开窍

B. 调和肝脾，助气化运

C. 温中化湿，健脾和胃

D. 疏肝泄热，利胆退黄

E. 健脾养血，利湿退黄

18. 黄疸胆腑郁热证的治法是

19. 黄疸疫毒炽盛证的治法是

20. 黄疸寒湿阻遏证的治法是

第六单元 肾系病证

【A1 型题】

1. 水肿发病涉及的脏腑是
   A. 心肝脾   B. 肝脾肾
   C. 肺脾肾   D. 脾肾心
   E. 心肝肾

2. 水肿病证首先当辨
   A. 阳水、阴水   B. 病变脏腑
   C. 病邪性质   D. 病程长短
   E. 感邪轻重

3. 淋证与癃闭共有的临床特征是
   A. 排尿困难
   B. 滴沥刺痛
   C. 每日排尿总量正常
   D. 尿频尿急
   E. 小腹拘急

4. 淋证的基本治则为
   A. 实则清利，虚则补益
   B. 清热利湿通淋
   C. 理气疏导通淋
   D. 清热凉血通淋
   E. 利湿排石通淋

5. 癃闭的治疗原则为
   A. "腑以通为用"
   B. 分阴阳而治之
   C. 开鬼门，洁净府
   D. 标本兼治
   E. 针灸、探吐、导尿

【A2 型题】

6. 患者遍体轻度浮肿，面色萎黄，晨起头面肿甚，面色不华，午后下肢肿甚，能食但体倦，小便短少，脉沉缓，证属
   A. 脾阳虚衰之阴水
   B. 脾气虚弱之阴水
   C. 水湿浸渍之阴水
   D. 脾肾两虚之阴水
   E. 肺肾两虚之阴水

7. 患者身发疮痍，恶风发热，眼睑浮肿，延及四肢，皮肤光亮，尿少色赤，舌质红，苔薄黄，脉滑数，证属
   A. 湿热壅盛之阳水
   B. 水湿浸渍之阳水
   C. 风水泛滥之阳水
   D. 湿毒浸淫之阳水
   E. 瘀水互结之阳水

【A3 型题】

(8～10 题共用题干)

患者，男，60 岁。小便混浊如米泔水 1 周，偶有血块，尿道热涩疼痛，排尿困难有阻塞感，口干，舌红，苔黄腻，脉濡数。

8. 其辨证是
   A. 膏淋   B. 气淋
   C. 石淋   D. 热淋
   E. 血淋

9. 其治法是
   A. 清热利湿，排石通淋
   B. 清热利湿，分清泄浊
   C. 补脾益肾，利湿通淋
   D. 清热利湿，通利小便
   E. 理气疏导，通淋利尿

10. 治疗应首选的方剂是
   A. 无比山药丸   B. 石韦散
   C. 八正散   D. 程氏萆薢分清饮
   E. 沉香散

(11～13 题共用题干)

患者，女，60 岁。有反复尿路感染病史 5 年，3 天前因劳累而复发。症见：小便淋沥不已，遇劳即发，时作时止，伴腰膝酸软，神疲乏力，舌淡，脉细弱。

11. 其辨证是
   A. 热淋   B. 血淋
   C. 气淋   D. 膏淋
   E. 劳淋

12. 其治法是
   A. 清热利湿，分清泄浊
   B. 补脾益肾
   C. 清热利湿通淋
   D. 清热通淋，凉血止血
   E. 理气疏导，通淋利尿

13. 治疗应首选的方剂是
   A. 无比山药丸   B. 八正散
   C. 小蓟饮子   D. 程氏萆薢分清饮
   E. 沉香散

【B 型题】

(14～15 题共用备选答案)
   A. 温脾汤   B. 参苓白术散
   C. 实脾饮   D. 胃苓汤
   E. 济生肾气丸合真武汤

14. 患者水肿，腰以下为甚，脘闷纳呆，面色不华，神疲乏力，四肢倦怠，尿少便溏，舌质淡，苔白腻，脉沉缓，最佳选方为

15. 患者水肿反复消长，面浮身肿，腰以下为甚，按之凹陷不起，腰酸冷痛，气短神疲，形寒肢冷，甚至心悸胸闷，腹大胀满，舌质淡胖，脉沉细，最佳选方为

(16～18 题共用备选答案)
   A. 八正散   B. 石韦散
   C. 萆薢分清饮   D. 八正散合小柴胡汤
   E. 小蓟饮子

16. 患者小便频急涩痛，尿黄赤，伴寒热，口苦，呕恶，

最佳选方为

17. 患者小便热涩刺痛，尿色深红，或夹有血块，苔黄，脉滑数，最佳选方为

18. 患者小便混浊，如米泔水，尿道热涩疼痛，尿时阻塞不畅，口干，苔黄腻，舌质红，脉濡数，最佳选方为

第七单元　气血津液病证

【A1 型题】

1. 郁证的主要病因是
　　A. 情志内伤　　　　B. 感受外邪
　　C. 饮食所伤　　　　D. 肝气上逆
　　E. 心失所养

2. 血证的治疗原则是
　　A. 治火、治气、治血
　　B. 治肝、治肺、治心
　　C. 止血、宁血、化瘀
　　D. 补肝、降气
　　E. 补气、降火

3. 痰饮的治疗原则是
　　A. 发汗　　　　　　B. 温化
　　C. 利尿　　　　　　D. 攻逐
　　E. 宣肺

4. 消渴的常见病因，不包括
　　A. 饮食不节　　　　B. 禀赋不足
　　C. 情志失调　　　　D. 药物损伤
　　E. 劳欲过度

5. 虚劳的辨证以何为纲
　　A. 气滞血瘀　　　　B. 五脏虚候
　　C. 气血不足　　　　D. 气血阴阳
　　E. 阴阳失调

6. 癌病的治疗原则为
　　A. 扶正祛邪　　　　B. 扶正固脱
　　C. 扶正为主　　　　D. 攻邪为主
　　E. 调畅情志

【A2 型题】

7. 患者反复发生肌衄，久病不愈，神疲乏力，头晕目眩，面色苍白，舌质淡，脉细弱。选用最佳治疗方剂是
　　A. 百合固金汤　　　B. 十灰散
　　C. 无比山药丸　　　D. 归脾汤
　　E. 炙甘草汤

8. 患者齿衄，血色淡红，齿摇不坚，舌质红，苔少，脉细数。最佳治疗方剂是
　　A. 知柏地黄丸
　　B. 六味地黄丸
　　C. 六味地黄丸合茜根散
　　D. 六味地黄丸合十灰散
　　E. 六味地黄丸合泻心汤

9. 患者咳逆喘满不得卧，恶寒，无汗，痰吐白沫，量多，

伴肢体浮肿，舌苔白滑，脉弦紧。最佳选方是
　　A. 十枣汤　　　　　B. 甘遂半夏汤
　　C. 己椒苈黄丸　　　D. 小青龙汤
　　E. 苓桂术甘汤

10. 患者寒热往来，咳嗽，痰少，气急，胸胁刺痛，呼吸转侧疼痛加剧，心下痞硬，舌苔薄白，脉弦紧。首选方药是
　　A. 甘遂半夏汤　　　B. 柴枳半夏汤
　　C. 小柴胡汤　　　　D. 十枣汤
　　E. 香附旋覆花汤

11. 患者口渴多饮，口舌干燥，尿频量多，烦热多汗，舌边尖红，苔薄黄，脉洪数。辨证属
　　A. 上消－肺热津伤证
　　B. 中消－胃热炽盛证
　　C. 中消－气阴亏虚证
　　D. 下消－肾阴亏虚证
　　E. 下消－阴阳两虚证

【A3 型题】

（12～14 题共用题干）
　　患者，女，46 岁。1 周前因与邻居吵架，出现精神恍惚，心神不宁，悲忧善哭，喜怒无常，舌质淡，脉弦。中医诊断为郁证。

12. 其辨证是
　　A. 心脾两虚证　　　B. 心肾阴虚证
　　C. 心神失养证　　　D. 痰气郁结证
　　E. 心肾不交证

13. 其治法是
　　A. 疏肝解郁，清肝泻火
　　B. 甘润缓急，养心安神
　　C. 健脾养心，补益气血
　　D. 疏肝解郁，理气畅中
　　E. 滋养心肾

14. 治疗应首选的方剂是
　　A. 甘麦大枣汤　　　B. 半夏厚朴汤
　　C. 天王补心丹　　　D. 丹栀逍遥散
　　E. 归脾汤

（15～17 题共用题干）
　　患者，女，28 岁。症见小便黄赤灼热，尿色鲜红，心烦口渴，面赤口疮，夜寐不安，舌质红，脉数。

15. 其诊断是
　　A. 淋证　　　　　　B. 尿浊
　　C. 尿血　　　　　　D. 癃闭
　　E. 关格

16. 其治法是
　　A. 清热利湿，通利小便
　　B. 清热利湿，通淋排石
　　C. 清热利湿通淋
　　D. 滋阴清热，补虚止血
　　E. 清热利湿，凉血止血

17. 治疗应首选的方剂是
   A. 槐角丸 B. 八正散
   C. 小蓟饮子 D. 导赤散
   E. 知柏地黄丸

【B 型题】

(18~20 题共用备选答案)
   A. 丹栀逍遥散 B. 甘麦大枣汤
   C. 半夏厚朴汤 D. 滋水清肝饮
   E. 天王补心丹

18. 郁证痰气郁结证的治疗可选用
19. 郁证气郁化火证的治疗可选用
20. 郁证心肾阴虚证的治疗可选用

(21~23 题共用备选答案)
   A. 金匮肾气丸 B. 补中益气汤
   C. 清骨散 D. 血府逐瘀汤
   E. 归脾汤

21. 阴虚发热证宜选用
22. 血瘀发热证宜选用
23. 阳虚发热证宜选用

(24~25 题共用备选答案)
   A. 脾气虚证 B. 心气虚证
   C. 肺气虚证 D. 肾气虚证
   E. 脾胃阴虚证

24. 虚劳，症见咳嗽无力，痰液清稀，短气自汗，声音低怯，面白乏力，舌淡，苔白，脉弱。证属
25. 虚劳，症见口干唇燥，不思饮食，大便燥结，甚至干呕，呃逆，面色潮红，舌红干少苔，脉细数。证属

第八单元 肢体经络病证

【A1 型题】

1. 痹证与痿证的鉴别要点，首先是
   A. 肢体活动情况 B. 有无肌肉萎缩
   C. 痛与不痛 D. 有无外感
   E. 发病部位

2. 肺热津伤型痿证的治法是
   A. 补益肝肾，滋阴清热
   B. 健脾益气
   C. 清热燥湿，通利筋脉
   D. 清热润肺，濡养筋脉
   E. 益气养营，活血行瘀

3. 颤证的基本病机是
   A. 热急生风，筋脉失养
   B. 肝风内动，筋脉失养
   C. 虚风内动，肝肾亏虚
   D. 髓海不足，肝肾亏虚
   E. 血虚不荣，肝肾亏虚

4. 腰痛的基本病机为
   A. 外邪痹阻经脉，气血运行不畅

   B. 肾精亏虚，腰府失养
   C. 筋脉痹阻，腰府失养
   D. 气滞血瘀，不通则痛
   E. 肾阳不足，腰府失于温煦

5. 下列不是湿热腰痛特点的是
   A. 腰部重着而热
   B. 暑湿阴雨天气加重
   C. 身体困重
   D. 腰部冷痛
   E. 苔黄腻，脉濡数

【A2 型题】

6. 患者，女，38 岁。恶风，发热，咽痛 3 日，现多个肢体关节肌肉酸楚疼痛，屈伸不利，疼痛呈游走性，舌苔薄白，脉浮缓。治宜
   A. 祛风通络，散寒除湿
   B. 散寒通络，祛风除湿
   C. 除湿通络，祛风散寒
   D. 清热通络，祛风除湿
   E. 培补肝肾，舒筋止痛

7. 患者，女，50 岁。肢体关节肌肉疼痛酸楚，屈伸不利，可涉及肢体多个关节，疼痛呈游走性，初起可有恶风发热等表证，舌苔薄白，脉浮或脉缓。证属
   A. 着痹 B. 痛痹
   C. 行痹 D. 风湿热痹
   E. 骨痹

8. 患者，男，57 岁。头摇不止，肢麻震颤，头晕目眩，胸脘痞闷，口苦口黏，舌体胖大，有齿痕，舌质红，苔黄腻，脉弦滑数，证属颤证之
   A. 阳气虚衰证 B. 气血亏虚证
   C. 痰热风动证 D. 髓海不足证
   E. 风阳内动证

9. 患者，女，55 岁。因过劳而反复腰痛，静卧痛减，1 天前左腰痛剧烈，不能转侧，日轻夜重，痛处拒按，舌质暗紫，苔薄白，脉涩，治宜首选
   A. 身痛逐瘀汤 B. 独活寄生汤
   C. 左归丸 D. 肾着汤
   E. 四妙丸

【A3 型题】

(10~12 题共用题干)

   患者，女，45 岁。体型偏瘦，双膝关节疼痛，反复发作 3 年，诊断为痹证。现症：双膝关节游走性疼痛，活动不便，局部灼热红肿，痛不可触，得冷则舒，伴发热，恶风，汗出，口渴，舌红，苔黄腻，脉滑数。

10. 其辨证是
   A. 痛痹 B. 着痹
   C. 风湿热痹证 D. 痰瘀痹阻证
   E. 肝肾亏虚证

11. 其治法是
   A. 清热通络，祛风除湿
   B. 除湿通络，祛风散寒

C. 化痰行瘀，蠲痹通络

D. 散寒通络，祛风除湿

E. 培补肝肾，舒筋止痛

12. 治疗应首选的方剂是

A. 乌头汤　　　　　B. 白虎加桂枝汤

C. 独活寄生汤　　　D. 薏苡仁汤

E. 双合汤

(13～15 题共用题干)

患者，男，50 岁。腰痛半年余，腰部隐隐作痛，酸软无力，心烦少寐，口燥咽干，面色潮红，手足心热，舌红少苔，脉弦细数。

13. 其辨证是

A. 肾阳虚证　　　　B. 肾气虚证

C. 肾阴虚证　　　　D. 气阴两虚证

E. 肝肾阴虚证

14. 其治法是

A. 滋补肾阴，濡养筋脉

B. 补肾壮阳，温煦筋脉

C. 滋补肝肾，温通经脉

D. 益气补肾，疏通气血

E. 益气滋阴，柔筋止痛

15. 治疗应首选的方剂是

A. 右归丸　　　　　B. 左归丸

C. 甘姜苓术汤　　　D. 身痛逐瘀汤

E. 四妙丸

【B 型题】

(16～17 题共用备选答案)

A. 桑杏汤　　　　　B. 六味地黄丸

C. 加味二妙散　　　D. 清燥救肺汤

E. 虎潜丸

16. 病起发热，热后突然出现肢体软弱无力，肌肉瘦削，皮肤干燥，心烦口渴，咳呛少痰，咽干不利，舌红苔黄，脉细数者，治疗该证的代表方为

17. 肢体困重，痿软无力，下肢痿弱为甚，手足麻木，扪之微热，喜凉恶热，胸脘痞闷，小便赤涩热痛，舌红苔黄，脉濡数者，治疗该证的代表方为

(18～19 题共用备选答案)

A. 甘姜苓术汤　　　B. 四妙丸

C. 左归丸　　　　　D. 身痛逐瘀汤

E. 青蛾丸

18. 治疗瘀血腰痛，应首选的方剂是

19. 治疗肾虚腰痛无明显阴阳偏盛者，可选的方剂是

第六章　中医外科学

第一单元　中医外科疾病辨证

【A1 型题】

1. 下列关于外科疾病以局部症状辨别阴阳的描述，不属于阳证的是
   A. 急性发作
   B. 高肿突起
   C. 根盘收束
   D. 脓质稀薄
   E. 肉芽红活润泽

2. 下列关于外科疾病发于中部的疾病特点的描述，正确的是
   A. 常于发病前有情志不畅的刺激史
   B. 起病缓慢，缠绵难愈
   C. 局部红肿宣浮，忽起忽消
   D. 肿胀如绵
   E. 反复发作

3. 风肿的特点是
   A. 发病急骤，漫肿宣浮
   B. 肿而不硬，皮色苍白
   C. 肿势高突，根盘收束
   D. 肿势高突，根盘散漫
   E. 肿势软如绵

4. 痰痛的特点是
   A. 痛而酸胀，肢体沉重
   B. 攻痛无常，时感抽掣
   C. 痛无定处，忽彼忽此
   D. 皮色不变，压之酸痛
   E. 皮色不红，不热酸痛

5. 确诊成脓的方法，不包括
   A. 按触法　　　B. 透光法
   C. 注射法　　　D. 点压法
   E. 穿刺法

6. 黄浊质稠，色泽不净的脓为
   A. 气血虽虚，未为败象
   B. 气火有余，尚属顺证
   C. 蓄毒日久，属于逆证
   D. 气血充足，最是佳象
   E. 气血虚弱，属于逆证

7. "终末血尿"多见于
   A. 尿道结石　　　B. 肾结石
   C. 膀胱肿瘤　　　D. 胆结石
   E. 肾肿瘤

第二单元　中医外科疾病的治法

【A1 型题】

1. 关于外治法，下列说法错误的是
   A. 酊剂一般用于疮疡未溃者
   B. 洗剂一般用于急性皮肤病者
   C. 冲和膏适用于半阴半阳证
   D. 千捶膏性偏寒凉
   E. 消散药适用于肿疡中晚期

2. 溃疡脓出不畅，有少量袋脓者，首选的治法为
   A. 内服清热解毒药　　　B. 扩创法
   C. 垫棉法　　　　　　　D. 飞针法
   E. 大剂量抗生素

3. 外治法一般可分为
   A. 膏药法、提脓法、生肌法
   B. 敷药法、洗涤法、手术法
   C. 药物疗法、手术疗法、其他疗法
   D. 膏药法、箍围法、掺药法
   E. 围敷、腐蚀、生肌

4. 肿疡毒势方盛，正气已虚，不能托毒外出者，内治方药宜选用
   A. 透脓散　　　　　B. 仙方活命饮
   C. 黄连解毒汤　　　D. 托里消毒散
   E. 清肝解郁汤

5. 外科内治法总的治疗原则是
   A. 消、托、补　　　B. 解表、通里
   C. 清热、行气　　　D. 和营、内托
   E. 行气、内托

6. 属于消散药的是
   A. 九一丹　　　B. 生肌散
   C. 八宝丹　　　D. 黄芪六一散
   E. 黑退消

7. 挂线法属于
   A. 药物疗法　　　B. 物理疗法
   C. 器械疗法　　　D. 化学疗法
   E. 手术疗法

8. 温通法中温经通阳的代表方是
   A. 独活寄生汤　　　B. 桂附八味丸
   C. 香贝养荣汤　　　D. 阳和汤
   E. 托里消毒散

9. 托法用于
   A. 外疡中期　　　B. 疮疡早期
   C. 溃疡后期　　　D. 非化脓性肿块

E. 外疡任何时期

10. 阳证肿疡初期外敷首选油膏是
A. 冲和膏　　　　B. 金黄膏
C. 生肌白玉膏　　D. 生肌玉红膏
E. 青黛膏

11. 阴证肿疡初期外敷宜用
A. 太乙膏　　　　B. 回阳玉龙膏
C. 千捶膏　　　　D. 冲和膏
E. 玉露膏

12. 下列药物为提脓祛腐药的是
A. 九一丹　　　　B. 红灵丹
C. 八宝丹　　　　D. 白降丹
E. 以上都不是

13. 溃疡腐肉已脱，新肉不生，可选用
A. 生肌散　　　　B. 青黛散
C. 桂麝散　　　　D. 八二丹
E. 以上都不是

14. 挂线法常用于治疗
A. 内痔　　　　　B. 脱肛
C. 瘰疬　　　　　D. 肛瘘
E. 息肉痔

15. 垫棉法不适用于
A. 溃疡脓出不畅有袋脓者
B. 疮孔窦道形成，脓水不易排尽者
C. 有过大的溃疡空腔，新肉难以愈合
D. 急性炎症红肿热痛者
E. 溃疡脓腐已尽，皮肉一时难以黏合者

16. 太乙膏的功效是
A. 清热消肿，散瘀化痰
B. 活血祛腐，解毒止痛
C. 消肿止痛，提脓祛腐
D. 消肿清火，解毒生肌
E. 温经和阳，祛风散寒

17. 蛇头疔成脓切开时，应做的切口为
A. 指端背面纵切口
B. 指端腹面纵切口
C. 指端侧面纵切口
D. 指端侧面横切口
E. 以上都不是

【B 型题】

（18～19 题共用备选答案）
A. 不致出现过敏现象
B. 柔软、润滑、无板硬、黏着不适感
C. 不会刺激皮肤引起皮炎
D. 能使疮口早日愈合
E. 富有黏性，能固定患部，使患减少活动

18. 使用膏药的主要优点是
19. 使用油膏的主要优点是

（20～22 题共用备选答案）
A. 外疡中期，正虚毒盛者
B. 初期肿疡
C. 溃疡后期，疮口难敛者
D. 肿疡疮形已成者
E. 外科非化脓性肿块性疾病

20. 托法可运用于
21. 补法可运用于
22. 消法可运用于

第三单元　疮　疡

【A1 型题】

1. 下列关于疔的说法，错误的是
A. 颜面部疔疮易走黄
B. 颜面部疔疮指发生于颜面部的急性化脓性疾病
C. 蛇肚疔发生于指腹
D. 疔发病缓慢
E. 手足部疔疮宜及早切开排脓

2. 疔的疮形特点是
A. 如脐凹陷
B. 疮大如梅李，相连三五枚
C. 疮口如蜂窝状
D. 颜色黑，凹形如碟，容易腐烂
E. 根脚坚硬，如钉丁之状

3. 痈的病因病机是
A. 营卫不和，气血凝滞，经络壅遏，化火而成
B. 风温毒邪客于肺胃，积热上蕴，挟痰凝结
C. 心脾湿热，火毒流于小肠，结于脐中，以致血凝毒滞而成
D. 湿热火毒蕴结，营气不从，逆于肉里
E. 肾虚致骨骼空虚，风寒痰浊乘虚入侵

4. 下列选项中，说法正确的是
A. 锁喉痈是痈的一种
B. 臀痈是发的一种
C. 颈痈是发的一种
D. 发的范围比痈小
E. 手足部疔疮宜等脓熟透后再切开排脓

5. 有头疽的病因病机，不包括
A. 感受风温，湿热之毒
B. 情志内伤，气郁化火
C. 肾阴亏损，火邪炽盛
D. 外感风寒，肺失宣降
E. 平素恣食膏粱厚味

6. 流注的含义是
A. 在关节附近形成脓肿，破溃后脓液稀薄的一种疾病
B. 是发于肌肉深部的急性化脓性疾病
C. 好发于骨与关节，溃后不易收口的一种疾病
D. 相当于西医的寒性脓肿
E. 是散在身体各处反复发作的疾病

7. 疗的病因是

A. 暑邪　　　　　　B. 燥邪

C. 火热之毒　　　　D. 风邪

E. 湿邪

8. 手掌肿胀，失去正常凹陷，疼痛剧烈者为

A. 蛇肚疗　　　　　B. 托盘疗

C. 蛇头疗　　　　　D. 蛀节疗

E. 泥鳅疗

9. 下列关于托盘疗成脓期切开引流的要求，正确的是

A. 沿甲旁 0.2cm 挑开引流

B. 在指掌面一侧作纵行切口

C. 在手指侧面作纵行切口

D. 依掌横纹切开

E. 在手指侧面作横行切口

10. 痈的热盛肉腐证应选的方剂是

A. 清瘟败毒饮

B. 黄连解毒汤

C. 普济消毒饮合败毒散

D. 仙方活命饮合五味消毒饮

E. 透脓散合败毒散

11. 治疗红丝疗火毒入络证的首选方剂是

A. 五味消毒饮　　　B. 犀角地黄汤

C. 黄连解毒汤　　　D. 玉露散

E. 红油膏

12. 下列对臀痈的描述，不正确的是

A. 病位深

B. 范围大

C. 形势急骤

D. 收口快

E. 可有局部肌内注射史

13. 背部皮肤结块疼痛，初起有粟米样脓头，继而增大坚硬，肿胀作痛，中心有一脓头，出脓即愈。诊断应为

A. 疗　　　　　　　B. 痈

C. 有头疽　　　　　D. 发

E. 脂瘤染毒

14. 具有此处未愈、他处又起特点的疾病是

A. 丹毒　　　　　　B. 发

C. 痄腮　　　　　　D. 流注

E. 有头疽

15. 流注肿而有块者，外治宜用

A. 金黄膏外敷　　　B. 太乙膏掺红灵丹外敷

C. 玉露膏外敷　　　D. 切开引流

E. 以上均不正确

16. 由疗、疖引起的流注一般称为

A. 暑湿流注　　　　B. 髂窝流注

C. 余毒流注　　　　D. 瘀血流注

E. 湿痰流注

17. 丹毒的主要病因病机是

A. 风温夹痰，凝结经络

B. 风温湿热，蕴结肌肤

C. 火邪侵犯，血分有热，郁于肌肤

D. 经络阻塞，气血凝滞

E. 暑湿热毒，流注肌间

18. 火陷形成的主要原因是

A. 火毒炽盛　　　　B. 阴液不足

C. 气血亏虚　　　　D. 脾肾阳虚

E. 肺卫不固

19. 疗疮走黄的主要病机是

A. 正虚　　　　　　B. 邪实

C. 阴伤　　　　　　D. 腑实

E. 表虚

【A2 型题】

20. 患者，男，50 岁。1 周前项后发际处突发一肿块，红肿热痛，渐渐加剧，其后出现多个粟米样脓头，部分溃破溢脓。其治法为

A. 凉血祛风，行瘀通络

B. 凉血清热，解毒利湿

C. 和营托毒，清热利湿

D. 清热解毒，活血通络

E. 养阴清热，托毒透邪

【B 型题】

(21 ~ 22 题共用备选答案)

A. 凉血清热解毒

B. 疏风清热解毒

C. 清肝泻火利湿

D. 利湿清热解毒

E. 清肝泻火解毒

21. 肝脾湿火型丹毒的治法为

22. 胎火毒蕴型丹毒的治法为

第四单元　乳房疾病

【A1 型题】

1. 下列关于乳房疾病的描述，正确的是

A. 乳痈的最常见原因是情志不畅

B. 乳痈初起宜切开排脓

C. 乳癖的特点是乳房见肿块，质地不硬，不随喜怒消长，肿块一般不痛

D. 乳核相当于现代医学的乳腺增生症

E. 女性单侧乳房发红、轻度糜烂、渗液反复半年余，应首先考虑乳岩的可能

2. 进行乳房检查的最佳时间是

A. 月经期　　　　　B. 月经来潮的第 7 ~ 10 天

C. 月经前 1 周　　　D. 排卵期

E. 任何时期

3. 易患乳癖的人群，不具有的特点是

A. 社会经济地位高

B. 学历高

C. 月经初潮早，低产

D. 多产，正常哺乳

E. 初次怀孕年龄大，绝经迟

4. 乳房部疾病症见经前乳房胀痛者为

A. 内吹乳痈   B. 乳痈

C. 乳核   D. 乳癖

E. 乳痨

5. 乳核的好发年龄为

A. 15 ~ 25 岁   B. 40 ~ 60 岁

C. 20 ~ 40 岁   D. 20 ~ 25 岁

E. 60 岁以上

6. 乳核的临床特点是

A. 乳房胀痛，月经前期为甚

B. 乳房肿块，月经前期增大，经后期缩小

C. 乳房中结节，形如丸卵，边界清楚，活动，表面光滑

D. 乳房结节，形态不规则，数目不清，活动，表面不平

E. 乳晕下肿块，质软，时有时无

7. 正确的乳房检查方法是

A. 以手掌平放于乳房上轻轻按摩

B. 四指并拢，用指腹平放于乳房上轻柔按摩

C. 以食指先触到肿物，并仔细区别与周围组织的关系

D. 以食指首先触摸是否有肿物存在，并注意是否活动

E. 以手托起乳房，用另一手仔细触摸

8. 乳癖多发于

A. 少年女性   B. 青中年妇女

C. 未育妇女   D. 老年妇女

E. 青壮年男性

9. 可帮助明确乳岩诊断的辅助检查是

A. 钼靶 X 线   B. B 超

C. X 线造影   D. 病理切片

E. 红外线扫描

10. 乳癖肝郁痰凝证，方选

A. 化坚二陈汤   B. 逍遥贝蒌散

C. 二仙汤合四物汤   D. 柴胡疏肝散

E. 胆星汤

【A2 型题】

11. 患者，女，20 岁。左乳发现 2 枚肿块已半年，无痛。肿块呈卵圆形，表面光滑，活动，边界清楚，质地坚实。伴情绪抑郁，喜叹息，舌淡，苔薄白，脉弦。首先考虑的诊断为

A. 乳癖   B. 乳核

C. 乳痨   D. 乳衄

E. 乳岩

【A3 型题】

（12 ~ 14 题共用题干）

患者，女，50 岁。左乳外上象限包块，质硬表面欠光滑，表皮呈橘皮样改变，无压痛，伴情志不舒，胸闷胁胀，苔薄，脉弦。

12. 其诊断是

A. 乳痈   B. 乳癖

C. 粉刺性乳痈   D. 乳岩

E. 乳核

13. 其辨证是

A. 心脾火郁证   B. 脾胃火毒证

C. 肝郁痰凝证   D. 冲任失调证

E. 脾虚胃弱证

14. 治疗应首选的方剂是

A. 神效瓜蒌散合开郁散

B. 二仙汤合开郁散

C. 八珍汤

D. 人参养荣汤

E. 参苓白术散

【B 型题】

（15 ~ 16 题共用备选答案）

A. 逍遥蒌贝散   B. 柴胡疏肝散

C. 瓜蒌牛蒡汤   D. 托里消毒散

E. 桃红四物汤

15. 治疗乳痈气滞热壅证首选

16. 治疗乳痈正虚毒恋证首选

（17 ~ 18 题共用备选答案）

A. 胃   B. 肝

C. 脾   D. 肺

E. 肾

17. 女子乳房部属

18. 男子乳房部属

第五单元　瘿

【A1 型题】

1. 气瘿肝郁气滞证的首选方剂是

A. 四海舒郁丸   B. 逍遥散

C. 柴胡疏肝散   D. 海藻玉壶汤

E. 生脉散

2. 肉瘿的病因病机不包括

A. 忧思郁怒   B. 气虚

C. 气滞   D. 痰浊

E. 瘀血

3. 气瘿的临床症状特点是

A. 颈部漫肿，肿块柔软无痛，可随喜怒而消长

B. 颈前结喉一侧结块，柔韧而圆，能随吞咽动作而上下移动，发展缓慢

C. 结喉两侧结块、肿胀、灼热、疼痛，急性发病

D. 甲状腺单侧或双侧肿大

E. 肿块形如鸡卵，质硬不痛

4. 瘿痈内治法的治疗原则是

A. 疏肝清热，化痰散结

B. 理气解郁，化痰软坚

C. 益气养阴，化痰散结

D. 疏风清热化痰

E. 化痰利咽，解毒消肿

5. 治疗气滞痰凝型肉瘿的代表方剂为

A. 逍遥散合海藻玉壶汤

B. 四海舒郁丸合普济消毒饮

C. 逍遥散合普济消毒饮

D. 逍遥散

E. 逍遥散合二陈汤

6. 肉瘿常用的治疗原则为

A. 化痰软坚，开郁行瘀

B. 理气解郁，化痰软坚

C. 理气健脾，化痰软坚

D. 调摄冲任，化痰软坚

E. 益气活血，化痰软坚

7. 下列选项中不属于肉瘿特点的是

A. 如肉之团　　　　B. 发展缓慢

C. 柔韧而圆　　　　D. 漫肿质软

E. 在结喉一侧或两侧结块

8. 瘿痈的临床特点是

A. 颈部红、肿、热、痛，疼痛波及耳和枕部

B. 颈侧红、肿、热、痛，部位局限

C. 颈部漫肿，皮色不变，皮宽而软

D. 颈部结块坚硬如石，推之不动

E. 急性发病，颈部弥漫性灼热

9. 瘿痈最常用的辅助检查为

A. 查血白细胞和分类计数、甲状腺超声

B. 同位素^{131}I检查

C. 基础代谢率测定

D. T_3、T_4测定

E. 甲状腺CT扫描

10. 石瘿的临床特点是

A. 颈前区多年存在的肿块，形如鸡卵，质硬不痛，能随吞咽上下移动

B. 颈前区多年存在的肿块，表面凹凸不平，质坚如石，随吞咽动作移动度小

C. 颈前区弥漫性肿块，按之皮宽而软，皮色不变，不痛

D. 结喉处红肿绕喉，根脚散漫，坚硬，灼热，疼痛

E. 急性发病，颈部弥漫性红、肿、热、痛，张口困难

11. 石瘿的病因病机为

A. 忧思郁怒，湿痰凝结

B. 气郁、湿痰、瘀血凝滞

C. 一为忧患，二为水土不佳

D. 平素饮水和饮食中含碘不足

E. 产后亏虚，外邪侵入

12. 颈前区单个肿块，表面凹凸不平，质坚如石，不随吞咽动作上下移动。应诊断为

A. 气瘿　　　　　　B. 肉瘿

C. 筋瘿　　　　　　D. 血瘿

E. 石瘿

13. 气瘿的临床表现，不包括

A. 呼吸困难　　　　B. 吞咽不适

C. 颈胸部青丝赤缕　D. 面部潮红

E. 声音嘶哑

14. 气瘿的病因是

A. 忧郁多怒，痰湿凝结

B. 气郁、湿痰、瘀血凝滞

C. 一为忧郁，二为水土

D. 肺气失宣，痰浊凝结

E. 脾失健运，痰湿内生，气血凝结

15. 肉瘿的病因病机是

A. 忧思郁怒，痰湿凝结

B. 气郁湿痰，瘀血凝滞

C. 筋脉不和，气血阻滞

D. 痰浊凝结，营卫不和

E. 痰湿内生，气血凝结

16. 肉瘿相当于西医的

A. 甲状腺恶性肿瘤

B. 甲状腺良性肿瘤

C. 甲状腺功能亢进症

D. 颈部淋巴结肿大

E. 颈部转移性淋巴结癌

17. 瘿痈相当于西医的

A. 甲状腺癌

B. 甲状腺良性肿瘤

C. 甲状腺功能亢进症

D. 颈部淋巴结肿大

E. 急性或者亚急性甲状腺炎

18. 瘿痈患者，局部疼痛明显，伴恶寒发热，头痛口干，脉浮数。其辨证为

A. 肝郁气滞证

B. 风热痰凝证

C. 血瘀化热证

D. 痰瘀内结证

E. 气滞痰凝证

19. 石瘿相当于西医学的

A. 甲状腺癌

B. 甲状腺良性肿瘤

C. 甲状腺功能亢进症

D. 颈部淋巴结肿大

E. 颈部转移性淋巴结癌

【A2型题】

20. 患者，女，40岁。1周前患上呼吸道感染，经治疗好转。3天前觉咽痛，发热，全身不适，今日晨起发现颈前部弥漫性肿大，疼痛明显，头痛、口干，苔薄黄，脉浮数。查体：T：38.6℃，甲状腺肿大，皮色略红，质硬，表面光滑，明显触痛，皮温高。血常规：WBC

17.1×10^9/L、N 86.7%。血沉：60mm/h。^{131}I 扫描：甲状腺显影浅淡稀疏，分布不均匀。应选用的方剂为

A. 四海疏郁丸加减

B. 海藻玉壶汤加减

C. 牛蒡解肌汤加减

D. 柴胡疏肝散加减

E. 通窍活血汤加减

【A3 型题】

(21~23 题共用题干)

患者，女，35 岁。结喉正中偏左有一半圆形包块，初期如雀蛋大，现如鸡蛋大，边界清楚，表面光滑，皮色如常，能随吞咽上下移动。苔薄腻，脉弦滑。

21. 其诊断是

A. 气瘿　　　　　　B. 肉瘿

C. 颈痈　　　　　　D. 瘿痈

E. 石瘿

22. 其治法是

A. 理气解郁，化痰软坚

B. 化痰软坚，开郁行气

C. 疏风清热，化痰解郁

D. 疏肝清热，化痰消肿

E. 疏肝理气，解郁消肿

23. 治疗应首选的方剂是

A. 丹栀逍遥散

B. 四海舒郁丸合逍遥散

C. 逍遥散合海藻玉壶汤

D. 牛蒡解肌汤合逍遥散

E. 柴胡清肝饮

【B 型题】

(24~25 题共用备选答案)

A. 失荣　　　　　　B. 肉瘤

C. 石瘿　　　　　　D. 血瘤

E. 肉瘿

24. 甲状腺肿物坚硬如石，高低不平，推之不宜。中医称为

25. 甲状腺肿物表面光滑，可随吞咽上下移动，按之不痛，生长缓慢。中医称为

第六单元　瘤、岩

【A1 型题】

1. 关于血瘤，下列描述正确的是

A. 分囊状、条状两型

B. 湿痰内生、气血凝结而成

C. 病变局部色泽鲜红或暗紫

D. 在出生后不久出现

E. 瘤的大小随年龄增大而增长

2. 与血瘤的产生关系密切的脏腑是

A. 心、肝、肾　　　B. 肺、脾、肾

C. 心、肺、脾　　　D. 肝、胆、胃

E. 肝、胆、脾

3. 治疗气郁痰凝型肉瘤宜用

A. 化坚二陈丸合十全流气饮

B. 化坚二陈丸合海藻玉壶汤

C. 逍遥散

D. 十全大补汤

E. 柴胡疏肝散

4. 血瘤相当于西医的

A. 皮下血肿　　　　B. 皮下瘀斑

C. 血管瘤　　　　　D. 皮下紫癜

E. 皮肤红斑

5. 血瘤的特点不包括

A. 边界不清　　　　B. 触之如海绵状

C. 柔软而局限　　　D. 色泽鲜红或暗紫

E. 盘曲如蚯蚓状

6. 肉瘤的构成组织为

A. 肌肉　　　　　　B. 脂肪

C. 结缔组织　　　　D. 淋巴

E. 恶性肿瘤

7. 发于皮里膜外，柔软如绵，其形如馒，属于

A. 气瘤　　　　　　B. 血瘤

C. 筋瘤　　　　　　D. 肉瘤

E. 骨瘤

8. 相当于西医的颈部原发性恶性肿瘤的疾病是

A. 茧唇　　　　　　B. 舌菌

C. 颈痈　　　　　　D. 瘿痈

E. 石瘿

【A2 型题】

9. 患者左前臂有一肿块，呈扁平隆起，质地柔软，状如海绵，皮色略紫，按之肿块可缩小，其诊断是

A. 气瘤　　　　　　B. 脂瘤

C. 筋瘤　　　　　　D. 血瘤

E. 肉瘤

【B 型题】

(10~11 题共用备选答案)

A. 肉瘤　　　　　　B. 气瘤

C. 血瘤　　　　　　D. 脂瘤

E. 失荣

10. 患者，男，45 岁。背部肿块如核桃大，质软如绵，皮色正常，按之不紧不宽，如肉之隆起，活动度好，无压痛。应考虑为

11. 患者，女，38 岁。皮下肿块，质软，呈分叶状，无压缩性。应考虑为

第七单元　皮肤及性传播疾病

【A1 型题】

1. 蛇串疮的典型皮损为

A. 簇集性水疱　　　B. 散在性水疱

C. 簇集性脓疱　　　D. 散在性脓疱

E. 红斑、丘疹、疱疹

2. 癣的治法是
- A. 清热解毒
- B. 祛腐生肌
- C. 活血通络
- D. 杀虫止痒
- E. 清热凉血

3. 带状疱疹的临床特征是
- A. 皮疹多形性，无一定部位
- B. 皮损为簇集性水疱，呈带状分布
- C. 皮损红斑有鳞屑
- D. 在潮红的基础上出现脓疱，无疼痛
- E. 粟粒大小的丘疹

4. 下列疾病中不属于疣的是
- A. 尖锐湿疣
- B. 扁平疣
- C. 寻常疣
- D. 跖疣
- E. 传染性软疣

5. 引发热疮的原因多为外感
- A. 暑热
- B. 血热
- C. 热毒
- D. 风热
- E. 血瘀

6. 蛇串疮皮疹消退后疼痛不止，舌暗，苔白，脉弦细，内治可选用
- A. 龙胆泻肝汤合消风散
- B. 柴胡疏肝散合桃红四物汤
- C. 除湿胃苓汤
- D. 消风散
- E. 当归饮子

7. 下列不是体癣临床表现的是
- A. 溃疡瘢痕
- B. 皮损为圆形或环形
- C. 红斑丘疹，水疱鳞屑
- D. 中心自愈
- E. 边界清楚

8. 头部呈片状糠秕状鳞屑，易脱落，基底轻度潮红，皮损不超过发际，应诊为
- A. 白屑风
- B. 油风
- C. 白秃疮
- D. 白疕
- E. 花斑癣

9. 疥疮的皮损特点是
- A. 皮肤呈丘疹样风团，上有针头大小的瘀点、丘疹或水疱
- B. 多见于皮肤薄嫩和皱褶处，夜间剧痒，在皮损处有灰白色或普通皮色的隧道
- C. 皮肤上有浅表性脓疱和脓痂，有传染性和自体接种的特性
- D. 躯干部位皮肤瘙痒及血痂
- E. 对称分布，多形性损害，剧烈瘙痒

10. 药毒症状多样，不具备的特点是
- A. 发病前有用药史
- B. 病情反复，易转为慢性

C. 皮损呈多形性，分布全身，对称分布，可泛发或仅限于局部
- D. 发病往往突然
- E. 有一定的潜伏期

11. 以下药毒类型中，属于重型的是
- A. 荨麻疹样型
- B. 麻疹样型
- C. 大疱性表皮松解型
- D. 湿疹皮炎样型
- E. 固定红斑型

12. 下列关于男性急性淋病的临床表现，不正确的是
- A. 尿道口刺痛
- B. 尿道口溢脓
- C. 阴囊出现褐红色结节
- D. 可合并膀胱炎
- E. 可出现终生血尿

【A3 型题】
(13～15 题共用题干)

患者，男，24 岁。1 周前外出旅游。回来 2 天，出现双手指缝间针尖样丘疹和水疱，并可见隧道，奇痒难忍，遇热及夜间更甚。

13. 其诊断是
- A. 湿疮
- B. 虫咬皮炎
- C. 疥疮
- D. 鹅掌风
- E. 接触性皮炎

14. 本病的主要治法是
- A. 杀虫止痒
- B. 清热解毒止痒
- C. 清热利湿止痒
- D. 养血润燥
- E. 清暑利湿

15. 治疗应选用的外用药物是
- A. 金黄膏
- B. 风油膏
- C. 青黛膏
- D. 硫黄膏
- E. 黄柏霜

第八单元　肛门直肠疾病

【A1 型题】

1. 混合痔的临床特点是
- A. 既有外痔也有内痔
- B. 内痔并血栓外痔
- C. 内痔部分与外痔部分结合
- D. 严重的内痔嵌顿
- E. 严重内痔

2. 大多数肛门直肠周围脓肿的成因是
- A. 外痔感染
- B. 气滞血瘀
- C. 湿热下迫大肠
- D. 风毒感染
- E. 脾气亏虚

3. 关于肛痈的描述，错误的是
- A. 突发性肛门肿痛
- B. 坠胀

C. 骨盆直肠间隙脓肿局部症状明显

D. 肛门旁皮下脓肿溃后形成低位肛瘘

E. 直肠后间隙脓肿骶尾部可有钝痛

4. 肛漏的临床特点为

A. 疼痛、便血

B. 流脓、疼痛、瘙痒

C. 疼痛、瘙痒

D. 流脓、瘙痒、便血

E. 无痛性便血

5. 脱肛的临床特点是

A. 直肠黏膜及直肠反复脱出肛门外伴肛门松弛

B. 内痔脱出不能回纳

C. 便血伴肿物脱出

D. 疼痛

E. 合并腹部胀痛

6. 锁肛痔最常见和最早出现的两个症状是

A. 便血和排便习惯改变

B. 里急后重和肛门内不适或下坠

C. 排便困难和大便变细、变扁

D. 腹胀、腹痛

E. 直肠或骶部疼痛

7. 内痔的主要症状是

A. 脱出、便血、疼痛

B. 便血、脱出、肛门不适

C. 便血、便秘、疼痛

D. 脱出、嵌顿、疼痛

E. 便血、嵌顿、疼痛

8. 对有便血、排便习惯改变的患者，首选进行简便而又十分重要的检查是

A. 直肠指诊

B. 乙状结肠检查

C. 纤维结肠镜检查

D. 钡剂灌肠透视

E. 超声波检查

9. 肛漏手术成败的关键在于

A. 切除瘘管管壁

B. 避免损伤内括约肌

C. 正确找到内口并正确的处理

D. 将外口及瘘管切除

E. 以上都不是

10. 挂线疗法应用于高位肛漏的优点主要是

A. 疗程短 　　 B. 无疼痛

C. 不影响肛门功能 　 D. 出血少

E. 以上都不是

11. 肛裂的主要症状是

A. 疼痛，出血，便秘

B. 疼痛，出血，瘙痒

C. 瘙痒，疼痛，便秘

D. 疼痛，坠胀，便秘

E. 出血，坠胀，脱垂

【A2 型题】

12. 肛门肿痛剧烈，持续数日，痛如鸡啄，难以入寐，伴有恶寒发热，口干，便秘，小便困难，肛周红肿，按之有波动感或穿刺有脓，舌红，苔黄，脉弦滑。辨证为

A. 湿毒蕴结证 　　 B. 阴虚毒恋证

C. 火毒炽盛证 　　 D. 湿热下注证

E. 阴虚火旺证

【A3 型题】

（13～15 题共用题干）

患者，男，45 岁。便时出血 2 个月，色鲜红，量多，伴有块状物自肛门内脱出，能自行复位，肛门灼热，舌质红，苔薄黄，脉弦数。

13. 其诊断是

A. 内痔 　　　 B. 肛裂

C. 肛漏 　　　 D. 脱肛

E. 锁肛痔

14. 首选的外敷药物是

A. 金黄膏 　　　 B. 白玉膏

C. 冲和膏 　　　 D. 消痔散

E. 青黛膏

15. 内治应首选的方剂是

A. 补中益气汤 　　 B. 槐花散

C. 脏连丸 　　　 D. 仙方活命饮

E. 透脓散

【B 型题】

（16～17 题共用备选答案）

A. 便血、排便习惯改变

B. 流脓、瘙痒、疼痛

C. 黏液血便、里急后重

D. 肛门疼痛、习惯性便秘

E. 腹泻与便秘交替

16. 锁肛痔的早期症状是

17. 肛漏的主要临床症状是

第九单元　泌尿男性疾病

【A1 型题】

1. 子痈病名首见于

A. 《外科证治全生集》 B. 《外科大成》

C. 《外科医案汇编》 D. 《外科理例》

E. 《外科启玄》

2. 子痰肾子与阴囊皮肤粘连，色转暗红，按之有轻微波动，伴午后潮热、盗汗，消瘦，舌红，脉细数。治宜

选用
A. 阳和汤   B. 丹栀逍遥散
C. 橘核丸   D. 滋阴除湿汤合透脓散
E. 补天大造丸合小金丹

3. 证属湿热下注的子痈内治宜用
A. 枸橘汤   B. 橘核丸
C. 小金丹   D. 透脓散
E. 仙方活命饮

4. 急性子痈未成脓，外治宜采用
A. 切开引流   B. 金黄散外敷
C. 针灸   D. 按摩
E. 导尿

5. 子痰好发于
A. 婴幼儿   B. 少年儿童
C. 中年   D. 中青年
E. 青年

6. 子痰相当于西医的
A. 睾丸炎   B. 睾丸囊肿
C. 睾丸增生症   D. 附睾结核
E. 附睾症

7. 子痰中期成脓期治疗的常用方是
A. 滋阴除湿汤合透脓散
B. 普济消毒饮合金铃子散
C. 龙胆泻肝汤合透脓散
D. 阳和汤合小金丹
E. 以上都不是

8. 尿石症初起治疗宜
A. 宣通清利   B. 行气导滞
C. 清热利湿   D. 化痰散结
E. 补肾活血

9. 与尿石症病机关系最密切的是
A. 风热   B. 血瘀
C. 痰凝   D. 气滞
E. 湿热

【A2 型题】

10. 患者，男，26 岁，工人。昨日饮酒，晨起时自觉右侧阴囊胀痛，下坠感，牵引少腹隐痛，触按右侧睾丸肿大，阴囊皮色正常，伴发热恶寒，舌红苔黄腻，脉滑数。血常规示白细胞 $14.0 \times 10^9/L$。可诊断为
A. 子痰   B. 囊痈
C. 子痈   D. 水疝
E. 卵子瘟

11. 患者，男，35 岁。尿频、尿道灼热，会阴部隐痛不适，前列腺液镜检白细胞增多，卵磷脂小体减少。应诊断为
A. 精浊   B. 水疝

C. 子痰   D. 子痈
E. 精癃

【B 型题】

（12～13 题共用备选答案）
A. 子痈   B. 子痰
C. 阴茎痰核   D. 精癃
E. 精浊

12. 青年患者附睾有肿块，溃后脓液稀薄。首先考虑为

13. 排尿有不净之感，在排尿终末或大便用力时，自尿道滴出少量乳白色的前列腺液。首先考虑为

第十单元　周围血管疾病

【A1 型题】

1. 筋瘤相当于西医的
A. 下肢静脉曲张   B. 脱骨疽
C. 下肢血管瘤   D. 下肢深静脉栓塞
E. 下肢静脉炎

2. 下列选项中不属于股肿诱发因素的是
A. 产后   B. 腹部手术
C. 外伤   D. 久坐
E. 受凉

3. 下列选项中不属于股肿病因病机的是
A. 气血运行不畅   B. 瘀血阻于络道
C. 肝郁气滞   D. 脉络滞塞不通
E. 营血回流受阻

4. 脱疽发病的主要病因是
A. 脾肾亏虚，寒冷刺激
B. 气血衰弱，寒冷侵袭
C. 寒痰凝滞
D. 寒郁化热
E. 气血两虚

5. 脱疽热毒伤阴证的代表方是
A. 顾步汤   B. 桃红四物汤
C. 生脉散   D. 两地汤
E. 四妙勇安汤

6. 血液在深静脉血管内发生异常凝固，而引起静脉阻塞、血液回流障碍的疾病称做
A. 股肿   B. 筋瘤
C. 臁疮   D. 脱疽
E. 血栓闭塞性脉管炎

7. 股肿最大的危险性是
A. 局部疼痛   B. 发热
C. 肺栓塞   D. 水肿
E. 患肢增粗

8. 以筋脉色紫、盘曲突起如蚯蚓状、形成团块为主要表现的浅表静脉病变是

A. 臁疮　　　　　B. 脱疽

C. 股肿　　　　　D. 筋瘤

E. 褥疮

9. 筋瘤病人久站时瘤体增大,下肢下坠不适感加重。伴气短乏力,腰酸,舌质淡,苔薄白,脉细无力。证属

A. 寒湿凝筋证　　　　B. 外伤瘀滞证

C. 湿热蕴结证　　　　D. 劳倦伤气证

E. 以上都不是

10. 下列关于臁疮的描述,正确的是

A. 好发于易受压迫及摩擦的部位

B. 气血亏虚,或因局部受压,肌肤失养所致

C. 多由湿热下注,瘀血凝滞经络所致

D. 好发于儿童与少年

E. 痰浊凝聚,风寒侵袭是病因

11. 下列不是脱疽一期表现的是

A. 患肢发凉　　　　B. 患肢麻木

C. 患肢酸痛　　　　D. 间歇性跛行

E. 静止痛

【A3 型题】

(12~14 题共用题干)

患者,男,42 岁。症见左下肢皮色紫暗,夜间疼痛为甚,抬高时见苍白,足背毳毛脱落,趾甲变厚、酸胀疼痛,皮色暗红或紫暗,皮肤发凉干燥,肌肉萎缩,舌暗红,脉弦涩。

12. 其诊断是

A. 脱疽寒湿阻络证

B. 脱疽血脉瘀阻证

C. 痹证痰瘀痹阻证

D. 脱疽热毒伤阴证

E. 痹证风热湿痹证

13. 其治法是

A. 温阳散寒,活血通络

B. 清热解毒,养阴活血

C. 活血化瘀,通络止痛

D. 化痰行瘀,蠲痹通络

E. 清热通络,祛风除湿

14. 治疗应首选的方剂是

A. 阳和汤　　　　B. 顾步汤

C. 白虎加桂枝汤　　D. 双合汤

E. 桃红四物汤

第十一单元　其他外科疾病

【A1 型题】

1. 关于冻疮复温解冻后损伤程度的判断,下列说法错误的是

A. Ⅰ度冻疮损伤在表皮层

B. Ⅰ度冻伤愈后不留瘢痕

C. Ⅱ度冻伤深达真皮层,红肿更加明显,出现水疱或大疱,愈后一定会形成瘢痕

D. Ⅲ度冻伤深达皮肤全层或皮下组织,一般呈干性坏疽,愈后形成瘢痕

E. Ⅳ度冻伤又称坏死性冻疮,深达肌肉、骨骼

2. 按中国烧伤九分法,双下肢包括臀部的烧伤面积为

A. 2×9% =18%　　　B. 3×9% =27%

C. 4×9% =36%　　　D. 5×9% +1% =46%

E. 5×9% −1% =44%

3. 烧伤的内治原则是

A. 清热解毒,益气养阴

B. 回阳救逆,益气护阴

C. 清营凉血解毒

D. 补气益血,兼清余毒

E. 补气健脾,益胃养阴

4. 肢体部位及中小面积烧伤创面的处理方法是

A. 包扎疗法　　　　B. 暴露疗法

C. 浸泡疗法　　　　D. 湿敷疗法

E. 半暴露疗法

【A2 型题】

5. 患者,女,32 岁。症见转移性右下腹疼痛,腹痛逐渐加剧。查体:右下腹压痛明显、反跳痛,局限性腹壁紧张,右下腹可扪及包块,壮热纳呆,恶心呕吐,舌红苔黄腻,脉弦数。治疗当

A. 通腑泄热

B. 行气活血,通腑泄热

C. 清热解毒,活血化瘀

D. 通腑排脓,养阴清热

E. 通腑泄热,利湿解毒

【A3 型题】

(6~8 题共用题干)

患者,男,40 岁。烧伤后 3 小时入院。疼痛剧烈,感口渴。面色苍白,心率 150 次/分,BP 80/60mmHg,头颈部、躯干部布满大小不等水疱,可见潮红创面。两上肢呈焦黄色,无水疱。

6. 该患者的烧伤总面积估计为

A. 7×9%　　　　B. 6×9%

C. 5×9%　　　　D. 4×9%

E. 3×9%

7. 其中Ⅲ度烧伤的面积是

A. 3×9%　　　　B. 2×9%

C. 1×9%　　　　D. 4×9%

E. 5×9%

8. 其中Ⅲ度烧伤创面的处理原则是

A. 休克期常规切痂

B. 开始补液后 2 小时内切痂

C. 休克期过后半周内切痂

D. 创面早期保持焦痂完整干燥，争取早期切痂植皮

E. 常规分次切痂

【B 型题】

（9～10 题共用备选答案）

　　A. 竹叶青蛇　　　B. 尖吻蝮蛇

　　C. 眼镜王蛇　　　D. 烙铁头蛇

　　E. 银环蛇

9. 主要含神经毒的毒蛇是

10. 主要含混合毒的毒蛇是

（11～12 题共用备选答案）

　　A. 仙方活命饮加减

　　B. 黄连解毒汤合五味消毒饮加减

　　C. 大黄牡丹汤加减

　　D. 复方大柴胡汤加减

　　E. 大黄牡丹汤合红藤煎剂加减

11. 治疗肠痈瘀滞证的代表方剂是

12. 治疗肠痈湿热证的代表方剂是

第七章 中医妇科学

第一单元 女性生殖器官

【A1 型题】

1. 下列与胞宫没有直接联系的是
   - A. 胞脉
   - B. 冲脉
   - C. 任脉
   - D. 督脉
   - E. 带脉

2. "子处"又称为
   - A. 血海
   - B. 血室
   - C. 胞络
   - D. 胞脉
   - E. 天癸

【B 型题】

（3～4 题共用备选答案）
   - A. 女子胞
   - B. 胞胎
   - C. 阴户
   - D. 阴器
   - E. 阴门

3. "四边"又称为
4. 男女之外生殖器称为

第二单元 女性生殖生理

【A1 型题】

1. 临产调护六字要诀是
   - A. 惜力、忍痛、勿慌
   - B. 睡、忍痛、慢临盆
   - C. 安静、忍痛、整洁
   - D. 安静、睡眠、忍痛
   - E. 睡、忍痛、少活动

2. 妊娠足月，胎位下移，腰腹阵痛，有便意或"见红"者，是
   - A. 临产
   - B. 试胎
   - C. 弄胎
   - D. 分娩
   - E. 以上均非

3. 妊娠八九个月时，或腹中痛，痛定仍然如常者，称为
   - A. 试胎
   - B. 弄胎
   - C. 垢胎
   - D. 盛胎
   - E. 滑胎

4. 下列选项不是"天癸"成熟条件的是
   - A. 肾气充盛
   - B. 脾气健旺
   - C. 年已 18 岁
   - D. 精血充实
   - E. 肾阴充盛

5. 与月经产生没有直接关系的脏腑是
   - A. 肾
   - B. 肺
   - C. 胆
   - D. 脾
   - E. 胃

6. 每次月经总量是
   - A. 3～50ml
   - B. 50～80ml
   - C. 50～200ml
   - D. 10～300ml
   - E. 200～400ml

【B 型题】

（7～8 题共用备选答案）
   - A. 居经
   - B. 暗经
   - C. 激经
   - D. 暗产
   - E. 避年

7. 终生不来月经而能受孕者，称
8. 受孕初期仍按月行少量月经而无损于胎儿者，称

第三单元 妇科疾病的病因病机

【A1 型题】

1. 下列选项不是直接导致冲任损伤的因素是
   - A. 邪毒感染
   - B. 食肥甘厚味
   - C. 房劳多产
   - D. 跌仆闪挫
   - E. 寒湿之邪

2. 导致妇产科疾病最重要的病理机制是
   - A. 脏腑功能失常
   - B. 气分病变
   - C. 直中
   - D. 血分病变
   - E. 冲任损伤

3. 以下属于妇科常见病因的是
   - A. 寒热湿邪
   - B. 七情内伤
   - C. 房事失度
   - D. 体质因素
   - E. 以上都是

4. 以下与妇产科疾病关系密切的脏腑是
   - A. 心
   - B. 肝
   - C. 脾
   - D. 肾
   - E. 以上都是

第四单元 妇科疾病的诊断

【A1 型题】

1. 带下病的辨证，结合全身症状、舌脉，应以下列哪项的变化为依据
   - A. 量、色、质、味
   - B. 期、量、色、味
   - C. 期、量、色、质
   - D. 期、色、味、质
   - E. 期、量、味、质

【B 型题】

（2～3 题共用备选答案）

　　A. 滑利　　　　　　　B. 虚缓和平

　　C. 细滑而缓　　　　　D. 六脉平和

　　E. 弦滑略数

2. 正常月经可见到的脉象特点是

3. 产后常见的脉象特点是

（4～5 题共用备选答案）

　　A. 滑利而尺脉按之不绝

　　B. 浮数散乱

　　C. 弦滑略数

　　D. 沉迟而数

　　E. 洪大滑数

4. 正常妊娠脉象特点是

5. 正常临产脉象特点是

第五单元　妇科疾病的治疗

【A1 型题】

1. 温补肾阳的代表方剂是

　　A. 温胞饮　　　　　　B. 肾气丸

　　C. 寿胎丸　　　　　　D. 补肾固冲丸

　　E. 加减苁蓉菟丝子丸

第六单元　月经病

【A1 型题】

1. 下列选项不是月经先期肝郁血热证主症的是

　　A. 月经提前 8 天　　　B. 经量或多或少

　　C. 经色淡、质稀　　　D. 心烦易怒

　　E. 口苦咽干

2. 绝经前后诸证产生的机制主要是

　　A. 肝血不足，冲任亏虚

　　B. 脾气虚弱，冲任失养

　　C. 肾气虚衰，天癸渐竭

　　D. 心肾不交，冲任失调

　　E. 心脾血虚，冲任俱虚

3. 治疗痛经湿热下注证，应首选

　　A. 清热调血汤　　　　B. 龙胆泻肝汤

　　C. 知柏地黄汤　　　　D. 血府逐瘀汤

　　E. 加味逍遥散

4. 下列选项不是闭经与痛经共同病机的是

　　A. 气血虚弱　　　　　B. 气滞血瘀

　　C. 肺肾阴虚　　　　　D. 肾气亏虚

　　E. 寒凝血瘀

5. 月经先后无定期的主要发病机制是

　　A. 寒凝血瘀，冲任不畅

　　B. 气虚统摄无权

　　C. 水亏火旺，热扰冲任

　　D. 痰阻经脉，血行不畅

　　E. 气血失于调节，血海蓄溢失常

6. 下列选项不是经期延长阴虚血热证主症的是

　　A. 月经持续八九日，量少、色红、质稠

　　B. 小腹疼痛拒按

　　C. 咽干口燥

　　D. 手足心热

　　E. 舌红少苔，脉细数

7. 治疗痛经气滞血瘀证，应首选

　　A. 血府逐瘀汤　　　　B. 膈下逐瘀汤

　　C. 少腹逐瘀汤　　　　D. 身痛逐瘀汤

　　E. 通窍活血汤

8. 崩漏的治疗原则是

　　A. 塞流与澄源结合

　　B. 澄源与复旧结合

　　C. 复旧与塞流结合

　　D. 固本与澄源结合

　　E. 急则治标，缓则治本

9. 清热固经汤适合于的崩漏类型是

　　A. 虚热　　　　　　　B. 实热

　　C. 肾阴虚　　　　　　D. 血瘀

　　E. 脾虚

10. 治崩三法是指

　　A. 止血、固脱、调经

　　B. 调经、固本、善后

　　C. 补肾、扶脾、调肝

　　D. 塞流、澄源、复旧

　　E. 以上都是

11. 闭经虚证的发病机制是

　　A. 多产房劳或久病伤肾

　　B. 血海空虚，无以下聚

　　C. 脾胃虚弱，化源不足

　　D. 思虑过度，损伤心脾

　　E. 素体阴虚或久病伤血

12. 痛经寒湿凝滞证的治法是

　　A. 理气化瘀止痛

　　B. 温经暖宫止痛

　　C. 温经活血，调经止痛

　　D. 温经散寒，化瘀止痛

　　E. 温经化痰，利湿止痛

13. 经期延长血瘀证的主症，不包括

　　A. 经行 8～10 天始净

　　B. 月经量少、色暗、有块

　　C. 小腹疼痛拒按

　　D. 腰酸腿软

　　E. 舌紫暗，脉弦细

14. 月经先期气虚证的临床特点，不包括

　　A. 月经量多　　　　　B. 月经色淡

　　C. 月经质稀　　　　　D. 舌淡，脉弱

　　E. 月经提前 7 天

15. 痛经的治疗原则以哪项为主
   A. 调理冲任气血　　B. 理气化瘀止痛
   C. 益气补血止痛　　D. 温经暖宫止痛
   E. 益肾养肝止痛

16. 治疗月经先期阳盛血热证，应首选的方剂是
   A. 清经散　　　　　B. 逍遥散
   C. 当归芍药散　　　D. 导赤散
   E. 柴胡疏肝散

17. 月经后期虚寒证的主症是
   A. 寒凝血瘀，量少色淡、质清稀
   B. 小腹空痛，心悸失眠
   C. 腹痛拒按，脉沉紧
   D. 小便短赤，大便秘结
   E. 舌质红，苔黄腻

18. 是经期延长血瘀证的主症是
   A. 月经持续八九日，量少、色红、质稠
   B. 小腹疼痛拒按
   C. 咽干口燥
   D. 手足心热
   E. 舌红少苔，脉细数

19. 清热调血汤的组成药物，不包括
   A. 当归、川芎、白芍、生地
   B. 元胡、香附
   C. 黄柏
   D. 桃仁、红花、莪术、丹皮
   E. 黄连

20. 属于虚性闭经的病因病机，不包括
   A. 肝肾不足　　　　B. 痰湿阻滞
   C. 气血虚弱　　　　D. 阴虚血燥
   E. 脾虚血少

【A2 型题】

21. 患者，女，28 岁，已婚。月经 50 天一行，量少、色淡、质稀，小腹隐痛，喜热喜按，腰酸无力，大便溏薄，小便清长，舌淡苔白，脉沉细而迟。治疗应首选
   A. 温经汤（《金匮要略》）
   B. 艾附暖宫丸
   C. 温胞饮
   D. 大补元煎
   E. 人参养荣汤

22. 患者，女，35 岁，已婚。1 年来月经后期，40 ~ 50 天一行，量少、色暗、时有血块，小腹较胀，乳房胀痛，舌略暗苔薄，脉弦。其证候是
   A. 血寒　　　　　　B. 血虚
   C. 肾虚　　　　　　D. 气滞
   E. 血瘀

23. 患者，女，38 岁，已婚。近半年来，月经 23 ~ 25 天一行，量少、色红、质稠，持续 12 ~ 14 天，咽干，潮热，舌红少苔，脉细数。应首先考虑的是
   A. 经期延长　　　　B. 月经先期

C. 月经量少　　　　D. 漏下
E. 绝经前后诸证

24. 患者，女，28 岁，已婚。每于行经小腹冷痛，得热痛减，月经量少，持续 2 ~ 3 天，色暗、质稀，腰腿酸软，舌淡苔白，脉沉细尺弱。其治法是
   A. 散寒除湿止痛
   B. 温经暖宫止痛
   C. 行气活血止痛
   D. 利湿活血止痛
   E. 益肾养肝止痛

25. 患者，女，28 岁。近 2 年月经量渐减，现点滴即止，胸闷呕恶，带下量多，形体肥胖，舌淡苔白腻，脉滑。其诊断是
   A. 月经过少血瘀证
   B. 带下病脾虚证
   C. 月经过少痰湿证
   D. 月经过少阴虚证
   E. 月经过少血虚证

26. 患者，女，46 岁，已婚。经来无期，现已持续 20 天未止，开始量多，现淋漓不尽，色淡、质稀，腰酸腿软，溲频清冷，舌淡苔白，脉沉细。其治法是
   A. 温肾固冲　　　　B. 滋水益阴
   C. 补气养血　　　　D. 健脾益气
   E. 滋阴固肾

27. 患者，女，29 岁，已婚。近 1 年月经后期量少，现已停经 4 个月，伴五心烦热，潮热颧红，舌红少苔，脉细数。尿妊娠试验阴性。其治法是
   A. 养阴清热调经　　B. 理气活血通经
   C. 豁痰活血通经　　D. 益气养血调经
   E. 补肾养肝调经

28. 患者，女，45 岁。月经不规律 8 个月，现阴道出血 40 天，量时多时少，近 3 天量极多、色淡、质稀，伴气短神疲，面浮肢肿，舌淡苔薄白，脉缓弱。治疗应首选
   A. 举元煎　　　　　B. 补中益气汤
   C. 固本止崩汤　　　D. 清热固经汤
   E. 保阴煎

29. 患者，女，35 岁。月经周期正常，但月经量少、色红、质稠，经期鼻衄，量不多，色暗红，伴手足心热，潮热颧红，舌红少苔，脉细数。其证型是
   A. 肝经郁火证　　　B. 阴虚内热证
   C. 心肝火旺证　　　D. 阴阳两虚证
   E. 肺肾阴虚证

30. 患者，女，36 岁，已婚。近 3 个月来，月经提前 6 ~ 7 天，量少、色红，每于经期鼻衄，血量少、色红，潮热盗汗，两颧潮红，咽干，口渴，舌红苔花剥，脉细数，应引血下行，其方法是
   A. 滋阴清热　　　　B. 清热凉血
   C. 疏肝清热　　　　D. 滋肾平肝
   E. 滋肾润肺

31. 患者，女，26 岁，已婚。月经 35 天一行，量少、色淡、质稀，每于行经出现大便泄泻，腰酸畏寒，四肢不温，带下清稀如水，舌淡苔白，脉沉迟。其证候是
　　A. 脾虚　　　　　　B. 肾虚
　　C. 湿热　　　　　　D. 寒湿
　　E. 肝木乘脾

32. 患者，女，34 岁，已婚。2 年来月经量逐渐减少，现闭经半年，带下量少，五心烦热，盗汗失眠，口干欲饮，舌红少苔，脉细数。其证型是
　　A. 肝肾不足证　　　B. 气血虚弱证
　　C. 肾阳虚弱证　　　D. 脾虚证
　　E. 阴虚血燥证

33. 患者，女，18 岁，未婚。月经尚未初潮，体质虚弱，腰酸腿软，头晕目眩，舌红少苔，脉沉细尺弱。其治法是
　　A. 补气养血　　　　B. 滋阴益气
　　C. 补肾养肝　　　　D. 健脾生血
　　E. 补中益气

34. 患者，女，25 岁，已婚。月经周期先后不定，近日疑似月经来潮，量多如注，持续 10 余日不净，婚后 1 年半，未避孕未孕。可诊断为
　　A. 月经先后无定期　B. 崩漏
　　C. 月经过多　　　　D. 经期延长
　　E. 不孕

35. 患者，女，42 岁。月经紊乱 6 月余，先后无定期，量多色红质黏稠，伴虚烦盗汗，腰脊酸痛，头晕耳鸣，舌红少苔，脉细数。治疗应首选
　　A. 左归丸
　　B. 六味地黄丸
　　C. 左归饮合二至丸
　　D. 知柏地黄丸
　　E. 归肾丸

36. 患者，女，35 岁。月经周期正常，但月经量少、色红、质稠，经期常有两胁胀痛、易太息伴腰膝酸软，手足心热，潮热颧红，舌红少苔，脉细数。其证型是
　　A. 肝经郁火证　　　B. 阴虚内热证
　　C. 心肝火旺证　　　D. 阴虚阳亢证
　　E. 肝肾阴虚证

37. 患者，女，30 岁，已婚。月经先后无定期，质稀、量少，腰痛，头晕，舌淡少苔，脉沉细尺弱。其证型是
　　A. 肝郁证　　　　　B. 肝血不足证
　　C. 阴虚证　　　　　D. 肾虚证
　　E. 气血虚弱证

38. 患者，女，22 岁，未婚。经期延后，量少、色暗、有血块，腹痛喜热，畏寒，舌暗苔白，脉沉紧。其治法是
　　A. 滋阴止痛调经　　B. 理气止痛调经
　　C. 活血行气调经　　D. 扶阳祛寒调经
　　E. 温经散寒调经

【A3 型题】
(39 ~ 41 题共用题干)
　　患者，女，30 岁，已婚。月经周期正常，经期 7 天，近 3 个月来每于月经过后 8 天左右，阴道见少量出血，色紫黑有块，持续 3 ~ 4 天，自净，伴少腹两侧刺痛，情志抑郁，胸闷烦躁，舌质紫，脉细弦。

39. 其诊断是
　　A. 经间期出血　　　B. 痛经
　　C. 闭经　　　　　　D. 胎动不安
　　E. 崩漏

40. 其治法是
　　A. 活血化瘀调经
　　B. 清热利湿，固冲止血
　　C. 健脾益气，固冲摄血
　　D. 滋肾养阴，固冲止血
　　E. 化瘀止血

41. 治疗应首选的方剂是
　　A. 膈下逐瘀汤　　　B. 逐瘀止血汤
　　C. 少腹逐瘀汤　　　D. 桃红四物汤合失笑散
　　E. 两地汤合二至丸

(42 ~ 44 题共用题干)
　　患者，女，25 岁，已婚。近半年经来无期，经量时多时少，经期延长或时出时止，此次停经 2 个月后突然月经量多如泉涌，经色暗有血块，伴小腹疼痛，舌质紫暗，脉弦细。

42. 其诊断是
　　A. 肾气虚型崩漏　　B. 肾阳虚型崩漏
　　C. 脾虚型崩漏　　　D. 血瘀型崩漏
　　E. 血热型崩漏

43. 其治法是
　　A. 活血化瘀，固冲止血
　　B. 清热凉血，固冲止血
　　C. 补肾益气，固冲止血
　　D. 滋肾益阴，固冲止血
　　E. 养阴清热，固冲止血

44. 治疗应首选的方剂是
　　A. 左归丸合二至丸　B. 逐瘀止血汤
　　C. 清热固经汤　　　D. 固本止崩汤
　　E. 参附汤

【B 型题】
(45 ~ 46 题共用备选答案)
　　A. 滋血汤　　　　　B. 归肾丸
　　C. 桃红四物汤　　　D. 乌药汤
　　E. 苍附导痰丸

45. 治疗月经过少血瘀证，应首选

46. 治疗月经过少痰湿证，应首选

(47 ~ 48 题共用备选答案)
　　A. 理气化瘀止痛
　　B. 温经暖宫止痛

C. 益气养血止痛

D. 清热除湿，化瘀止痛

E. 益肾养肝止痛

47. 痛经气滞血瘀证的治法是

48. 痛经气血虚弱证的治法是

(49～50题共用备选答案)

A. 两地汤合二至丸　　B. 逐瘀止血汤

C. 清肝止淋汤　　　　D. 清热固经汤

E. 燥湿化痰汤

49. 治疗经间期出血肾阴虚证，应首选

50. 治疗经间期出血湿热证，应首选

(51～52题共用备选答案)

A. 补中益气汤　　　　B. 香砂六君子汤

C. 人参养营汤　　　　D. 参苓白术散

E. 健固汤合四神丸

51. 治疗经行泄泻肾虚证，应首选

52. 治疗经行泄泻脾虚证，应首选

(53～54题共用备选答案)

A. 调肝汤　　　　　　B. 膈下逐瘀汤

C. 少腹逐瘀汤　　　　D. 失笑散

E. 通窍活血汤

53. 气滞血瘀型痛经的首选方是

54. 气滞血瘀型闭经的首选方是

第七单元　带下病

【A1型题】

1. 带下病的主要发病机制是

A. 外感湿邪，损及任、带，约固无力

B. 肾气不足，封藏失职，阴液滑脱而下

C. 湿邪影响任、带，任脉不固，带脉失约

D. 脾虚生湿，流注下焦，伤及任、带

E. 肝经湿热，流注下焦，伤及任、带

2. 完带汤适用于带下病的证候类型是

A. 脾虚型　　　　　　B. 肾阴虚型

C. 肾阳虚型　　　　　D. 湿热型

E. 热毒型

3. 止带方适用于带下病的证候类型是

A. 肾阳虚型　　　　　B. 肾阴虚型

C. 脾虚型　　　　　　D. 湿热型

E. 湿毒型

4. 带下首见于

A. 《诸病源候论》　　B. 《金匮要略》

C. 《脉经》　　　　　D. 《素问·骨空论》

E. 《千金要方》

5. 提出"带下俱是湿证"的是

A. 《诸病源候论》　　B. 《金匮要略》

C. 《傅青主女科》　　D. 《女科撮要》

E. 《千金要方》

【A2型题】

6. 患者，女，48岁。平时白带量多，终日不断，质稀清冷，腰膝怕冷，小腹发凉，小便清长，夜尿频多，舌淡苔薄白，脉沉迟。治疗应首选

A. 完带汤　　　　　　B. 金匮肾气丸

C. 内补丸　　　　　　D. 止带方

E. 易黄汤

7. 患者，女，40岁。月经规律，平时带下量多、色黄白、有臭气，纳呆，大便黏腻不爽，舌苔黄腻，脉濡数。其证型是

A. 脾虚证　　　　　　B. 肾阳虚证

C. 肾阴虚证　　　　　D. 湿热证

E. 热毒证

8. 患者，女，27岁，已婚。近几个月来带下量多、黏稠、色黄、有臭气，胸闷心烦，纳少便溏，舌淡红，苔黄略腻，脉细滑。其治法是

A. 清热利湿止带

B. 健脾利湿止带

C. 健脾益气止带

D. 清热解毒止带

E. 补肾健脾止带

9. 患者，女，40岁。带下量多、色黄或白、质黏稠、有臭气，小腹作痛，或阴痒，便秘溲赤，舌红苔黄厚腻，脉滑数。治疗应首选

A. 五味消毒饮　　　　B. 龙胆泻肝汤

C. 萆薢渗湿汤　　　　D. 止带方

E. 易黄汤

【A3型题】

(10～12题共用题干)

患者，女，28岁。因产后过早性生活等因素导致带下增多，色黄绿如脓，臭秽难闻；小腹疼痛，腰骶酸痛；舌红，苔黄腻，脉滑数。

10. 其诊断是

A. 带下过多，热毒蕴结证

B. 带下过多，湿热下注证

C. 带下过多，阴虚夹湿证

D. 带下过多，肾阳虚证

E. 带下过多，脾虚证

11. 其治法是

A. 清热解毒

B. 清热利湿，解毒杀虫

C. 滋肾益阴，清热利湿

D. 温肾培元，固涩止带

E. 健脾益气，升阳除湿

12. 治疗应首选的方剂是

A. 五味消毒饮　　　　B. 龙胆泻肝汤

C. 易黄汤　　　　　　D. 知柏地黄汤

E. 内补丸

【B 型题】

(13～14 题共用备选答案)

 A. 脾阳虚型带下病　　B. 肾阳虚型带下病

 C. 湿热型带下病　　　D. 湿毒型带下病

 E. 肝郁脾虚型带下病

13. 带下量多，色淡黄，质黏稠，无臭气。多属

14. 带下量多，色黄，质黏稠，有臭气。多属

(15～16 题共用备选答案)

 A. 完带汤　　　　　B. 易黄汤

 C. 内补丸　　　　　D. 止带方

 E. 知柏地黄丸

15. 症见带下量多，色黄黏稠，有臭气。应选

16. 症见带下量多，色白质稀，淋漓不断，小便频数。应选

第八单元　妊娠病

【A1 型题】

1. 下列各项中，不是子病急症处理原则的是

 A. 吸氧　　　　　　B. 解痉

 C. 镇静　　　　　　D. 适时终止妊娠

 E. 合理扩容

2. 下列哪项不是寿胎丸的组成药物

 A. 菟丝子　　　　　B. 杜仲

 C. 桑寄生　　　　　D. 川断

 E. 阿胶

3. 妊娠恶阻的主要发病机制是

 A. 脾胃虚弱，化源不足

 B. 肝郁气滞，失于条达

 C. 痰湿内停，中焦受阻

 D. 重伤津液，胃阴不足

 E. 冲气上逆，胃失和降

4. 妊娠病的发病机制，不包括

 A. 血聚养胎，阴血偏虚，阳气偏亢

 B. 胎体渐大，气机升降失调

 C. 寒湿停聚，冲任受阻

 D. 肾气不足，无力系胞，胎元不固

 E. 脾胃虚弱，化源不足，影响胎元

5. 下列不属于妊娠病的是

 A. 胞阻　　　　　　B. 转胞

 C. 子脏　　　　　　D. 子嗽

 E. 恶阻

6. 不属于胎萎不长的病因的是

 A. 气血不足　　　　B. 气滞血瘀

 C. 脾虚　　　　　　D. 血寒宫冷

 E. 肾虚

7. 下列不属于妊娠病的是

 A. 妊娠恶阻　　　　B. 胎动不安

 C. 妊娠腹痛　　　　D. 崩漏

 E. 子满

8. 关于妊娠，下列说法错误的是

 A. 月经停止来潮

 B. 常有恶心、呕吐等早孕反应

 C. 脉象滑疾流利

 D. 孕四五月后，可挤出少量乳汁

 E. 以上都不是

【A2 型题】

9. 患者，女，26 岁，已婚。停经 2 个月，尿妊娠试验阳性。恶心呕吐 10 天，加重 3 天，食入即吐，口淡无味，时时呕吐清涎，倦怠嗜卧，舌淡苔白润，脉缓滑无力。其证型是

 A. 脾胃虚弱证　　　B. 痰湿中阻证

 C. 肝胃不和证　　　D. 肝脾不和证

 E. 气阴两伤证

10. 患者，女，32 岁，已婚。现停经 45 天，尿妊娠试验阳性。2 小时前因与爱人吵架出现左下腹撕裂样剧痛，伴肛门坠胀，面色苍白。查体：血压 80/50mmHg（10.7/6.7kPa），左下腹压痛、反跳痛明显，有移动性浊音，阴道有少量出血。应首先考虑的是

 A. 小产　　　　　　B. 堕胎

 C. 胎动不安　　　　D. 异位妊娠

 E. 妊娠腹痛

11. 患者，女，27 岁，已婚。孕 7 个月，面目四肢浮肿，皮薄光亮，按之凹陷，气短懒言，纳少便溏，舌质胖嫩，边有齿痕，舌苔白腻，脉缓滑。治疗应首选

 A. 真武汤

 B. 苓桂术甘汤

 C. 白术散（《全生指迷方》）

 D. 天仙藤散

 E. 四苓散

12. 患者，女，30 岁，已婚。怀孕 3 个月，近 3 天尿频、尿急、尿道灼热刺痛，两颧潮红，五心烦热，舌红苔薄黄，脉细滑数。治疗应首选

 A. 五皮饮　　　　　B. 加味五淋散

 C. 知柏地黄汤　　　D. 六味地黄汤

 E. 导赤散

13. 患者，女，23 岁，已婚。孕期突然小便频数而急，艰涩不利，灼热刺痛，口干不欲饮，舌红苔黄腻，脉滑数。治疗应首选

 A. 导赤散　　　　　B. 知柏地黄汤

 C. 加味五淋散　　　D. 清热通淋汤

 E. 以上均非

14. 患者，女，23 岁，已婚。妊娠 7 个月，面浮肢肿，下肢尤甚，心悸气短，腰酸无力，舌淡苔薄润，脉沉细，其诊断是

 A. 子肿脾虚证　　　B. 子肿肾虚证

 C. 子肿气滞证　　　D. 胎动不安肾虚证

 E. 以上均非

15. 患者，女，22 岁，已婚。妊娠 6 个半月，面目四肢浮肿，皮薄光亮，按之没指，纳呆便溏，舌质胖嫩，苔

薄腻，脉滑缓无力。治疗应首选

A. 茯苓导水汤　　　B. 真武汤

C. 天仙藤散　　　　D. 猪苓汤

E. 白术散

【A3 型题】

(16～18 题共用题干)

患者，女，29 岁，已婚。妊娠 5 个月，肢体肿胀，始于两足，渐延于腿，皮色不变，随按随起，胸闷胁胀，头晕胀痛，舌苔薄腻，脉弦滑。

16. 其诊断是

A. 子满　　　　　　B. 子晕

C. 子肿　　　　　　D. 子痫

E. 胎漏

17. 其辨证是

A. 气滞证　　　　　B. 肾虚证

C. 脾虚证　　　　　D. 湿热下注证

E. 阴虚津亏证

18. 治疗应首选的方剂是

A. 加味五苓散　　　B. 知柏地黄丸

C. 白术散　　　　　D. 真武汤

E. 正气天香散

【B 型题】

(19～20 题共用备选答案)

A. 桂枝茯苓丸合寿胎丸

B. 少腹逐瘀汤合寿胎丸

C. 血府逐瘀汤合寿胎丸

D. 补肾祛瘀方

E. 身痛逐瘀汤合寿胎丸

19. 血瘀证妊娠腹痛的治疗选方是

20. 血瘀证胎动不安的治疗选方是

(21～22 题共用备选答案)

A. 胞阻　　　　　　B. 胎动不安

C. 半产　　　　　　D. 暗产

E. 胎漏

21. 妊娠期间，出现以小腹痛为主症的疾病称为

22. 妊娠期间，小腹痛，腰酸，或有少量阴道出血者称为

(23～24 题共用备选答案)

A. 妊娠初期，呕吐不食，或呕吐清涎

B. 妊娠初期，恶心欲吐，晨起尤甚

C. 妊娠初期，呕吐酸水或苦水

D. 妊娠初期，呕吐痰涎

E. 以上都不是

23. 肝胃不和型妊娠恶阻的辨证要点是

24. 脾胃虚弱型妊娠恶阻的辨证要点是

第九单元　产后病

【A1 型题】

1. 产后"三病"是指

A. 呕吐、泄泻、盗汗

B. 尿失禁、缺乳、大便难

C. 血晕、发热、痉证

D. 病痉、病郁冒、大便难

E. 腹痛、恶露不下、发热

2. 产后用药三禁是指

A. 活血、通便、消导

B. 大汗、峻下、利小便

C. 清热、凉血、滋阴

D. 祛寒、开郁、化瘀

E. 以上均非

3. 不是生化汤的组成药物的是

A. 当归　　　　　　B. 川芎

C. 桃仁　　　　　　D. 炮姜

E. 赤芍

4. 产后"三急"是指

A. 呕吐、泄泻、盗汗

B. 高热、昏迷、自汗

C. 心悸、气短、抽搐

D. 尿闭、便难、冷汗

E. 下血、腹痛、心悸

5. 产妇新产后，是指

A. 产后 24 小时　　B. 产后 7 天内

C. 产后 21 天　　　D. 产后 42 天

E. 产后 3 个月

【A2 型题】

6. 患者，女，24 岁，已婚。产后 4 周恶露过期不止，量多、色淡红、质稀，小腹空坠，面色苍白，舌淡，脉缓弱。治疗应首选

A. 归脾汤　　　　　B. 补中益气汤

C. 圣愈汤　　　　　D. 人参养营汤

E. 参附汤

7. 患者，女，26 岁，已婚。产后月余，遍身关节疼痛，四肢酸楚麻木，头晕心悸，舌淡红苔白，脉细无力。其证型是

A. 肝阴虚证　　　　B. 气虚证

C. 肾虚证　　　　　D. 风寒证

E. 血虚证

8. 患者，女，27 岁，已婚。产后恶露 1 个月未止，量多、色淡、无臭气，小腹空坠，神倦懒言，舌淡，脉缓弱。治疗应首选

A. 举元煎　　　　　B. 固本止崩汤

C. 生化汤　　　　　D. 八珍汤

E. 补中益气汤

9. 患者，女，27 岁，已婚。产后恶露 35 天不止，色深红、质稠黏、有臭气，口燥咽干，舌红，脉虚细而数。治疗应首选

A. 清热固经汤　　　B. 保阴煎

C. 清热调血汤　　　D. 清经散

E. 牡丹散

【A3 型题】

（10 ~ 12 题共用题干）

患者，女，24 岁，已婚。自产一女婴后，低热不退，腹痛绵绵，喜按，恶露量少，色淡质稀，自汗，头晕心悸，舌质淡，苔薄白，脉细数。

10. 其诊断为
- A. 产后郁冒
- B. 产后血晕
- C. 产后身痛
- D. 产后发热
- E. 产后腹痛

11. 其治法为
- A. 清热解毒，凉血化瘀
- B. 活血化瘀，和营退热
- C. 养血祛风，疏散表邪
- D. 补血益气，和营退热
- E. 柔肝养阴，和营退热

12. 治疗应首选的方剂是
- A. 归脾汤
- B. 四物汤
- C. 补中益气汤
- D. 八珍汤
- E. 参苏饮

（13 ~ 15 题共用题干）

患者，女，25 岁。分娩后，小腹隐隐作痛，数天不止，喜按喜揉，恶露量少，色淡红，质稀无块，面色苍白，头晕眼花，心悸怔忡，大便干结，舌质淡，苔薄白，脉细弱。

13. 其诊断是
- A. 产后发热
- B. 产后小便不通
- C. 产后血晕
- D. 产后身痛
- E. 产后腹痛

14. 其辨证是
- A. 气血两虚证
- B. 瘀滞子宫证
- C. 感染邪毒证
- D. 外感风寒证
- E. 肝气郁结证

15. 治疗应首选的方剂是
- A. 生化汤
- B. 散结定痛汤
- C. 归脾汤
- D. 肠宁汤
- E. 身痛逐瘀汤

【B 型题】

（16 ~ 17 题共用备选答案）
- A. 少腹逐瘀汤
- B. 生化汤
- C. 清热调血汤
- D. 五味消毒饮
- E. 大柴胡汤

16. 患者产后高热，小腹剧痛，恶露有臭气，大便秘结。治疗应首选

17. 患者产后寒热时作，恶露甚少，色紫暗，小腹疼痛拒按，口干不欲饮。治疗应首选

（18 ~ 19 题共用备选答案）
- A. 养血活血
- B. 补血益气
- C. 行气养血
- D. 活血止痛
- E. 活血化瘀

18. 产后腹痛气血两虚证的治法是

19. 产后腹痛瘀滞子宫证的治法是

（20 ~ 21 题共用备选答案）
- A. 气血运行不畅、迟滞而痛
- B. 气血不足，冲任、胞脉失于濡养，不荣则痛
- C. 瘀血内停，阻滞冲任、子宫，不通则痛
- D. 感染邪毒，邪毒与血搏结，阻滞而痛
- E. 产后血虚，经脉失养

20. 产后腹痛气血两虚证的病机是

21. 产后腹痛瘀滞子宫证的病机是

（22 ~ 23 题共用备选答案）
- A. 营阴下夺，气随血脱
- B. 失血伤津，筋脉失养
- C. 冲任、胞宫的不荣而痛和不通则痛
- D. 阴血骤虚，阳易浮散，腠理不实，营卫不固
- E. 胞宫藏泄失度，冲任不固，血海不宁

22. 产后恶露不绝的发病机制是

23. 产后腹痛的发病机制是

第十单元　妇科杂病

【A1 型题】

1. 治疗不孕症肝郁证，应首选
- A. 柴胡疏肝散
- B. 加味逍遥丸
- C. 开郁种玉汤
- D. 桃红四物汤
- E. 少腹逐瘀汤

2. 治疗阴痒肝肾阴虚证，应首选
- A. 左归丸
- B. 保阴煎
- C. 固阴煎
- D. 知柏地黄丸
- E. 龙胆泻肝汤

3. 桂枝茯苓丸的组成是
- A. 桂枝、茯苓、丹皮、芍药、红花
- B. 桂枝、茯苓、丹皮、芍药、桃仁
- C. 桂枝、茯苓、丹皮、芍药、牛膝
- D. 桂枝、茯苓、丹皮、芍药、丹参
- E. 桂枝、茯苓、丹皮、芍药、莪术

【A2 型题】

4. 患者，女，30 岁。发现下腹包块 1 个月，小腹胀痛，痛无定处，舌苔薄润，脉沉弦。其证型是
- A. 血瘀证
- B. 寒凝证
- C. 气滞证
- D. 痰湿证
- E. 湿郁证

5. 患者，女，32 岁。小腹及少腹疼痛拒按，有灼热感，伴腰骶疼痛，低热起伏，带下量多，色黄、质稠，溲黄，舌红苔黄腻，脉弦滑。其治法是

A. 清热除湿，化瘀止痛
B. 行气活血，化瘀止痛
C. 疏肝理气，化瘀止痛
D. 凉血活血，化瘀止痛
E. 健脾利湿，化瘀止痛

6. 患者，女，30岁，已婚。3年不孕，月经2~3月一行，头晕耳鸣，腰酸腿软，畏寒肢冷，性欲淡漠，舌淡苔白，脉沉细而迟，治疗应首选
   A. 大补元煎　　　　B. 固阴煎
   C. 补肾固冲丸　　　D. 毓麟珠
   E. 温胞饮

7. 患者，女，56岁。阴部奇痒干涩7天，五心烦热，腰酸腿软，舌红少苔，脉细数。治疗应首选
   A. 知柏地黄汤　　　B. 保阴煎
   C. 两地汤　　　　　D. 六味地黄丸
   E. 左归丸

8. 患者，女，38岁。结婚3年，夫妇同居未孕，月经先后不定期，经行乳房胀痛，善太息，舌淡红，苔薄白，脉弦细。其证型是
   A. 肝气郁结证　　　B. 肝气郁结证
   C. 肝阳上亢证　　　D. 肝郁痰凝证
   E. 气滞血瘀证

【A3 型题】
（9~11 题共用题干）

患者，女，40岁，已婚。近半年来，下腹部有结块，触之不坚，固定难移，经行量多，带下量多，胸脘痞闷，腰痛，舌体胖大，紫暗，苔白厚腻，脉沉涩。

9. 其诊断是
   A. 盆腔炎　　　　　B. 阴疮
   C. 癥瘕　　　　　　D. 不孕症
   E. 异位妊娠

10. 其治法是
    A. 化痰除湿，活血消癥
    B. 清热利湿，化瘀消癥
    C. 活血化瘀，行气利水
    D. 活血化瘀，理气止痛
    E. 补肾活血，消癥散结

11. 治疗应首选的方剂是
    A. 香棱丸　　　　　B. 大黄䗪虫丸
    C. 补肾祛瘀方　　　D. 大黄牡丹汤
    E. 苍附导痰丸

（12~14 题共用题干）

患者，女，24岁。3个月前行清宫术，术后反复小腹坠胀疼痛，喜热恶寒，得热痛缓，经行错后，量少，色暗，带下淋沥，小便频数，舌暗红，苔白腻，脉沉迟。妇科检查：子宫触压痛，活动受限，宫体一侧附件增厚、压痛，并触及肿块。

12. 其诊断是
    A. 肾阳虚衰型盆腔炎
    B. 气滞血瘀型盆腔炎

C. 血虚失荣型盆腔炎
D. 寒湿凝滞型盆腔炎
E. 湿热瘀结型盆腔炎

13. 其治法是
    A. 清热除湿，活血化瘀止痛
    B. 祛寒除湿，活血化瘀
    C. 补血养营，和中止痛
    D. 行气活血，化瘀止痛
    E. 温补肾阳，暖宫止痛

14. 应首选的方剂是
    A. 清热调血汤　　　B. 当归芍药散
    C. 温胞饮　　　　　D. 膈下逐瘀汤
    E. 少腹逐瘀汤

（15~17 题共用题干）

患者，女，28岁，已婚。结婚2年多未孕，月经2~3月一潮，量少，色淡，面色晦暗，腰膝酸软，性欲冷淡，小腹冷，带下量多，夜尿多。舌质淡暗，苔白，脉沉细。

15. 其诊断是
    A. 肾气虚型不孕症
    B. 肾阳虚型不孕症
    C. 肾阴虚型不孕症
    D. 痰湿内阻型不孕症
    E. 肝气郁结型不孕症

16. 其治法是
    A. 燥湿化痰，化滞调经
    B. 滋肾养血，调补冲任
    C. 温肾暖宫，调补冲任
    D. 疏肝解郁，理血调经
    E. 补肾益气，温养冲任

17. 中医治疗应首选的方剂是
    A. 启宫丸　　　　　B. 养精种玉汤
    C. 开郁种玉汤　　　D. 温胞饮
    E. 毓麟珠

（18~20 题共用题干）

患者，女，36岁。外阴部痒痛1周，伴带下量多，色黄如脓，有臭味，心烦易怒，胸闷不适，食欲不振，小便黄赤，舌体胖大，舌红，苔黄腻，脉弦滑。

18. 其辨证是
    A. 热毒蕴结证　　　B. 肝肾阴虚证
    C. 肝经湿热证　　　D. 阴虚夹湿证
    E. 阴虚内热证

19. 其治法是
    A. 清热解毒，化湿止痒
    B. 行气祛湿止带
    C. 滋阴降火止带
    D. 清热利湿，杀虫止痒
    E. 健脾益气，升阳除湿

20. 治疗应首选的方剂是
    A. 二妙散　　　　　B. 知柏地黄汤

C. 止带方   D. 五味消毒饮

E. 龙胆泻肝汤

A. 滴虫性阴道炎   B. 月经过多

C. 妊娠   D. 宫颈口松

E. 足月产后 3 个月

【B 型题】

(21~22 题共用备选答案)

A. 开郁二陈汤   B. 苍附导痰丸

C. 香棱丸   D. 桂枝茯苓丸

E. 血府逐瘀汤

21. 治疗癥瘕气滞证，应首选

22. 治疗癥瘕痰湿证，应首选

第十一单元 计划生育

【A1 型题】

1. 放置宫内节育器的时间是

A. 月经期内

B. 月经干净后 3 天内

C. 月经干净后 3~7 天内

D. 月经干净后 7~10 天内

E. 月经干净前 3~7 天内

2. 下列选项中，不属于放置宫内节育器的禁忌证的是

第十二单元 妇产科特殊检查与常用诊断技术

【A1 型题】

1. 基础体温是指

A. 静息状态下的体温

B. 排卵前的体温

C. 排卵前的体温

D. 月经前的体温

E. 月经后的体温

2. 下列关于宫腔镜检查的适应证中，不正确的是

A. 异常子宫出血

B. 可疑宫腔粘连

C. 急性生殖道炎症

D. 可疑妊娠无残留

E. 原因不明的不孕

第八章 中医儿科学

第一单元 儿科学基础

【A1 型题】

1. 小儿体格发育的第 2 个高峰是
A. 新生儿期　　　B. 学龄前期
C. 婴幼儿期　　　D. 婴儿期
E. 青春期

2. 前囟的正常闭合时间是
A. 1~3 个月　　　B. 3~6 个月
C. 6~12 个月　　 D. 12~18 个月
E. 18~24 个月

3. 小儿，3 岁，站立位测身高 92cm，体重 20kg，精神好，食欲佳。应首先考虑的诊断是
A. 营养不良　　　B. 侏儒症
C. 佝偻病　　　　D. 肥胖者
E. 性早熟

4. 小儿的舒张压正常值应为收缩压的
A. 1/3　　　　　B. 1/4
C. 1/5　　　　　D. 2/3
E. 1/6

5. "脏腑娇嫩，形气未充"说明小儿体质的特点是
A. 纯阳　　　　　B. 阴亏
C. 稚阴　　　　　D. 稚阴稚阳
E. 阳亢

6. 小儿易患五迟五软、遗尿、解颅等病是因为
A. 肺常不足　　　B. 脾常不足
C. 肾常虚　　　　D. 纯阳之体
E. 稚阴稚阳

【A2 型题】

7. 患儿，男。8 岁。皮肤出现瘀斑瘀点 2 周，双下肢对称分布，斑色淡红，压之不褪色，伴神疲乏力，气短懒言，大便稀溏，舌淡苔薄白，脉细弱。其治法是
A. 疏风解表　　　B. 清热解毒
C. 活血化瘀　　　D. 养血活血
E. 健脾益气

8. 患儿，女，3 岁。站位测身高 90cm，体重 14kg。评价其生长发育状况是
A. 正常范围
B. 身高体重低于正常
C. 身高正常，体重低于标准
D. 体重正常，身高低于标准
E. 身高体重超过正常

9. 患儿，男，5 个月。突然听到异声后，夜间哭闹不安 2

周，每夜均有发作，每次持续约 15 分钟。其可能的病因是
A. 感受外邪　　　B. 内伤饮食
C. 暴受惊恐　　　D. 环境污染
E. 禀赋不足

10. 患儿，男，4 岁。1 周前患儿患感冒，现在突然出现血尿，眼睑浮肿，小便短少，伴恶寒发热，微咳，苔白，脉浮，证属
A. 水毒内闭证　　　B. 风水相搏证
C. 湿热内侵证　　　D. 邪陷心肝证
E. 脾肾亏虚证

【B 型题】

(11~12 题共用备选答案)
A. 3 个月　　　　B. 4 个月
C. 5 个月　　　　D. 6~7 个月
E. 8~9 个月

11. 婴儿开始会爬的正常月龄，一般是

12. 婴儿开始会用手撑起上半身的正常月龄，一般是

(13~14 题共用备选答案)
A. 实热内结　　　B. 内伤乳食
C. 湿热积滞　　　D. 脾肾阳虚
E. 肠套叠

13. 大便稀薄，夹有白色凝块，多为

14. 小儿下利清谷，洞泄不止，多为

(15~16 题共用备选答案)
A. 饥饿　　　　　B. 咽喉红肿
C. 口疮　　　　　D. 腹痛
E. 常态

15. 小儿哭声尖锐，难以安抚，多为

16. 小儿哭而拒食，流涎烦躁，多为

第二单元 儿童保健

【A1 型题】

1. 儿童断奶的时间宜在
A. 2~3 个月　　　B. 4~5 个月
C. 6~7 个月　　　D. 8~12 个月
E. 13~18 个月

2. 下列各项中，不属于胎毒常见并发症的是
A. 丹毒　　　　　B. 湿疹
C. 胎黄　　　　　D. 硬肿症
E. 口疮

3. 关于母乳的优点，下列错误的是
A. 蛋白质生物价值高

B. 不饱和脂肪酸较多
C. 乳糖含量高，且以乙型乳糖为主
D. 牛磺酸含量较多
E. 含矿物质锌、铁、钙较低

【A2 型题】

4. 患儿，女，出生后 4 天。家长发现婴儿双侧乳房隆起如鸽子蛋大小，活动性好。其诊断及治疗方法是
A. 乳房发育，立即手术
B. 乳房发育，用力挤压
C. 正常生理现象，挤压
D. 正常生理现象，服药治疗
E. 正常生理现象，不予处理

第三单元　新生儿疾病

【A1 型题】

1. 治疗病理性胎黄的基本法则是
A. 利湿退黄
B. 化瘀消积
C. 清热利湿退黄
D. 温中化湿退黄
E. 平肝息风，利湿退黄

2. 下列属于生理性黄疸特点的是
A. 生后 5～6 天出现，30～35 天消退
B. 生后 2～5 天出现，21～28 天消退
C. 生后 3～4 天出现，15～20 天消退
D. 生后 2～3 天出现，10～14 天消退
E. 生后 1～2 天出现，3～7 天消退

3. 下列各项中，不属于胎黄病因病机的是
A. 脾肾阳虚
B. 胎禀湿蕴
C. 寒湿内蕴
D. 气滞血瘀
E. 湿热郁蒸

【A2 型题】

4. 患儿，出生 5 小时即出现目黄、身黄，色泽晦暗，精神萎靡，四肢不温，大便灰白，小便短少，舌淡苔白腻。治疗的首选方剂是
A. 茵陈蒿汤
B. 血府逐瘀汤
C. 羚角钩藤汤
D. 茵陈理中汤
E. 参附汤合生脉饮

【B 型题】

(5～6 题共用备选答案)
A. 血府逐瘀汤
B. 茵陈四苓汤
C. 茵陈理中汤
D. 茵陈蒿汤
E. 羚角钩藤汤合茵陈蒿汤

5. 胎黄患儿，面目皮肤发黄，颜色鲜明，烦躁啼哭，不欲吮乳，腹胀，呕吐，小便短黄，舌质红，舌苔黄腻。治疗应首选的方剂是

6. 胎黄患儿，面目皮肤发黄，颜色晦滞，腹部胀满，右胁下痞块，肚腹膨胀，神疲纳呆，小便短黄，大便灰白，舌紫暗，有瘀斑、瘀点，舌苔黄。治疗应首选的方剂是

(7～8 题共用备选答案)
A. 茵陈蒿汤
B. 羚角钩藤汤
C. 血府逐瘀汤
D. 茵陈五苓散
E. 栀子豉汤

7. 新生儿黄疸湿热郁蒸证的治疗方剂为
8. 新生儿黄疸气滞血瘀证的治疗方剂为

第四单元　肺系病证

【A1 型题】

1. 小儿感冒的病机关键是
A. 肺胃不和
B. 肺失宣降
C. 肺卫失宣
D. 气机不畅
E. 肺失清肃

2. 小儿感冒可出现的兼挟证是
A. 挟火、挟痰、挟湿
B. 挟风、挟惊、挟食
C. 挟风、挟痰、挟滞
D. 挟风、挟湿、挟食
E. 挟惊、挟痰、挟滞

3. 小儿肺炎喘嗽的基本病机是
A. 肺失宣肃
B. 肺卫失宣
C. 肺气郁闭
D. 肺脾气虚
E. 肺失宣降

4. 肺炎喘嗽邪陷厥阴证的治法是
A. 清热涤痰，开肺定喘
B. 清热解毒，泻肺开闭
C. 补肺益气，健脾化痰
D. 清心开窍，平肝息风
E. 平肝息风，清热涤痰

5. 肺炎喘嗽痰热闭肺证的首选方剂是
A. 麻杏石甘汤
B. 麻杏石甘汤合葶苈大枣泻肺汤
C. 华盖散
D. 黄连解毒汤
E. 银翘散合麻杏石甘汤

6. 风寒束肺型哮喘治疗首选方是
A. 小青龙汤合三子养亲汤
B. 金匮肾气丸
C. 麻杏石甘汤合苏葶丸
D. 苏子降气汤
E. 定喘汤

7. 下列选项不是风寒束肺型哮喘临床表现的是
A. 咳嗽气喘
B. 喉间痰鸣
C. 恶寒无汗
D. 动则喘甚
E. 泛吐痰涎

8. 下列选项不属于小儿哮喘临床特点的是
A. 喘息气促
B. 咳嗽咯痰
C. 恶寒发热
D. 反复发作
E. 缠绵难愈

9. 哮喘反复发作的最主要内在因素是
- A. 肺脾肾虚
- B. 外感诱发
- C. 先天禀赋
- D. 痰饮留伏
- E. 发物难明

【A2 型题】

10. 患儿，男，5 岁，咳嗽 5 天。症见咳嗽痰多，痰黄黏稠，难咯，喉间时有痰鸣，发热口渴，尿少色黄，舌质红，苔黄腻，脉滑数，治疗应首选的方剂是
- A. 清金化痰汤
- B. 桑菊饮
- C. 沙参麦冬汤
- D. 麻杏石甘汤
- E. 黄连解毒汤合三拗汤

11. 患儿，男，3 岁 8 个月。症见口渴咽痛，鼻塞流涕，咳嗽不爽，痰稠难咯，汗出恶风，舌红，苔黄，脉浮数。治疗首选方剂是
- A. 杏苏散
- B. 荆防败毒散
- C. 沙参麦冬汤
- D. 桑菊饮
- E. 二陈汤

12. 患儿，女，2 岁。发热咳嗽 3 天。症见高热持续不退，咳嗽剧烈，气急鼻扇，烦躁喘憋，涕泪俱无，面红唇赤，大便秘结，舌红苔黄，指纹紫滞。治疗的最佳选方是
- A. 银翘散
- B. 五虎汤合葶苈大枣泻肺汤
- C. 华盖散
- D. 人参五味子汤
- E. 黄连解毒汤合麻杏石甘汤

13. 患儿，女，9 岁。哮喘病史 4 年。现喘促无力，动则气喘，心悸气短，形体消瘦，面白少华，腹胀纳差，夜尿多，便溏，舌淡，苔薄白，脉细弱。其治法是
- A. 温补脾肾，固摄纳气
- B. 补肺固表，健脾益气
- C. 养阴清热，敛肺补肾
- D. 泻肺平喘，补肾纳气
- E. 解表清里，止咳定喘

【A3 型题】

（14～16 题共用题干）

患儿，女，2 岁。春季发病，发热 2 天，体温 38℃～38.5℃之间，有汗，口渴喜饮，咳嗽，流黄涕，打喷嚏，恶心，呕吐 2 次，吐物酸腐，不思饮食，时有腹痛，大便酸臭，夹有不消化食物，溲黄。查体：咽红肿痛，心肺（－），腹胀拒按，稀便。舌质红，苔黄腻，指纹紫滞至风关。

14. 其诊断是
- A. 咳嗽之痰热咳嗽证
- B. 感冒之感冒夹滞证
- C. 肺炎喘嗽之痰热闭肺证
- D. 泄泻之伤食泻证
- E. 积滞之乳食内积证

15. 其治法是
- A. 消食化积
- B. 和胃导滞
- C. 消食导滞
- D. 辛凉解表，兼以消导
- E. 宣肺止咳

16. 治疗应首选的方剂是
- A. 桑菊饮
- B. 枳实导滞丸
- C. 香砂平胃散
- D. 健脾丸
- E. 银翘散合保和丸

（17～19 题共用题干）

患儿，女，7 岁。反复发作咳嗽 2 年余。昨日突然咳嗽气促，喉间有哮鸣声，咳痰清稀色白，呈泡沫状，形寒无汗，口不渴，小便清长，大便溏薄，咽不红，舌质淡红，苔白滑，脉浮紧。

17. 其诊断是
- A. 肺炎喘嗽
- B. 顿咳
- C. 哮喘
- D. 咳嗽
- E. 感冒

18. 其治法是
- A. 清肺涤痰，止咳平喘
- B. 辛温解表，宣肺化痰
- C. 疏风散寒，宣肺止咳
- D. 温肺散寒，涤痰定喘
- E. 辛温宣肺，化痰止咳

19. 治疗应首选的方剂是
- A. 麻杏石甘汤合苏葶丸
- B. 小青龙汤合三子养亲汤
- C. 华盖散
- D. 定喘汤
- E. 杏苏散

【B 型题】

（20～21 题共用备选答案）
- A. 桑菊饮
- B. 金沸草散
- C. 麻杏石甘汤
- D. 六君子汤
- E. 清金化痰汤

20. 治疗小儿风热咳嗽，最宜选

21. 治疗小儿气虚咳嗽，最宜选

（22～23 题共用备选答案）
- A. 三拗汤
- B. 都气丸
- C. 大青龙汤
- D. 麻杏石甘汤合苏葶丸
- E. 小青龙汤合三子养亲汤

22. 治疗风寒束肺型哮喘的首选方是

23. 治疗痰热阻肺型哮喘的首选方是

第五单元　脾系病证

【A1 型题】

1. 口疮的病变脏腑是
- A. 心、肝、脾、肾
- B. 心、肺、肝、肾
- C. 心、脾、胃、肾
- D. 肺、脾、胃、肾

E. 心、脾、肺、肝

2. 小儿泄泻最重要的病因是

    A. 湿　　　　　　　　B. 寒

    C. 风　　　　　　　　D. 火

    E. 食

3. 治疗小儿泄泻气阴两虚证的首选方剂是

    A. 生脉饮　　　　　　B. 葛根芩连汤

    C. 藿香正气散　　　　D. 参苓白术散

    E. 人参乌梅汤

4. 小儿厌食的主要病因不包括

    A. 喂养不当　　　　　B. 感受外邪

    C. 情志失调　　　　　D. 他病伤脾

    E. 先天不足

5. 小儿厌食的基本治疗原则是

    A. 开胃运脾　　　　　B. 健脾益气

    C. 消食导滞　　　　　D. 理气醒脾

    E. 滋养胃阴

6. 积滞的病变脏腑主要是

    A. 脾、小肠　　　　　B. 脾、胃

    C. 脾、大肠　　　　　D. 胃、小肠

    E. 胃、大肠

7. 小儿积滞的治疗原则是

    A. 清热通腑　　　　　B. 消食导滞

    C. 健脾益气　　　　　D. 和胃运脾

    E. 调和肝脾

8. 小儿疳证最为常见的病因为

    A. 喂养不当　　　　　B. 久病吐泻

    C. 早产、多胎　　　　D. 疾病影响

    E. 先天胎禀不足

9. 营养性缺铁性贫血补铁治疗停药的时间是

    A. 血红蛋白达正常水平

    B. 血红蛋白达正常水平后 2 周左右

    C. 血红蛋白达正常水平后 1 个月左右

    D. 血红蛋白达正常水平后 2 个月左右

    E. 血红蛋白达正常水平后 3 个月左右

10. 治疗贫血肝肾阴虚证，首选方剂是

    A. 六味地黄丸　　　　B. 知柏地黄丸

    C. 右归丸　　　　　　D. 左归丸

    E. 归脾汤

【A2 型题】

11. 患儿，男，7 岁。口腔溃疡，呈灰白色，周围色不红，口臭不甚，反复发作，神疲颧红，口干不渴，舌红，苔少，脉细数，指纹淡紫。其治法是

    A. 疏风清热，泻火解毒

    B. 清心泻火

    C. 滋阴降火，引火归原

    D. 清心泻脾，解毒泻火

    E. 清热生津，泻火解毒

12. 患儿，女，8 个月。啼哭不安，阵阵捧腹啼叫，已解清稀大便 4 次，便多泡沫，臭气轻，可闻肠鸣，指纹淡红。其证候是

    A. 湿热泻　　　　　　B. 风寒泻

    C. 伤食泻　　　　　　D. 脾虚泻

    E. 脾肾阳虚泻

13. 患儿，男，3 岁。近 2 个月来食欲不振，厌恶进食，食而乏味，嗳气无酸腐，大便不调，但无酸臭，形体尚可，精神正常，舌质淡红，苔薄白，脉尚无力。其证候是

    A. 脾失健运　　　　　B. 脾胃气虚

    C. 脾胃阴虚　　　　　D. 积滞化热

    E. 脾胃虚寒

14. 患儿，女，2 岁。症见形体明显消瘦，肚腹膨胀，面色萎黄无华，毛发稀疏结穗，性情烦躁，食欲减退，舌淡苔腻，脉沉细而滑。应诊断为

    A. 疳证—疳气型　　　B. 疳证—疳积型

    C. 疳证—干疳型　　　D. 厌食—脾虚型

    E. 积滞—脾虚夹积型

15. 患儿，男，1 岁。母乳喂养，未加辅食，食欲不振，有异食癖，皮肤黏膜渐苍白，肝肋下 3cm，脾肋下 1.5cm，血红蛋白 70g/L，红细胞 $3.5 \times 10^{12}/L$。最可能的诊断是

    A. 营养性大细胞性贫血

    B. 生理性贫血

    C. 营养性感染性贫血

    D. 营养性缺铁性贫血

    E. 先天性再生低下性贫血

【A3 型题】

(16 ~ 18 题共用题干)

    患儿，男，4 岁。长期消瘦，近来形体明显消瘦，面色萎黄，肚腹膨胀，青筋暴露，毛发稀疏结穗，性情烦躁，夜卧不安，吮指磨牙，动作异常，善食易饥，舌淡苔腻，脉沉细而滑。

16. 其辨证是

    A. 疳肿胀证　　　　　B. 口疳证

    C. 疳气证　　　　　　D. 疳积证

    E. 干疳证

17. 其治法是

    A. 消积理脾

    B. 补益气血

    C. 健脾温阳，利水消肿

    D. 调脾健运

    E. 清心泻火，滋阴生津

18. 治疗应首选的方剂是

    A. 八珍汤　　　　　　B. 资生健脾丸

    C. 泻心导赤散　　　　D. 防己黄芪汤

    E. 肥儿丸

【B 型题】

(19 ~ 20 题共用备选答案)

    A. 银翘散　　　　　　B. 清热泻脾散

C. 泻心导赤散　　　D. 知柏地黄丸

E. 六味地黄丸加肉桂

19. 治疗鹅口疮心脾积热证的首选方剂是

20. 治疗口疮心火上炎证的首选方剂是

(21~22题共用备选答案)

A. 大便稀薄，夹有残渣，泻后痛减

B. 便下急迫，便色黄褐，气味秽臭

C. 大便稀溏，色淡不臭，食后易泻

D. 大便清稀，完谷不化，澄澈清冷

E. 便稀多沫，臭气不重，肠鸣腹痛

21. 伤食泻证见

22. 脾肾阳虚泻证见

(23~24题共用备选答案)

A. 调和脾胃，运脾开胃

B. 健脾益气，佐以助运

C. 滋脾养胃，佐以助运

D. 消乳化食，和中导滞

E. 健脾助运，消食化滞

23. 厌食脾失健运证的治法是

24. 积滞乳食内积证的治法是

(25~26题共用备选答案)

A. 归脾汤　　　　　B. 左归丸

C. 右归丸　　　　　D. 六君子汤

E. 河车大造丸

25. 营养性缺铁性贫血，心脾两虚证治疗首选方是

26. 营养性缺铁性贫血，脾肾阳虚证治疗首选方是

第六单元　心肝病证

【A1 型题】

1. 小儿自汗或盗汗，以头部或四肢为多，汗出肤热，汗渍色黄，口臭，口渴不欲饮，小便色黄，舌质红，苔黄腻，脉滑数。宜采取的治法是

A. 益气固表　　　　B. 调和营卫

C. 益气养阴　　　　D. 清热泻脾

E. 补益气血

2. 急惊风的病位主要在

A. 三焦　　　　　　B. 肝

C. 脾　　　　　　　D. 肺

E. 肾

3. 下列各项，不属于惊风八候的是

A. 搐　　　　　　　B. 引

C. 搦　　　　　　　D. 摇

E. 反

4. 急惊风湿热疫毒证的治法是

A. 疏风清热，息风定惊

B. 清热凉营，息风开窍

C. 清心开窍，平肝息风

D. 镇静安神，平肝息风

E. 清热化湿，解毒息风

【A2 型题】

5. 患儿，男，5岁。以自汗为主，伴盗汗，汗出遍身而不温，畏寒恶风，不发热，或伴有低热，精神疲倦，胃纳不振，舌质淡红，苔薄白，脉缓，辨证为

A. 肺卫不固　　　　B. 营卫失调

C. 气阴亏虚　　　　D. 湿热迫蒸

E. 阳随阴脱

6. 患儿，女，2岁。突然出现发热，头痛，鼻塞，流涕，咳嗽。随即出现烦躁，神昏，惊风，舌苔薄黄，脉浮数。其诊断最可能是

A. 疫毒痢　　　　　B. 急惊风

C. 慢惊风　　　　　D. 暑瘟

E. 痫证

【A3 型题】

(7~9题共用题干)

患儿，女，1岁6个月。平时易感冒，体质较虚，近1个月来，患儿常常汗出，以头部及肩部明显，活动后加重，伴神倦乏力，面色少华，舌质淡，苔薄白，脉弱。

7. 其辨证是

A. 肺卫不固证　　　B. 营卫失调证

C. 气阴两虚证　　　D. 脾胃积热证

E. 肝肾阴虚证

8. 其治法是

A. 调和营卫　　　　B. 益气固表

C. 益气养阴　　　　D. 清暑祛湿

E. 滋补肝肾

9. 治疗应首选的方剂是

A. 桂枝汤　　　　　B. 黄芪桂枝五物汤

C. 玉屏风散合牡蛎散　D. 当归六黄汤

E. 生脉散

(10~12题共用题干)

患儿，男，9岁。心悸、气短10天。3周前有发热、咽痛病史。现症见寒热起伏，全身肌肉酸痛，恶心呕吐，腹痛泄泻，心悸胸闷，肢体乏力，舌红，苔黄腻，脉结代。体格检查：心界向左下扩大，心音低钝。心电图示窦性心动过速、频发室性期前收缩。心肌肌钙蛋白（cTnT）阳性。

10. 其辨证是

A. 风热犯心证　　　B. 心阳虚弱证

C. 痰瘀阻络证　　　D. 湿热侵心证

E. 气阴亏虚证

11. 其治法是

A. 清热化湿，宁心复脉

B. 益气养阴，宁心复脉

C. 清热解毒，宁心复脉

D. 豁痰化瘀，宁心通络

E. 温振心阳，宁心复脉

12. 治疗应首选的方剂是

A. 炙甘草汤合生脉散

B. 瓜蒌薤白半夏汤合失笑散

C. 桂枝甘草龙骨牡蛎汤

D. 葛根黄芩黄连汤

E. 银翘散

【B 型题】

（13～14 题共用备选答案）

A. 自汗为主，以头颈、胸背部明显，动则尤甚

B. 自汗为主，汗出遍身而抚之不温

C. 盗汗为主，形体消瘦，汗出较多，手足心灼热

D. 额、心胸部汗出较多，汗出肤热，汗渍色黄

E. 不分寤寐皆汗出

13. 汗证营卫失调证的汗出特点是

14. 汗证气阴两虚证的汗出特点是

（15～16 题共用备选答案）

A. 银翘散　　　　　B. 羚角钩藤汤

C. 清瘟败毒饮　　　D. 黄连解毒汤合白头翁汤

E. 琥珀抱龙丸

15. 急惊风属惊恐惊风证，治疗首选

16. 急惊风属气营两燔证，治疗首选

第七单元　肾系病证

【A1 型题】

1. 阳水水肿最先出现的部位是

A. 面部　　　　　B. 眼睑

C. 腰部　　　　　D. 胫骨前

E. 踝部

2. 小儿遗尿的病机主要是

A. 肝经郁热，疏泄失司

B. 心肾失交，水火不济

C. 肾气不足，膀胱虚寒

D. 脾肾气虚，下元不固

E. 肺脾气虚，水道失约

3. 不是遗尿病因病机的是

A. 肾气不足

B. 肺脾气虚

C. 脾阳不足

D. 心肾失交

E. 肝经郁热

4. 水肿脾肾阳虚证首选真武汤治疗，下列药物不属于真武汤组成的是

A. 附子、白芍　　　B. 白术、茯苓

C. 茯苓、生姜　　　D. 茯苓、白术

E. 附子、干姜

5. 小儿尿频的辨证要点关键在于辨

A. 寒热　　　　　B. 表里

C. 虚实　　　　　D. 阴阳

E. 病程长短

6. 尿频湿热下注证的治法是

A. 清热利湿，通利膀胱

B. 清热泻火，利湿通淋

C. 清热利湿，升提固摄

D. 滋阴补肾，清热降火

E. 利湿通淋，清肝泻火

7. 治疗小儿遗尿肾气不足证的首选方剂是

A. 菟丝子散　　　　B. 缩泉丸

C. 金匮地黄丸　　　D. 补中益气汤

E. 补肾丸

【A2 型题】

8. 患儿，男，8 岁。全身高度水肿，下肢肿甚，按之深陷难起，面色白，神倦乏力，脘腹闷胀，大便溏，小便少，舌淡胖，苔白，脉沉细。其治法是

A. 健脾益气，利水消肿

B. 温肾健脾，化气行水

C. 滋阴补肾，清热利湿

D. 化湿泄浊，利气行水

E. 通腹泄浊，解毒利尿

9. 患儿，男，5 岁。夜间遗尿，日间尿频且尿量多，平素易感冒，面色少华，神疲乏力，食欲不振，大便稀溏，舌淡，苔薄白，脉沉。其诊断是

A. 尿频，脾肾气虚证

B. 遗尿，肾气不足证

C. 遗尿，肺脾气虚证

D. 尿频，脾肾阳虚证

E. 遗尿，心肾失交证

10. 患儿，女，6 岁。每晚尿床 1 次以上，小便清长，面白少华，神疲乏力，智力较同龄人稍差，肢冷畏寒，舌质淡，苔白滑，脉沉无力。治疗应首选的方剂是

A. 桑螵蛸散　　　　B. 缩泉丸

C. 补肾地黄丸　　　D. 菟丝子散

E. 桂枝加龙骨牡蛎汤

【A3 型题】

（11～13 题共用题干）

患儿，女，6 岁。因尿血，稍有浮肿 3 天入院。查体：浮肿不显，小便黄赤短少，发热口渴，烦躁，头痛头晕，大便干结，舌红，苔黄腻，脉滑数。

11. 其诊断是

A. 水肿之风水相搏证

B. 水肿之湿热内侵证

C. 水肿之肺脾气虚证

D. 水肿之肝肾阳虚证

E. 水肿之气阴两虚证

12. 其治法是

A. 疏风解表，利水消肿

B. 益气养阴，利水消肿

C. 益气健脾，利水消肿

D. 清热解毒，利水消肿

E. 温肾健脾，利水消肿

13. 治疗应首选的方剂是
 A. 麻黄连翘赤小豆汤
 B. 六味地黄丸
 C. 真武汤
 D. 参苓白术散合玉屏风散
 E. 五味消毒饮合五皮饮

(14~16题共用题干)
患儿，男，6岁。睡后经常遗尿，醒后方觉。平素经常感冒，面色少华，少气懒言，食欲不振，大便溏薄，舌质淡红，苔薄白，脉沉无力。

14. 其辨证是
 A. 肾气不足证
 B. 脾肾气虚证
 C. 肝经湿热证
 D. 肺脾气虚证
 E. 心肾失交证

15. 其治法是
 A. 补肺益脾，固涩膀胱
 B. 清热利湿，泻肝止遗
 C. 温补肾阳，固涩膀胱
 D. 清心滋肾，安神固脬
 E. 温补脾肾，升提固摄

16. 治疗应首选的方剂是
 A. 补中益气汤合缩泉丸
 B. 交泰丸合导赤散
 C. 龙胆泻肝汤
 D. 缩泉丸
 E. 菟丝子散

【B型题】

(17~18题共用备选答案)
 A. 八正散
 B. 知柏地黄丸
 C. 菟丝子散
 D. 龙胆泻肝汤
 E. 桑螵蛸散

17. 治疗尿频阴虚内热证，应首选的方剂是

18. 治疗尿频湿热下注证，应首选的方剂是

第八单元　传染病

【A1型题】

1. 治疗风疹邪入气营证的首选方剂是
 A. 清营汤
 B. 银翘散
 C. 透疹凉解汤
 D. 凉营清气汤
 E. 清解透表汤

2. 妇女妊娠3个月内患风疹最易导致的是
 A. 流产
 B. 妊娠期高血压疾病
 C. 子痫
 D. 妊娠水肿
 E. 胎死宫内

3. 下列各项中，不属于猩红热临床特点的是
 A. 发热数小时至1天内出疹
 B. 病初高热，伴咽部红肿疼痛
 C. 皮疹鲜红细小，先于颈、胸、背出现

 D. 疹退后无色素沉着及脱屑
 E. 病程中伴有环口苍白圈、帕氏线及杨梅舌

4. 病后常易并发心悸、水肿、痹症的疾病是
 A. 麻疹
 B. 风疹
 C. 水痘
 D. 丹痧
 E. 奶麻

5. 水痘的主要病位是
 A. 肺卫
 B. 肺脾
 C. 脾肾
 D. 脾胃
 E. 肺胃

6. 下列各项，不属水痘早期诊断依据的是
 A. 起病后1~2天出现皮疹
 B. 发热，流涕
 C. 疹色红润，疱浆清亮
 D. 疱疹以躯干为多
 E. 丘疹、疱疹1次出齐

7. 手足口病的病变脏腑主要在
 A. 心肝
 B. 脾胃
 C. 肺脾
 D. 脾肾
 E. 心肾

8. 关于手足口病的描述，正确的是
 A. 皮疹呈向心性分布
 B. 以口腔、四肢疱疹为主
 C. 疱疹质地坚硬，疱浆清亮
 D. 皮疹消退后留有瘢痕
 E. 皮疹消退后留有色素沉着

9. 下列各项中，属于痄腮常见变证的是
 A. 疫毒攻喉
 B. 毒窜睾腹
 C. 邪毒闭肺
 D. 水气凌心
 E. 阴竭阳脱

10. 痄腮累及的经脉是
 A. 手太阴肺经
 B. 手少阳三焦经
 C. 足厥阴肝经
 D. 足阳明胃经
 E. 足少阳胆经

11. 关于痄腮腮肿的临床表现，下列说法错误的是
 A. 以耳垂为中心的漫肿
 B. 腮部肿大在两侧或仅限于一侧
 C. 边缘不清楚
 D. 可破溃成脓
 E. 局部疼痛

【A2型题】

12. 患儿，男，4岁。发热2天，咳嗽咽痛，烦躁不安，全身及面部可见鲜红皮疹，枕部淋巴结肿大，舌红，苔黄，脉数。其诊断是
 A. 风疹
 B. 奶麻
 C. 麻疹
 D. 丹痧
 E. 水痘

13. 患儿，女，2岁。发热2天，鼻塞流涕，咳嗽，喷嚏，

全身皮肤见红色丘疹、疱疹，躯干部多，肺部听诊闻及干湿性啰音，舌苔薄白，脉浮数。其诊断是

A. 丹痧，毒炽气营证

B. 水痘，邪伤肺卫证

C. 水痘，邪毒闭肺证

D. 麻疹，邪犯肺卫证

E. 风痧，邪毒闭肺证

14. 患儿，男，7岁。患痄腮，双侧腮腺肿胀消退后出现一侧睾丸肿痛，伴少腹疼痛拒按，舌红苔黄，脉数。其治法除清肝泻火外，还应

A. 活血止痛　　　　B. 活血化瘀

C. 软坚散结　　　　D. 清热凉血

E. 消肿止痛

【A3型题】

(15～17题共用题干)

患儿，女，2岁。突然高热，壮热不解，烦躁口渴，咽喉肿痛，伴有糜烂白腐，皮疹密布，色红如丹，紫如瘀点。疹由颈、胸开始，继而弥漫全身，压之退色，舌红起刺，舌苔黄糙，3～4天后舌苔剥脱，舌面光红起刺，状如草莓，脉数有力。

15. 其诊断是

A. 丹痧　　　　　　B. 奶麻

C. 麻疹　　　　　　D. 风痧

E. 水痘

16. 其治法是

A. 辛凉宣透，清热利咽

B. 清气凉营，泻火解毒

C. 养阴生津，清热润喉

D. 清凉解毒，透疹达邪

E. 宣肺开闭，清热解毒

17. 治疗应首选的方剂是

A. 沙参麦冬汤　　　B. 解肌透痧汤

C. 凉营清气汤　　　D. 清解透表汤

E. 麻杏甘石汤

【B型题】

(18～19题共用备选答案)

A. 宣毒发表汤　　　B. 银翘散

C. 解肌透痧汤　　　D. 清胃解毒汤

E. 透疹凉解汤

18. 治疗奶麻邪郁肌表证的首选方剂是

19. 治疗水痘邪伤肺卫证的首选方剂是

(20～21题共用备选答案)

A. 甘露消毒丹　　　B. 清瘟败毒饮

C. 清胃凉解汤　　　D. 普济消毒饮

E. 清营凉气汤

20. 治疗水痘邪炽气营证的首选方剂是

21. 治疗手足口病湿热蕴盛证的首选方剂是

(22～23题共用备选答案)

A. 疏风清热，散结消肿

B. 清热解毒，熄风开窍

C. 清热解毒，软坚散结

D. 清气凉营，泻火解毒

E. 清肝泻火，活血止痛

22. 痄腮邪陷心肝证的治法是

23. 痄腮毒窜睾腹证的治法是

第九单元　虫　证

【A1型题】

1. 蛔虫病的主要疼痛部位是

A. 左下腹　　　　　B. 右下腹

C. 脐周部　　　　　D. 胃脘部

E. 痛无定处

【A2型题】

2. 患儿，男，5岁。突然腹部绞痛，弯腰屈背，辗转不安，恶心，呕吐，肢冷汗出，常吐出胆汁，腹部绞痛，时作时止，疼痛主要在右上腹，痛止后可如常人，舌苔黄腻，脉弦数。其诊断是

A. 钩虫病　　　　　B. 蛔虫病，肠虫证

C. 蛲虫病　　　　　D. 蛔虫病，蛔厥证

E. 绦虫病

【B型题】

(3～4题共用备选答案)

A. 安蛔定痛，继则驱虫

B. 驱蛔杀虫，调理脾胃

C. 行气通腑

D. 健脾和胃

E. 散结杀虫

3. 蛔虫病的肠虫证的治法是

4. 蛔虫病的蛔厥证的治法是

第十单元　其他疾病

【A1型题】

1. 不属过敏性紫癜临床特征的是

A. 紫癜多见于下肢伸侧及臀部、关节周围

B. 多呈对称性分布

C. 红色斑丘疹高出皮肤

D. 压之褪色

E. 可伴腹痛及关节痛

2. 不属血小板减少性紫癜临床特点的是

A. 紫癜可遍及全身　B. 多呈对称性分布

C. 不高出皮肤　　　D. 压之不褪色

E. 血小板计数减少

3. 下列关于紫癜病的描述，错误的是

A. 是小儿常见的出血性疾病之一

B. 皮肤可见瘀斑、瘀点，压之褪色

C. 瘀斑、瘀点多见于躯干部及四肢

D. 常伴有鼻衄、齿衄，甚则呕血、尿血、便血

E. 多见于 2 ~ 5 岁小儿或学龄儿童

4. 紫癜血热妄行证的治法是

A. 清热解毒，凉血止血

B. 疏风散邪，清热凉血

C. 健脾养心，益气摄血

D. 活血化瘀，理气止血

E. 滋阴降火，凉血止血

【A2 型题】

5. 患儿，女，7 岁。双下肢及臀部出现瘀斑瘀点 2 天，色鲜红，瘙痒感明显，伴腹痛、呕吐、便血。实验室检查：血小板计数稍高，凝血时间、血块收缩时间均正常。尿常规：尿蛋白（＋），红细胞（＋＋）。其诊断是

A. 急性肾小球肾炎

B. 血小板减少性紫癜

C. 风疹

D. 荨麻疹

E. 过敏性紫癜

【A3 型题】
（6 ~ 8 题共用题干）

患儿，男，12 岁。紫癜反复出现 2 年余。现症见皮肤散在瘀点、瘀斑，色淡紫，时有鼻衄、齿衄，伴面色苍黄，神疲纳呆，头晕心悸，舌淡苔薄，脉细无力。

6. 其辨证是

A. 气不摄血证 B. 血热妄行证

C. 阴虚火旺证 D. 风热伤络证

E. 气营两燔证

7. 其治法是

A. 滋阴降火，凉血止血

B. 健脾养心，益气摄血

C. 清热解毒，凉血止血

D. 疏风散邪，清热凉血

E. 清气凉营，解毒化瘀

8. 治疗应首选的方剂是

A. 连翘败毒散 B. 知柏地黄汤

C. 大补阴丸 D. 犀角地黄汤

E. 归脾汤

【B 型题】
（9 ~ 10 题共用备选答案）

A. 头面部 B. 四肢

C. 下肢伸侧及臀部 D. 四肢及头面部

E. 躯干

9. 过敏性紫癜皮疹的常见部位是

10. 血小板减少性紫癜皮疹的常见部位是

（11 ~ 12 题共用备选答案）

A. 连翘败毒散加减

B. 犀角地黄汤加减

C. 四妙散加味

D. 葛根黄芩黄连汤加味

E. 茜根散加减

11. 中医治疗过敏性紫癜风热伤络证的首选方是

12. 中医治疗过敏性紫癜血热妄行证的首选方是

第九章 针灸学

第一单元 经络系统的组成

【A1 型题】

1. 足三阳经在下肢的分布特点是
    A. 太阳在前，阳明在中，少阳在后
    B. 太阳在前，少阳在中，阳明在后
    C. 阳明在前，太阳在中，少阳在后
    D. 阳明在前，少阳在中，太阳在后
    E. 少阳在前，阳明在中，太阳在后

2. 十二经脉中阴经与阳经的交接部位在
    A. 头面   B. 腹
    C. 四肢末端   D. 颈
    E. 胸

3. 在经络系统中，具有离、入、出、合循行特点的是
    A. 奇经八脉   B. 十二经别
    C. 十二经筋   D. 十二皮部
    E. 十五络脉

4. 足三阴经从开始部位至内踝上 8 寸段的分布是
    A. 太阴在前，厥阴在中，少阴在后
    B. 厥阴在前，少阴在中，太阴在后
    C. 少阴在前，太阴在中，厥阴在后
    D. 厥阴在前，太阴在中，少阴在后
    E. 太阴在前，少阴在中，厥阴在后

5. "阳脉之海"指的是
    A. 冲脉   B. 任脉
    C. 督脉   D. 带脉
    E. 阳维脉

6. "调节六阴经经气"的是
    A. 阴跷脉   B. 阴维脉
    C. 阳跷脉   D. 阳维脉
    E. 冲脉

7. 下列说法错误的是
    A. 手三阴经从胸走手   B. 手三阳经从头走足
    C. 手三阳经从手走头   D. 足三阳经从头走足
    E. 足三阴经从足走腹

8. "调节肢体运动，司眼睑开合"的是
    A. 任脉   B. 维脉
    C. 跷脉   D. 督脉
    E. 冲脉

【B 型题】

(9~10 题共用备选答案)
    A. 调节全身阴经经气
    B. 调节全身阳经经气
    C. 调节肢体运动
    D. 约束纵行诸经
    E. 涵蓄十二经脉气血

9. 任脉的功能是

10. 带脉的功能是

第二单元 经络的作用和经络学说的临床运用

【A1 型题】

1. 以下哪项不是经络的生理功能
    A. 联系脏腑   B. 沟通内外
    C. 营养全身   D. 抗御病邪
    E. 蓄积渗灌气血

第三单元 腧穴的分类

【A1 型题】

1. 首次把任脉、督脉和十二经脉并称"十四经"的是
    A. 孙思邈   B. 滑伯仁
    C. 王惟一   D. 杨继洲
    E. 李学川

2. 阿是穴具备的特性是
    A. 归经   B. 固定位置
    C. 固定名称   D. 局部功效
    E. 全身特殊功效

3. 腧穴可分为
    A. 十二经穴、天应穴、阿是穴
    B. 十二经穴、奇穴、阿是穴
    C. 十四经穴、奇穴、阿是穴
    D. 十四经穴、不定穴、阿是穴
    E. 十四经穴、天应穴、阿是穴

【B 型题】

(4~5 题共用备选答案)
    A. 无固定名称
    B. 无固定位置
    C. 无特定主治疾病
    D. 多数对某些特定疾病有效
    E. 又称为天应穴

4. 有关阿是穴，描述错误的是

5. 有关经外奇穴，描述正确的是

(6~8 题共用备选答案)
    A. 160 个   B. 349 个
    C. 354 个   D. 359 个
    E. 361 个

6.《针灸大成》共记载的穴位数是

7.《针灸甲乙经》共记载的穴位数是

8.《十四经发挥》共记载的穴位数是

第四单元 腧穴的主治特点和规律

【A1 型题】

1. 手厥阴心包经的主治范围是
   A. 心、胃病　　　　　B. 心病
   C. 肝、脾病　　　　　D. 胆、头部病
   E. 大肠、咽喉、牙齿病

2. 双向调整作用属于腧穴的
   A. 近治作用　　　　　B. 远治作用
   C. 特殊作用　　　　　D. 位置特点
   E. 特异治疗作用

3. 挑四缝治疗小儿疳积是指穴位的
   A. 近治作用　　　　　B. 远治作用
   C. 特殊作用　　　　　D. 位置特点
   E. 特异治疗作用

4. 阿是穴治疗所在部位的局部疼痛是腧穴的
   A. 近治作用　　　　　B. 远治作用
   C. 特殊作用　　　　　D. 位置特点
   E. 特异治疗作用

5. 腹泻和便秘均可应用天枢穴治疗是腧穴的
   A. 近治作用　　　　　B. 远治作用
   C. 特殊作用　　　　　D. 位置特点
   E. 特异治疗作用

6. 大椎治疗颈部疼痛是腧穴的
   A. 近治作用　　　　　B. 远治作用
   C. 特殊作用　　　　　D. 位置特点
   E. 特异治疗作用

7. "宁失其穴，勿失其经"强调的是腧穴的
   A. 近治作用　　　　　B. 远治作用
   C. 特殊作用　　　　　D. 分经主治规律
   E. 分部主治规律

8. 手太阴经主治
   A. 喉病　　　　　　　B. 心病
   C. 胃病　　　　　　　D. 神志病
   E. 耳病

9. 手阳明经主治
   A. 前头病　　　　　　B. 侧头病
   C. 后头病　　　　　　D. 胁肋病
   E. 神志病

10. 手三阴经共同主治
    A. 前头病　　　　　　B. 侧头病
    C. 后头病　　　　　　D. 胸部病
    E. 神志病

11. 足三阴经共同主治
    A. 脾胃病　　　　　　B. 肝病
    C. 肾病　　　　　　　D. 肺病

E. 妇科病

12. 足三阳经共同主治
    A. 前头病　　　　　　B. 侧头病
    C. 后头病　　　　　　D. 神志病
    E. 背腰病

13. 任督二脉共同主治
    A. 虚劳　　　　　　　B. 中风
    C. 妇科病　　　　　　D. 热病
    E. 头面病

【B 型题】

(14~15 题共用备选答案)
   A. 中风昏迷、热病、头面部疾病
   B. 前头、口齿、胃肠病
   C. 目病、咽喉病、热病
   D. 中风脱证、虚寒、下焦疾
   E. 后头、神志、肩胛部

14. 任脉主治

15. 督脉主治

第五单元 特定穴

【A1 型题】

1. 胆经的下合穴是
   A. 飞扬　　　　　　　B. 阳陵泉
   C. 光明　　　　　　　D. 丰隆
   E. 胆囊穴

2. 足阳明胃经的原穴是
   A. 内庭　　　　　　　B. 合谷
   C. 冲阳　　　　　　　D. 太白
   E. 神门

3. 心包经的荥穴是
   A. 中冲　　　　　　　B. 少府
   C. 劳宫　　　　　　　D. 大陵
   E. 曲泽

4. 心经的荥穴是
   A. 中冲　　　　　　　B. 少府
   C. 劳宫　　　　　　　D. 大陵
   E. 曲泽

5. 脾之大络，名为
   A. 天池　　　　　　　B. 长强
   C. 鸠尾　　　　　　　D. 大包
   E. 虚里

6. 多分布于腕踝关节附近的是
   A. 井穴　　　　　　　B. 合穴
   C. 原穴　　　　　　　D. 络穴
   E. 下合穴

7. 郄穴中，不位于肘膝关节以下的是
   A. 孔最　　　　　　　B. 梁丘

C. 地机 D. 阴郄

E. 养老

8. 肺经的郄穴是

A. 列缺 B. 鱼际

C. 太渊 D. 孔最

E. 手三里

9. 八会穴中，骨会是

A. 阳陵泉 B. 大杼

C. 悬钟 D. 太渊

E. 中脘

10. 膀胱经的募穴是

A. 中都 B. 外丘

C. 梁丘 D. 地机

E. 中极

11. 胆经的募穴是

A. 期门 B. 章门

C. 日月 D. 天枢

E. 京门

12. 三焦经的下合穴位于

A. 胃经 B. 胆经

C. 膀胱经 D. 大肠经

E. 三焦经

13. 八会穴中血会是

A. 章门 B. 膈俞

C. 中脘 D. 大杼

E. 绝骨

14. 八脉交会穴中，与阳跷脉相通的是

A. 后溪 B. 列缺

C. 照海 D. 申脉

E. 足三里

【B 型题】

(15 ~ 16 题共用备选答案)

A. 井穴 B. 荥穴

C. 输穴 D. 经穴

E. 合穴

15. 隐白在五输穴中属于

16. 尺泽在五输穴中属于

(17 ~ 19 题共用备选答案)

A. 井穴 B. 荥穴

C. 输穴 D. 经穴

E. 合穴

17. 行间在五输穴中，属于

18. 阳溪在五输穴中，属于

19. 委中在五输穴中，属于

(20 ~ 22 题共用备选答案)

A. 中脘 B. 天枢

C. 日月 D. 章门

E. 巨阙

20. 胆经的募穴是

21. 胃经的募穴是

22. 脾经的募穴是

第六单元 腧穴的定位方法

【A1 型题】

1. 前臂，肘横纹到腕横纹之间的骨度分寸是

A. 3 寸 B. 5 寸

C. 8 寸 D. 9 寸

E. 12 寸

2. 胸部，剑突下到肚脐的骨度分寸是

A. 3 寸 B. 5 寸

C. 8 寸 D. 9 寸

E. 12 寸

3. 两乳头连线的骨度分寸是

A. 3 寸 B. 5 寸

C. 8 寸 D. 9 寸

E. 12 寸

4. 以下的骨度分寸不是 9 寸的是

A. 两头维之间

B. 两完骨之间

C. 胸剑联合中点（歧骨）至脐中

D. 天突至歧骨

E. 腋前、后纹头至肘横纹

5. 印堂的定位标志是

A. 眼睛 B. 眉毛

C. 鼻子 D. 额纹

E. 前发际

6. 以下不用于横指同身寸测量的是

A. 拇指 B. 食指

C. 中指 D. 无名指

E. 小指

7. 中指同身寸的距离是以中指何部位两端纹头之间距离测量

A. 中节尺侧 B. 中节桡侧

C. 末节尺侧 D. 末节桡侧

E. 指间关节

8. "一夫法"确定的长度是

A. 1 寸 B. 2 寸

C. 3 寸 D. 4 寸

E. 5 寸

【B 型题】

(9 ~ 11 题共用备选答案)

A. 8 寸 B. 9 寸

C. 16 寸 D. 18 寸

E. 19 寸

9. 股骨大转子到腘横纹的骨度分寸是

10. 腘横纹到外踝尖的骨度分寸是

11. 耳后两乳突连线的骨度分寸是

（12～13题共用备选答案）

　　A. 12寸　　　　　　　B. 13寸
　　C. 16寸　　　　　　　D. 18寸
　　E. 19寸

12. 横骨上廉至内辅骨上廉的骨度分寸是

13. 膝中至外踝尖的骨度分寸是

第七单元　手太阴肺经、腧穴

【A1型题】

1. "环循胃口"的"胃口"指的是

　　A. 幽门　　　　　　　B. 贲门
　　C. 阑门　　　　　　　D. 飞门
　　E. 魄门

2. "起于中焦，下络大肠"的经脉是

　　A. 足阳明胃经　　　　B. 足太阴脾经
　　C. 手少阴心经　　　　D. 手阳明大肠经
　　E. 手太阴肺经

3. 下列不属于手太阴肺经主治的是

　　A. 咳喘　　　　　　　B. 咯血
　　C. 感冒　　　　　　　D. 咽喉痛
　　E. 目痛

4. 肺经的郄穴是

　　A. 列缺　　　　　　　B. 孔最
　　C. 尺泽　　　　　　　D. 曲泽
　　E. 太渊

5. 腕掌侧横纹桡侧，桡动脉搏动处的穴位是

　　A. 大陵　　　　　　　B. 间使
　　C. 少府　　　　　　　D. 商阳
　　E. 太渊

6. 下列不属于太渊穴的是

　　A. 脉会　　　　　　　B. 输穴
　　C. 原穴　　　　　　　D. 络穴
　　E. 八会穴

7. 手太阴肺经中，可用于治疗小儿疳积的是

　　A. 中府　　　　　　　B. 尺泽
　　C. 鱼际　　　　　　　D. 列缺
　　E. 少商

8. 少商穴位于

　　A. 拇指尺侧指甲根角旁
　　B. 拇指桡侧指甲根角旁
　　C. 食指尺侧指甲根角旁
　　D. 食指桡侧指甲根角旁
　　E. 拇指指尖

9. 手太阴肺经的荥穴是

　　A. 少商　　　　　　　B. 商阳
　　C. 鱼际　　　　　　　D. 经渠
　　E. 尺泽

【A2型题】

10. 患者外感风热，咽喉赤肿疼痛，吞咽困难，咽干，咳嗽。治疗应首选

　　A. 列缺　　　　　　　B. 内庭
　　C. 太溪　　　　　　　D. 少商
　　E. 廉泉

11. 患者因肺肾阴虚，虚火妄动，脉络受伤而致咯血。治疗应首选

　　A. 孔最　　　　　　　B. 梁丘
　　C. 隐白　　　　　　　D. 曲泽
　　E. 定喘

【B型题】

（12～14题共用备选答案）

　　A. 少商　　　　　　　B. 列缺
　　C. 鱼际　　　　　　　D. 经渠
　　E. 中府

12. 肺经的募穴是

13. 肺经的络穴是

14. 肺经的井穴是

（15～16题共用备选答案）

　　A. 中府　　　　　　　B. 尺泽
　　C. 鱼际　　　　　　　D. 太渊
　　E. 少商

15. 操作时，需要避开桡动脉的是

16. 操作时，需要浅刺的是

第八单元　手阳明大肠经、腧穴

【A1型题】

1. 手阳明大肠经在上肢的分布是

　　A. 内侧前廉　　　　　B. 外侧前廉
　　C. 内侧中行　　　　　D. 外侧后廉
　　E. 内侧后廉

2. 商阳穴位于

　　A. 无名指末节尺侧，距指甲角0.1寸
　　B. 小指末节尺侧，距指甲角0.1寸
　　C. 拇指末节桡侧，距指甲角0.1寸
　　D. 中指末节尺侧，距指甲角0.1寸
　　E. 食指末节桡侧，距指甲角0.1寸

3. "合谷两骨"指的是

　　A. 第1、2掌骨　　　　B. 第2、3掌骨
　　C. 第1、2指骨　　　　D. 第2、3指骨
　　E. 第2掌骨

4. 以下不属于手阳明大肠经循行的是

　　A. 起于大指次指之端
　　B. 出合谷两骨之间
　　C. 左之右，右之左，上夹鼻孔
　　D. 络肺，属大肠
　　E. 下络大肠

5. 手阳明大肠经的络穴为
  A. 合谷　　　　　　B. 阳溪
  C. 偏历　　　　　　D. 温溜
  E. 曲池

6. 以下关于合谷穴的描述，正确的是
  A. 孕妇可以进针
  B. 在第2掌骨尺侧的中点处
  C. 是输穴
  D. 是八脉交会穴
  E. 以治疗头面五官的疾患见长

7. 手阳明大肠经的络穴是
  A. 合谷
  B. 阳池
  C. 偏历
  D. 曲池
  E. 复溜

8. 治疗胆道蛔虫病，应首选的穴位是
  A. 合谷　　　　　　B. 太冲
  C. 曲池　　　　　　D. 迎香
  E. 至阴

9. 位于三角肌上部中央，肩峰外侧前端与肱骨大结节两骨间凹陷中的穴位是
  A. 肩髃　　　　　　B. 臂臑
  C. 肩井　　　　　　D. 臑俞
  E. 肩髎

10. 下列经脉循行中"交人中"的是
  A. 足阳明胃经　　　B. 手少阴心经
  C. 手阳明大肠经　　D. 手太阳小肠经
  E. 足少阳胆经

11. 曲池位于
  A. 肘横纹内侧端，屈肘，曲泽与肱骨内上髁连线的中点
  B. 肘横纹外侧端，屈肘，尺泽与肱骨内上髁连线的中点
  C. 肘横纹内侧端，屈肘，曲池与肱骨内上髁连线的中点
  D. 肘横纹内侧端，屈肘，曲泽与肱骨外上髁连线的中点
  E. 肘横纹外侧端，屈肘，尺泽与肱骨外上髁连线的中点

【B 型题】

（12～14 题共用备选答案）
  A. 手太阴肺经　　　B. 手阳明大肠经
  C. 手少阴心经　　　D. 足阳明胃经
  E. 足太阴脾经

12. "入上齿"的经脉为

13. "入下齿"的经脉为

14. "连舌本，散舌下"的经脉为

（15～17 题共用备选答案）

  A. 曲池　　　　　　B. 合谷
  C. 偏历　　　　　　D. 手三里
  E. 二间

15. 大肠经的合穴是

16. 大肠经的络穴是

17. 大肠经的荥穴是

第九单元　足阳明胃经、腧穴

【A1 型题】

1. 足阳明胃经在下肢的主要分布是
  A. 内侧前廉　　　　B. 外侧前廉
  C. 内侧中行　　　　D. 外侧后廉
  E. 内侧后廉

2. 在胸部，任脉旁开 4 寸的经脉是
  A. 足太阴脾经　　　B. 足少阴肾经
  C. 足阳明胃经　　　D. 足厥阴肝经
  E. 足太阳膀胱经

3. 以下不在瞳孔直下的腧穴是
  A. 承泣　　　　　　B. 四白
  C. 上关　　　　　　D. 巨髎
  E. 地仓

4. 分布在腹部的阳经是
  A. 足少阳胆经　　　B. 足阳明胃经
  C. 手阳明大肠经　　D. 手太阳小肠经
  E. 足太阳膀胱经

5. 在腹部从前正中线由内向外，经脉的排列顺序为
  A. 任脉、足阳明胃经、足太阴脾经、足少阴肾经
  B. 任脉、足少阴肾经、足阳明胃经、足太阴脾经
  C. 任脉、足太阴脾经、足阳明胃经、足少阴肾经
  D. 任脉、足少阴肾经、足太阴脾经、足阳明胃经
  E. 任脉、足少阴肾经、足厥阴肝经、足太阴脾经

6. 大肠募穴位于
  A. 手阳明大肠经上　B. 足阳明胃经上
  C. 足太阴脾经上　　D. 距前正中线 4 寸
  E. 距前正中线 6 寸

7. 归来位于
  A. 脐中下 1 寸，距前正中线 4 寸
  B. 脐中下 2 寸，距前正中线 2 寸
  C. 脐中下 3 寸，距前正中线 4 寸
  D. 脐中下 4 寸，距前正中线 2 寸
  E. 脐中下 5 寸，距前正中线 4 寸

8. 足阳明胃经的郄穴是
  A. 髀关　　　　　　B. 伏兔
  C. 阴市　　　　　　D. 梁丘
  E. 血海

9. 下列关于足三里穴的描述，正确的是
  A. 位于梁丘下 3 寸
  B. 位于上巨虚上 2 寸

C. 位于犊鼻下 3 寸
D. 是胃经的井穴
E. 是胃经的郄穴

10. 下列各穴中，常用于保健并具有强壮作用的腧穴是
A. 关元俞　　　　　B. 肾俞
C. 脾俞　　　　　　D. 足三里
E. 气海俞

11. 可作为体表固定标志的腧穴是
A. 梁丘　　　　　　B. 犊鼻
C. 足三里　　　　　D. 上巨虚
E. 丰隆

12. 被称为"治痰要穴"的腧穴是
A. 梁丘　　　　　　B. 犊鼻
C. 足三里　　　　　D. 上巨虚
E. 丰隆

【A2 型题】

13. 患者牙痛剧烈，伴口臭，口渴，便秘，舌苔黄，脉洪。治疗应首选
A. 风池　　　　　　B. 外关
C. 足三里　　　　　D. 地仓
E. 内庭

14. 下合穴中可治疗肠痈、痢疾的是
A. 足三里　　　　　B. 上巨虚
C. 下巨虚　　　　　D. 委中
E. 阳陵泉

15. 患者，男，47 岁。下肢弛缓无力 1 年余，肌肉明显萎缩，功能严重受限，并感麻木，发凉，腰酸，头晕，舌红少苔，脉细数。治疗应首选
A. 阳明经穴
B. 太阳经穴
C. 督脉经穴
D. 少阳经穴
E. 厥阴经穴

【B 型题】

(16 ~ 18 题共用备选答案)
A. 石门　　　　　　B. 条口
C. 天枢　　　　　　D. 丰隆
E. 解溪

16. 大肠的募穴是
17. 胃经的络穴是
18. 胃经的经穴是

(19 ~ 20 题共用备选答案)
A. 地机　　　　　　B. 养老
C. 外丘　　　　　　D. 郄门
E. 梁丘

19. 手太阳小肠经的郄穴是
20. 足阳明胃经的郄穴是

第十单元　足太阴脾经、腧穴

【A1 型题】

1. 足太阴脾经的荥穴是
A. 足三里　　　　　B. 太白
C. 大都　　　　　　D. 后溪
E. 照海

2. 以下不属于足太阴脾经主治病证的是
A. 脾胃病　　　　　B. 妇科病
C. 腹部病　　　　　D. 后阴病
E. 足大指痛

3. 有止血之功，能治疗生殖系血证的腧穴是
A. 隐白　　　　　　B. 太白
C. 公孙　　　　　　D. 大都
E. 商丘

4. 既是输穴，又是原穴的腧穴是
A. 隐白　　　　　　B. 太白
C. 公孙　　　　　　D. 大都
E. 商丘

5. 在八脉交会穴中，通冲脉的是
A. 列缺　　　　　　B. 公孙
C. 内关　　　　　　D. 商丘
E. 后溪

6. 以下不属于三阴交穴主治范围的是
A. 腹泻　　　　　　B. 月经不调
C. 遗精　　　　　　D. 高血压
E. 黄疸

7. 三阴交属于哪三条经脉交汇的腧穴
A. 肝、心、肾　　　B. 肝、脾、肾
C. 肝、心、肺　　　D. 脾、心、肾
E. 肺、脾、肾

8. 足太阴脾经的郄穴为
A. 商丘　　　　　　B. 三阴交
C. 漏谷　　　　　　D. 地机
E. 阴陵泉

9. 足太阴脾经的合穴为
A. 商丘　　　　　　B. 梁丘
C. 漏谷　　　　　　D. 地机
E. 阴陵泉

10. 三阴交位于
A. 内踝尖上 4 寸，胫骨内侧缘后方
B. 外踝尖上 3 寸，胫骨外侧缘后方
C. 内踝尖上 3 寸，胫骨内侧缘前方
D. 内踝尖上 3 寸，胫骨内侧缘后方
E. 外踝尖上 4 寸，胫骨外侧缘前方

11. 侧胸部腋中线上，当第 6 肋间隙处的穴位是
A. 章门　　　　　　B. 期门
C. 府舍　　　　　　D. 大包

E. 极泉

【B 型题】

(12～14 题共用备选答案)

A. 大横　　　　　　B. 中脘

C. 梁门　　　　　　D. 天枢

E. 中极

12. 膀胱经的募穴是

13. 属脾经的穴位是

14. 胃经的募穴是

(15～16 题共用备选答案)

A. 隐白　　　　　　B. 大都

C. 太白　　　　　　D. 公孙

E. 商丘

15. 足太阴脾经的井穴为

16. 足太阴脾经的经穴为

第十一单元　手少阴心经、腧穴

【A1 型题】

1. 起于本脏的经脉是

A. 手少阳三焦经　　B. 足厥阴肝经

C. 手少阴心经　　　D. 足少阴肾经

E. 足太阳膀胱经

2. 位于小指末节桡侧，指甲角旁 0.1 寸处的穴位是

A. 少海　　　　　　B. 小海

C. 少泽　　　　　　D. 少冲

E. 中冲

3. 少海位于

A. 屈肘，肘横纹上，肱二头肌腱尺侧的凹陷中

B. 屈肘，肘横纹外侧端与肱骨外上髁连线的中点

C. 屈肘，肘横纹上，肱二头肌腱桡侧的凹陷中

D. 屈肘，肘横纹内侧端与肱骨内上髁连线的中点

E. 屈肘，肘横纹内侧端与尺骨鹰嘴连线的中点

4. "出属心系"的经脉是

A. 手厥阴心包经　　B. 手太阴肺经

C. 手少阴心经　　　D. 任脉

E. 足少阴肾经

5. 手少阴心经的荥穴是

A. 少冲　　　　　　B. 少泽

C. 少府　　　　　　D. 少商

E. 通里

6. 手少阴心经的井穴是

A. 少冲　　　　　　B. 少泽

C. 少府　　　　　　D. 少商

E. 通里

7. 手少阴心经输穴是

A. 少冲　　　　　　B. 神门

C. 关冲　　　　　　D. 少府

E. 少泽

第十二单元　手太阳小肠经、腧穴

【A1 型题】

1. 手太阳小肠经在上肢的分布是

A. 内侧前廉　　　　B. 外侧前廉

C. 内侧中行　　　　D. 外侧后廉

E. 内侧后廉

2. 下列关于后溪穴描述，正确的是

A. 是原穴

B. 是络穴

C. 是八脉交会穴，通于任脉

D. 是输穴

E. 是八会穴

3. 循行既到目外眦又到目内眦的经络是

A. 手阳明大肠经

B. 足太阳膀胱经

C. 手太阳小肠经

D. 手少阳三焦经

E. 足少阳胆经

4. 以下属于手太阳小肠经的腧穴是

A. 听会　　　　　　B. 听宫

C. 耳门　　　　　　D. 神门

E. 内关

5. 少泽穴的定位是

A. 小指尺侧　　　　　B. 小指桡侧

C. 无名指尺侧　　　　D. 无名指桡侧

E. 小指指尖

6. 手太阳小肠经的原穴是

A. 少泽　　　　　　B. 前骨

C. 后溪　　　　　　D. 腕骨

E. 养老

7. 手太阳小肠经的合穴是

A. 少泽　　　　　　B. 后溪

C. 腕骨　　　　　　D. 支正

E. 小海

【B 型题】

(8～9 题共用备选答案)

A. 肺　　　　　　　B. 脾

C. 肾　　　　　　　D. 胃

E. 胆

8. 手少阴心经除属、络的脏腑外，循行中联络的脏腑还有

9. 手太阳小肠经除属、络的脏腑外，循行中联络的脏腑还有

(10～11 题共用备选答案)

A. 神门　　　　　　B. 少泽

C. 内关　　　　　　D. 阴郄

E. 外关

10. 位于腕掌侧横纹尺侧端，尺侧腕屈肌腱的桡侧凹陷处

的穴位是

11. 属手手太阳小肠经的穴位是

第十三单元　足太阳膀胱经、腧穴

【A1 型题】

1. 下列经络循行至头顶并入络脑的是
   - A. 足阳明胃经
   - B. 足太阳膀胱经
   - C. 足少阴肾经
   - D. 足厥阴肝经
   - E. 足太阴脾经

2. 下列腧穴中，常用于治疗呃逆的是
   - A. 睛明　　　　　B. 攒竹
   - C. 承泣　　　　　D. 四白
   - E. 印堂

3. 具有调理下焦、活血调经作用的腧穴是
   - A. 睛明　　　　　B. 膈俞
   - C. 次髎　　　　　D. 承光
   - E. 承山

4. 治疗胎位不正最常用的腧穴是
   - A. 合谷　　　　　B. 至阴
   - C. 三阴交　　　　D. 太冲
   - E. 足三里

5. 有关睛明穴的针刺操作，叙述不正确的是
   - A. 遇到阻力时，可继续进针，不必改变进针方向或退针
   - B. 不捻转，不提插
   - C. 出针后按压片刻
   - D. 针具宜细
   - E. 禁灸

6. 大杼穴被称为八会穴中的
   - A. 骨会　　　　　B. 髓会
   - C. 筋会　　　　　D. 气会
   - E. 血会

7. 膈俞穴被称为八会穴中的
   - A. 骨会　　　　　B. 髓会
   - C. 筋会　　　　　D. 气会
   - E. 血会

8. 足太阳膀胱经的荥穴是
   - A. 至阴　　　　　B. 足通谷
   - C. 京骨　　　　　D. 昆仑
   - E. 委中

9. 足太阳膀胱经的络穴是
   - A. 委阳　　　　　B. 委中

C. 昆仑　　　　　D. 京骨
E. 飞扬

10. 足太阳膀胱经的输穴是
    - A. 束骨　　　　　B. 通谷
    - C. 京骨　　　　　D. 昆仑
    - E. 委中

11. 足太阳膀胱经的郄穴是
    - A. 委中　　　　　B. 昆仑
    - C. 金门　　　　　D. 京骨
    - E. 束骨

12. 足太阳膀胱经的原穴是
    - A. 委中　　　　　B. 昆仑
    - C. 金门　　　　　D. 京骨
    - E. 束骨

13. 足太阳膀胱经的井穴是
    - A. 委中　　　　　B. 昆仑
    - C. 金门　　　　　D. 京骨
    - E. 至阴

【B 型题】

(14～16 题共用备选答案)
   - A. 第 3 胸椎棘突下，后正中线旁开 1.5 寸
   - B. 第 5 胸椎棘突下，后正中线旁开 1.5 寸
   - C. 第 6 胸椎棘突下，后正中线旁开 1.5 寸
   - D. 第 7 胸椎棘突下，后正中线旁开 1.5 寸
   - E. 第 9 胸椎棘突下，后正中线旁开 1.5 寸

14. 心俞穴位于
15. 肝俞穴位于
16. 膈俞穴位于

(17～19 题共用备选答案)
   - A. 腰背痛　　　　　B. 失眠
   - C. 小腿转筋　　　　D. 感冒
   - E. 头痛

17. 委中穴的主治病症是
18. 承山穴的主治病症是
19. 申脉穴的主治病症是

第十四单元　足少阴肾经、腧穴

【A1 型题】

1. 能用于治疗奔豚气的腧穴是
   - A. 涌泉　　　　　B. 然骨
   - C. 太溪　　　　　D. 大钟
   - E. 照海

2. 能用于治疗小儿脐风的腧穴是
   - A. 涌泉　　　　　B. 然骨
   - C. 太溪　　　　　D. 大钟
   - E. 照海

3. 足少阴肾经的合穴是
   A. 涌泉　　　　　B. 然谷
   C. 太溪　　　　　D. 复溜
   E. 阴谷

4. 足少阴肾经的荥穴是
   A. 涌泉　　　　　B. 然谷
   C. 太溪　　　　　D. 复溜
   E. 阴谷

5. 足少阴肾经的井穴是
   A. 涌泉　　　　　B. 然谷
   C. 太溪　　　　　D. 复溜
   E. 阴谷

6. 通于阴跷脉的八脉交会穴是
   A. 复溜　　　　　B. 太溪
   C. 照海　　　　　D. 大钟
   E. 阴谷

7. 位于脐旁 0.5 寸的腧穴是
   A. 肓俞　　　　　B. 气海
   C. 大横　　　　　D. 涌泉
   E. 气海

8. 下列腧穴擅长滋补肾阴的肾经腧穴是
   A. 三阴交　　　　B. 关元
   C. 太溪　　　　　D. 肾俞
   E. 命门

9. 位于内踝高点与跟腱后缘连线的重点凹陷处的腧穴是
   A. 复溜　　　　　B. 太溪
   C. 照海　　　　　D. 大钟
   E. 阴谷

10. 擅长治疗失眠的肾经腧穴是
    A. 内关　　　　　B. 三阴交
    C. 复溜　　　　　D. 申脉
    E. 照海

11. 不是照海穴主治病症的是
    A. 失眠、癫痫　　B. 呕吐涎沫、吐舌
    C. 带下　　　　　D. 小便频数
    E. 目赤肿痛

【B 型题】

(12～14 题共用备选答案)
    A. 复溜　　　　　B. 丘墟
    C. 照海　　　　　D. 申脉
    E. 然谷

12. 位于外踝高点直下方凹陷中的腧穴是
13. 位于内踝高点正下缘凹陷处的腧穴是
14. 位于太溪穴上 2 寸，当跟腱前缘的腧穴是

(15～17 题共用备选答案)
    A. 复溜　　　　　B. 关元
    C. 太溪　　　　　D. 肾俞
    E. 照海

15. 治疗汗证，首选的腧穴是
16. 治疗失眠，首选的腧穴是
17. 治疗阴虚火旺，首选的腧穴是

第十五单元　手厥阴心包经、腧穴

【A1 型题】

1. 劳宫位于手掌心哪两个掌骨之间
   A. 1、2　　　　　B. 2、3
   C. 3、4　　　　　D. 4、5
   E. 3、5

2. 手厥阴心包经腧穴除主治心、心包、胸、神志病外，还主要用于治疗
   A. 胃病　　　　　B. 肾病
   C. 肝病　　　　　D. 胆病
   E. 脾病

3. 下列不是曲泽穴主治病症的是
   A. 心痛、善惊　　B. 胃痛、呕血
   C. 咳嗽、胸满　　D. 暑热病
   E. 肘臂挛痛

4. 用于治疗心痛、心悸、呕血、咳血、疔疮的腧穴是
   A. 内关　　　　　B. 孔最
   C. 间使　　　　　D. 外关
   E. 郄门

5. 内关穴位于掌长肌腱与桡侧腕屈肌腱之间，腕横纹上
   A. 1 寸　　　　　B. 2 寸
   C. 3 寸　　　　　D. 4 寸
   E. 5 寸

6. 手厥阴心包经的合穴是
   A. 中冲　　　　　B. 劳宫
   C. 曲泽　　　　　D. 大陵
   E. 间使

7. 手厥阴心包经的井穴是
   A. 中冲　　　　　B. 劳宫
   C. 内关　　　　　D. 大陵
   E. 间使

8. 手厥阴心包经的输穴是
   A. 劳宫　　　　　B. 曲泽
   C. 中冲　　　　　D. 大陵
   E. 间使

9. 可以作为保健穴，经常按压起到强心作用的腧穴是
   A. 天池　　　　　B. 郄门
   C. 曲泽　　　　　D. 大陵
   E. 劳宫

【B 型题】

(10～11 题共用备选答案)
   A. 腕横纹上 5 寸，掌长肌腱与桡侧腕屈肌腱之间
   B. 腕横纹上 4 寸，掌长肌腱与桡侧腕屈肌腱之间

C. 腕横纹上3寸，掌长肌腱与桡侧腕屈肌腱之间

D. 腕横纹上2寸，掌长肌腱与桡侧腕屈肌腱之间

E. 腕横纹上1寸，掌长肌腱与桡侧腕屈肌腱之间

10. 内关穴的定位为

11. 郄门穴的定位为

第十六单元　手少阳三焦经、腧穴

【A1型题】

1. 下列腧穴中，治疗便秘效果比较好的是
   A. 关冲　　　　　　B. 中渚
   C. 阳池　　　　　　D. 支沟
   E. 外关

2. 外关穴与奇经八脉中哪条经脉相通
   A. 阳维脉　　　　　B. 阴维脉
   C. 阳跷脉　　　　　D. 阴跷脉
   E. 督脉

3. 位于乳突前下方与下颌角之间的凹陷中的腧穴是
   A. 角孙　　　　　　B. 翳风
   C. 翳明　　　　　　D. 牵正
   E. 头临泣

4. 支沟穴位于阳池与肘尖连线上，腕横纹上
   A. 2寸　　　　　　B. 3寸
   C. 4寸　　　　　　D. 5寸
   E. 6寸

5. 下列腧穴中，手少阳三焦经的荥穴是
   A. 关冲　　　　　　B. 液门
   C. 中渚　　　　　　D. 阳池
   E. 天井

6. 下列腧穴中，属于手少阳三焦经原穴的是
   A. 天枢　　　　　　B. 养老
   C. 阳池　　　　　　D. 肝俞
   E. 少府

7. 下列腧穴中，不属于手少阳三焦经经穴的是
   A. 关冲　　　　　　B. 中渚
   C. 阳池　　　　　　D. 合谷
   E. 外关

8. 循行于上肢外侧中线，上达肩部的经脉是
   A. 手阳明大肠经　　B. 手太阳小肠经
   C. 手少阴心经　　　D. 手少阳三焦经
   E. 手太阴肺经

9. 下列腧穴中，擅长治疗面瘫的三焦经腧穴是
   A. 合谷　　　　　　B. 颊车
   C. 地仓　　　　　　D. 翳风
   E. 太阳

10. 既是络穴，又是八脉交会穴的腧穴是
    A. 关冲　　　　　　B. 中渚
    C. 阳池　　　　　　D. 支沟
    E. 外关

11. 眉梢的凹陷处的腧穴是
    A. 睛明　　　　　　B. 攒竹
    C. 太阳　　　　　　D. 丝竹空
    E. 四白

12. 下列腧穴中，治疗偏头痛效果比较好的是
    A. 关冲　　　　　　B. 中渚
    C. 阳池　　　　　　D. 支沟
    E. 外关

【B型题】

(13~15题共用备选答案)
    A. 耳门　　　　　　B. 支沟
    C. 翳风　　　　　　D. 外关
    E. 丝竹空

13. 以上腧穴中，擅长治疗便秘的是

14. 以上腧穴中，擅长治疗耳鸣、耳聋、面部不适的是

15. 以上腧穴中，擅长治疗前额头痛的是

第十七单元　足少阳胆经、腧穴

【A1型题】

1. 胆经与肝经在足第几趾交接
   A. 1　　　　　　　　B. 2
   C. 3　　　　　　　　D. 4
   E. 5

2. 环跳穴位于
   A. 股骨大转子最凸点与骶管裂孔连线中外1/3交点处
   B. 股骨大转子最凸点与骶管裂孔连线中内1/3交点处
   C. 股骨大转子最凸点与骶管裂孔连线中点处
   D. 股骨大转子最凸点
   E. 骶管裂孔处

3. 以下哪项为治疗偏头痛的局部要穴
   A. 阳陵泉　　　　　B. 外关
   C. 翳风　　　　　　D. 丝竹空透率谷
   E. 头临泣

4. 以耳后乳突为唯一标志进行定位的腧穴是
   A. 耳门　　　　　　B. 完骨
   C. 翳风　　　　　　D. 听宫
   E. 角孙

5. 位于头维和神庭连线中点处的穴位是
   A. 阳白　　　　　　B. 足临泣
   C. 头临泣　　　　　D. 瘈脉
   E. 颅息

6. 胆之募穴是
   A. 带脉　　　　　　B. 章门
   C. 期门　　　　　　D. 日月
   E. 京门

7. 肾之募穴是
   A. 带脉　　　　　　B. 章门
   C. 期门　　　　　　D. 日月

E. 京门

8. 风市穴的定位是

A. 大腿外侧正中，腘横纹上 4 寸

B. 大腿外侧正中，腘横纹上 5 寸

C. 大腿外侧正中，腘横纹上 6 寸

D. 大腿外侧正中，腘横纹上 7 寸

E. 大腿外侧正中，腘横纹上 8 寸

9. 以下不属于阳陵泉性质的是

A. 合穴　　　　　B. 下合穴

C. 八脉交会穴　　D. 八会穴

E. 筋会

10. 以下不属于风池穴治疗作用的是

A. 疏经通络　　　B. 健脾和胃

C. 祛风解表　　　D. 清头利窍

E. 醒神开窍

11. 足少阳胆经的郄穴是

A. 外丘　　　　　B. 阳陵泉

C. 悬钟　　　　　D. 丘墟

E. 足临泣

12. 足少阳胆经的合穴是

A. 外丘　　　　　B. 阳陵泉

C. 悬钟　　　　　D. 丘墟

E. 足临泣

13. 胆经的络穴是

A. 光明　　　　　B. 足临泣

C. 阳陵泉　　　　D. 悬钟

E. 丘墟

14. 胆经的经穴是

A. 足窍阴　　　　B. 侠溪

C. 足临泣　　　　D. 丘墟

E. 阳辅

15. 既是输穴，又是八脉交会穴的腧穴是

A. 外丘　　　　　B. 阳陵泉

C. 悬钟　　　　　D. 丘墟

E. 足临泣

【B 型题】

(16～17 题共用备选答案)

A. 侠溪　　　　　B. 足窍阴

C. 足临泣　　　　D. 丘墟

E. 悬钟

16. 常用来治疗中风、半身不遂、痴呆的穴位是

17. 常用来治疗足内翻的穴位是

(18～19 题共用备选答案)

A. 内踝前下方凹陷中，当舟骨结节与内踝尖连线的中点处

B. 外踝前下方，趾长伸肌腱的外侧凹陷中

C. 外踝高点上 3 寸，腓骨前缘

D. 外踝高点上 4 寸，腓骨前缘

E. 外踝高点上 5 寸，腓骨前缘

18. 丘墟穴的定位是

19. 悬钟穴的定位是

第十八单元　足厥阴肝经、腧穴

【A1 型题】

1. 足厥阴肝经的募穴是

A. 太冲　　　　　B. 行间

C. 期门　　　　　D. 中封

E. 曲泉

2. 肝经的络穴是

A. 太冲　　　　　B. 行间

C. 中封　　　　　D. 蠡沟

E. 期门

3. 肝经的合穴是

A. 足临泣　　　　B. 行间

C. 中封　　　　　D. 期门

E. 曲泉

4. 足背，第 1、2 跖骨结合部之间的凹陷中的穴位是

A. 行间　　　　　B. 太冲

C. 厉兑　　　　　D. 陷谷

E. 侠溪

5. 肝经实证，采用"补母泻子法"，应泻

A. 太冲　　　　　B. 曲泉

C. 行间　　　　　D. 大敦

E. 中封

6. 太冲穴的定位是

A. 足背，当第 1、2 趾间的趾蹼缘上方纹头处

B. 足背，当第 2、3 趾间的趾蹼缘上方纹头处

C. 足背，第 1、2 跖骨结合部之间凹陷中

D. 足背，第 2、3 跖骨结合部之间凹陷中

E. 内踝前 1 寸，胫骨前肌腱内缘凹陷中

7. 肝经的荥穴是

A. 太冲　　　　　B. 行间

C. 中封　　　　　D. 大敦

E. 期门

第十九单元　督脉、腧穴

【A1 型题】

1. 督脉循行路线未经过

A. 小腹　　　　　B. 腰背部

C. 项部　　　　　D. 胸部

E. 头面部

2. 以下对百会穴的描述，不正确的是

A. 位于前发际正中直上 7 寸

B. 可治疗神志病

C. 可主治头面病证

D. 可治疗气虚下陷病证

E. 可用灸法

3. 下列哪项不是大椎穴的主治病症
    A. 热病、疟疾　　　　B. 骨蒸潮热
    C. 癫狂痫　　　　　　D. 腹泻、痢疾、脱肛
    E. 风疹、痤疮

4. 既能治疗神志病；又能治疗脱肛、胃下垂等气失因摄而致的下陷病证的腧穴是
    A. 神庭　　　　　　　B. 素髎
    C. 百会　　　　　　　D. 上星
    E. 水沟

【A2 型题】

5. 患者，女，59 岁。两膝关节红肿热痛，尤以右膝部为重，痛不可触，关节活动不利，并见身热，口渴，舌苔黄燥，脉滑数。治疗除选用犊鼻、梁丘、阳陵泉、膝阳关外，还应加
    A. 大椎、曲池　　　　B. 肾俞、关元
    C. 脾俞、气海　　　　D. 脾俞、胃俞
    E. 肾俞、合谷

【B 型题】

（6～7 题共用备选答案）
    A. 百会　　　　　　　B. 水沟
    C. 太溪　　　　　　　D. 大椎
    E. 厉兑

6. 既能治疗急危重症，又能治疗急性腰扭伤的穴位是
7. 既能治疗骨蒸潮热，又能治疗癫狂的穴位是

第二十单元　任脉、腧穴

【A1 型题】

1. 任脉起于
    A. 胞中　　　　　　　B. 会阴
    C. 前阴　　　　　　　D. 后阴
    E. 头顶

2. 下列哪项不是中极穴的主治病证
    A. 泌尿系统疾病　　　B. 男科疾病
    C. 妇科疾病　　　　　D. 不孕、不育
    E. 癫狂病

3. 膀胱经的募穴是
    A. 膀胱俞　　　　　　B. 委中
    C. 中极　　　　　　　D. 关元
    E. 曲骨

4. 小肠经的募穴是
    A. 小肠俞　　　　　　B. 关元
    C. 中极　　　　　　　D. 天枢
    E. 神阙

5. 三焦经的募穴是
    A. 石门　　　　　　　B. 三焦俞
    C. 关元　　　　　　　D. 中极

E. 神阙

6. 既是募穴，又是八会穴的腧穴是
    A. 天枢　　　　　　　B. 上巨虚
    C. 气海　　　　　　　D. 关元
    E. 中脘

【A2 型题】

7. 患者，女，25 岁。痛经 2 年，经行不畅，小腹胀痛拒按，经色紫红，夹有瘀块，血块下后痛可缓解，舌有瘀斑，脉沉涩。治疗应以哪组经脉腧穴为主
    A. 任脉、足少阴经　　B. 任脉、足阳明经
    C. 督脉、足厥阴经　　D. 任脉、足太阴经
    E. 督脉、足阳明经

8. 患者，男，68 岁。家属代诉：患者于今日下午外出散步，突然昏仆，不省人事，半身不遂，目合口张，鼻鼾息微，遗尿，汗出，四肢厥冷，脉细弱。治疗应首选
    A. 督脉经穴，灸法
    B. 任脉经穴，灸法
    C. 背俞穴，灸法
    D. 足阳明经穴，灸法
    E. 足厥阴经穴，针刺用泻法

【B 型题】

（9～11 题共用备选答案）
    A. 下脘　　　　　　　B. 建里
    C. 中极　　　　　　　D. 气海
    E. 关元

9. 善于治疗形体羸瘦、脏器衰惫、乏力等气虚病症的腧穴是
10. 善于治疗遗尿、小便不利、癃闭等泌尿系统病症的腧穴是
11. 具有强壮、保健作用的腧穴是

（12～13 题共用备选答案）
    A. 中脘　　　　　　　B. 建里
    C. 关元　　　　　　　D. 气海
    E. 上脘

12. 位于前正中线上，脐上 4 寸的穴位是
13. 位于前正中线上，脐下 3 寸的穴位是

第二十一单元　奇穴

【A1 型题】

1. 治疗昏迷，癫痫，高热，咽喉肿痛，应首选
    A. 四缝　　　　　　　B. 十宣
    C. 八邪　　　　　　　D. 合谷
    E. 曲池

2. 胆囊穴的定位是在小腿外侧上部，当腓骨小头前下方凹陷处
    A. 直下 2 寸　　　　　B. 直下 3 寸
    C. 直下 4 寸　　　　　D. 直下 5 寸
    E. 直下 6 寸

3. 腰眼穴除用于治疗腰痛外，还可治疗
   A. 胃痛，胸胁痛
   B. 月经不调，带下，虚劳
   C. 失眠，头痛，癫狂
   D. 呕吐，消渴
   E. 目疾，鼻疾

4. 夹脊穴的个数是
   A. 17　　　　　　　　B. 18
   C. 32　　　　　　　　D. 34
   E. 36

第二十二单元　毫针刺法

【A1 型题】

1. 直刺的角度是
   A. 80°~90°　　　　　B. 90°
   C. 75°　　　　　　　D. 60°
   E. 75°~90°

2. 印堂的进针法应采用
   A. 指切进针　　　　　B. 夹持进针
   C. 提捏进针　　　　　D. 舒张进针
   E. 单手进针

3. 提插补泻法的泻法是
   A. 重插轻提　　　　　B. 重插重提
   C. 轻插重提　　　　　D. 轻插轻提
   E. 先重插轻提，后轻插重提

4. 平刺是指针身与皮肤的夹角大约
   A. 5°　　　　　　　　B. 10°
   C. 15°　　　　　　　D. 20°
   E. 45°

5. 下列关于得气临床意义的描述，不正确的是
   A. 是实施补泻手法的关键
   B. 可以判断阴阳盛衰
   C. 可以窥测疾病预后
   D. 可以判断取穴准确与否
   E. 可以判断患者经气盛衰

6. 开阖补泻法的补法是
   A. 出针前按揉针旁
   B. 出针时摇大针孔
   C. 出针后不按针孔
   D. 出针后揉按针孔
   E. 出针后拍打针孔

7. 下列有关血肿处理方法的说法，错误的是
   A. 微量出血及针孔局部小块青紫，一般不必处理
   B. 如局部血肿增长迅速，应立即予以热敷，促使其消散
   C. 出血停止后，可在局部轻轻按揉
   D. 出血初期可用冷敷
   E. 血止后可用热敷

8. 有关晕针的处理方法，叙述不正确的是
   A. 立即停止针刺，将针全部起出
   B. 使患者平卧，头部抬高
   C. 宽衣解带，注意保暖
   D. 予以饮温开水或糖水
   E. 可刺人中、素髎、内关、足三里等穴

【A3 型题】

(9~11 题共用题干)

患者，男，28 岁。首次接受针刺。在针刺的过程中，患者突然头昏，眼花，面色苍白，恶心欲吐，汗出。脉细弱。

9. 患者出现上述症状的最可能原因是
   A. 精神紧张
   B. 疲劳、饥饿
   C. 体位不当
   D. 医生针刺手法过重
   E. 吐、汗、下、出血过度

10. 以下处理方法中，错误的是
    A. 立即停止针刺，将针全部起出
    B. 使患者平卧，立即降温或冰敷大血管周围
    C. 给饮糖开水
    D. 重者针刺人中、素髎、内关、足三里，灸百会、关元、气海等穴
    E. 必要时可考虑其他治疗或急救措施

11. 预防上述症状的措施，不包括
    A. 针前做好解释工作
    B. 选择舒适持久体位，最好采取卧位
    C. 选穴宜少
    D. 手法宜轻
    E. 医者快速针刺治疗，无需顾及患者感觉

【B 型题】

(12~14 题共用备选答案)
   A. 曲池　　　　　　　B. 中脘
   C. 完骨　　　　　　　D. 环跳
   E. 太溪

12. 指切进针法适用于

13. 舒张进针法适用于

14. 夹持进针法适用于

第二十三单元　灸法

【A1 型题】

1. 有关灸法的注意事项，叙述不正确的是
   A. 先灸上部，后灸下部
   B. 先灸阴部，后灸阳部
   C. 壮数应先少后多
   D. 艾炷应先小后大
   E. 施灸也应注意补泻的操作方法

2. 神阙常用的操作方法是
   A. 隔姜灸　　　　　　B. 隔盐灸
   C. 隔附子饼灸　　　　D. 直接灸

E. 灯草灸

3. 下列何种灸法属于艾条灸
A. 化脓灸　　　　B. 隔姜灸
C. 隔附子饼灸　　D. 实按灸
E. 非化脓灸

【B 型题】

(4～5 题共用备选答案)
A. 艾条灸　　　　B. 艾炷灸
C. 温和灸　　　　D. 温针灸
E. 天灸

4. 雷火神针属于

5. 白芥子灸属于

第二十四单元　拔罐法

【A1 型题】

1. 走罐法多选择的罐的类型是
A. 竹罐　　　　　B. 陶罐
C. 玻璃罐　　　　D. 抽气罐
E. 多功能罐

2. 将火罐拔上后立即取下，反复多次，至皮肤潮红为度的方法是
A. 留罐法　　　　B. 投火法
C. 闪罐法　　　　D. 水罐法
E. 多罐法

3. 下列情况中除哪一点外，均属于不宜拔罐的情况
A. 皮肤过敏、溃疡
B. 体弱久衰
C. 大血管部位
D. 高热
E. 孕妇的腹部、腰骶

4. 拔罐法的留罐时间一般是
A. 25～75 分钟　　B. 10～15 分钟
C. 10～60 秒　　　D. 1 小时左右
E. 120 分钟

【B 型题】

(5～6 题共用备选答案)
A. 煮罐法　　　　B. 走罐法
C. 刺血拔罐法　　D. 闪罐法
E. 药罐法

5. 在面积较大、肌肉丰厚处拔罐时，多选用

6. 在肌肉松弛，吸拔不紧处或留罐有困难者以及局部皮肤麻木、功能减退的虚证患者拔罐时多选用

第二十五单元　其他针法

【A1 型题】

1. 治疗痿症、瘫痪常用的电针波形是
A. 密波　　　　　B. 疏波

C. 疏密波　　　　D. 断续波
E. 锯齿波

2. 电针取穴应选用
A. 身体左右两侧腧穴组成 1 对，选 1～3 对穴位为宜
B. 身体左右两侧腧穴组成 1 对，选 5～6 对穴位为宜
C. 身体同侧腧穴组成 1 对，选 1～3 对穴位为宜
D. 身体同侧腧穴组成 1 对，选 5～6 对穴位为宜
E. 根据病情选择腧穴，不拘左右，穴数不限

3. 下列不属于三棱针常用操作的是
A. 点刺法　　　　B. 散刺法
C. 透刺法　　　　D. 刺络法
E. 挑刺法

第二十六单元　治疗总论

【A1 型题】

1. 以下属于针灸治疗作用的是
A. 联系脏腑　　　B. 运行气血
C. 抗御病邪　　　D. 调和阴阳
E. 沟通内外

2. 既是脾经络穴又属于八脉交会穴的是
A. 公孙　　　　　B. 丰隆
C. 后溪　　　　　D. 列缺
E. 阴陵泉

【B 型题】

(3～5 题共用备选答案)
A. 本经配穴　　　B. 表里经配穴
C. 上下配穴　　　D. 前后配穴
E. 左右配穴

3. 太溪配飞扬属

4. 申脉配后溪属

5. 尺泽配列缺属

第二十七单元　内科病证的针灸治疗

【A1 型题】

1. 行痹的治疗除在病变局部选穴外，可再加
A. 膈俞、血海　　B. 阴陵泉、足三里
C. 大椎、曲池　　D. 肾俞、关元
E. 风池、百会

2. 治疗腰痛的基本处方为
A. 委中、阿是穴、大肠俞、肾俞、腰阳关
B. 阳陵泉、肾俞、委中
C. 照海、委中、阿是穴
D. 秩边、环跳、委中、阿是穴
E. 大椎、环跳、委中、阿是穴

3. 针刺治疗风湿头痛，可在基本处方的基础上，加用
A. 内庭　　　　　B. 太溪、肝俞

C. 大椎、内庭　　　　D. 头维、阴陵泉

E. 翳风、风池

4. 头针治疗眩晕可取

A. 额中线、额旁 1 线

B. 顶中线、额旁 1 线

C. 顶中线、枕下旁线

D. 顶中线、枕上旁线

E. 枕上正中线、枕下旁线

【A2 型题】

5. 患者，女，45 岁。失眠 2 年，经常多梦少寐，入睡迟，易惊醒，平常遇事惊怕，多疑善感，气短头晕，舌淡，脉弦细。治疗除取主穴外，还应加

A. 心俞、厥阴俞、脾俞

B. 心俞、肾俞、太溪、足三里

C. 心俞、胆俞、大陵、丘墟

D. 肝俞、间使、太冲

E. 脾俞、胃俞、足三里

【A3 型题】

（6～8 题共用题干）

　　患者，男，32 岁。2 年前因从高处跌落致腰痛，至今未愈，腰部僵硬，刺痛明显，舌质淡暗，边有瘀点。

6. 其辨证是

A. 寒湿腰痛　　　　B. 瘀血腰痛

C. 湿热腰痛　　　　D. 肾阴虚腰痛

E. 肾阳虚腰痛

7. 治疗除局部阿是穴外，还应选取的是

A. 督脉穴　　　　B. 任脉穴

C. 足太阳经穴　　　D. 足少阴经穴

E. 足太阴经穴

8. 针灸治疗除主穴外，应加取

A. 膈俞、次髎

B. 肾俞、足三里

C. 命门、腰阳关

D. 悬钟、太冲

E. 肾俞、太溪

（9～11 题共用题干）

　　患者，男，54 岁。症见半身不遂，舌强语謇，口角歪斜，神志清，兼肢体麻木，手足拘挛，眩晕耳鸣，舌红，苔少，脉细数。

9. 其诊断是

A. 痉证　　　　B. 面瘫

C. 痹证　　　　D. 中风

E. 痿证

10. 治疗应选取的经脉是

A. 督脉、手厥阴及足太阴经穴

B. 督脉、手厥阴和十二井穴

C. 足少阳、足厥阴经及督脉穴

D. 局部穴、手足阳明经穴

E. 督脉穴及相应的背俞穴

11. 治疗除水沟、内关穴外，还应选取的主穴是

A. 三阴交、极泉、尺泽、委中

B. 足三里、极泉、尺泽、曲池

C. 三阴交、曲池、尺泽、委中

D. 足三里、天枢、尺泽、委中

E. 三阴交、足三里、尺泽、委中

（12～14 题共用题干）

　　患者，女，30 岁。胃脘胀痛，痛连两胁，每因情志不遂而诱发，嗳气反酸，喜太息，苔薄白，脉弦。

12. 其辨证是

A. 胃阴不足证　　　B. 瘀血停胃证

C. 肝气犯胃证　　　D. 外邪犯胃证

E. 饮食伤胃证

13. 针灸治疗应选取的主穴是

A. 天枢、中脘、膈俞

B. 内关、中脘、胃俞

C. 内关、天枢、太冲

D. 内关、足三里、梁门

E. 足三里、中脘、内关

14. 针灸治疗应选取的配穴是

A. 关元、脾俞、胃俞

B. 膈俞、三阴交

C. 梁门、下脘

D. 期门、太冲

E. 胃俞、三阴交、内庭

【B 型题】

（15～16 题共用备选答案）

A. 内关　　　　B. 膈俞

C. 命门　　　　D. 大椎

E. 丰隆

15. 腰痛以腰部有劳伤或陈伤史，劳累、晨起、久坐加重，腰部两侧肌肉触之有僵硬感，痛处固定不移为主症者，宜配用的腧穴是

16. 腰痛以腰眼（肾区）隐隐作痛，起病缓慢，或酸多痛少，乏力易倦，脉细为主症者，宜配用的腧穴是

第二十八单元　妇儿科病证的针灸治疗

【A1 型题】

1. 治疗气滞血瘀型经前期紧张综合征，除针刺主穴外加用

A. 脾俞　　　　B. 膈俞

C. 肾俞　　　　D. 期门

E. 足三里

2. 治疗脾胃虚热型小儿厌食，可在基本处方的基础上再加

A. 内关、合谷　　　　B. 三阴交、太冲
C. 太冲、太白　　　　D. 脾俞、胃俞
E. 肾俞、关元

【A2 型题】

3. 患者，女，23 岁。痛经 9 年，经行不畅，小腹胀痛，拒按，经色紫红，夹有血块，血块下后痛即缓解，脉沉涩。治疗应首选
   A. 足三里、太冲、三阴交
   B. 中极、次髎、地机
   C. 合谷、三阴交
   D. 曲池、内庭
   E. 合谷、归来

第二十九单元　皮外骨伤科病证的针灸治疗

【A1 型题】

1. 治疗颈椎病头晕目眩，可在基本处方的基础上再加
   A. 膈俞、条口、风府
   B. 风府、曲池、外关
   C. 曲池、合谷、外关
   D. 风池、百会、太阳
   E. 天突、风门、风府

2. 治疗火毒入营型疔疮，可在基本处方的基础上再加
   A. 所属经脉之荥穴
   B. 所属经脉之郄穴
   C. 所属经脉之合穴
   D. 所属经脉之井穴
   E. 所属经脉之下合穴

3. 针灸治疗胆石症以哪组选穴最佳
   A. 以肝胆的背俞穴为主
   B. 以肝胆的募穴为主
   C. 以肝胆的下合穴为主
   D. 以肝胆的原穴为主
   E. 以肝胆的背俞穴、募穴、下合穴为主

【A3 型题】

(4~6 题共用题干)

患者，男，24 岁。颈项强痛，活动受限，头向右侧倾斜，项背牵拉痛，颈项部压痛明显，兼见恶风畏寒，舌苔薄白，脉浮。

4. 针灸治疗应选取的主穴是
   A. 局部阿是穴、相应夹脊穴
   B. 肩髃、肩髎、肩贞、阿是穴、阳陵泉、条口透承山
   C. 颈夹脊、天柱、风池、曲池、悬钟、阿是穴
   D. 外劳宫、后溪、悬钟、公孙、合谷
   E. 外劳宫、天柱、阿是穴、后溪、悬钟

5. 治疗除取主穴外，还应选用的穴位是
   A. 内关、外关　　　　B. 肩井、后溪
   C. 风池、合谷　　　　D. 血海、阴陵泉
   E. 肾俞、关元

6. 治疗本病的经验穴是
   A. 曲池　　　　B. 悬钟
   C. 阳陵泉　　　　D. 外劳宫
   E. 合谷

【B 型题】

(7~9 题共用备选答案)
   A. 阳陵泉　　　　B. 三阴交
   C. 委中　　　　D. 行间、侠溪
   E. 期门

7. 肝经郁热型蛇串疮，可在基本处方上再加

8. 瘀血阻络型蛇串疮，若在胸胁部，可加

9. 脾经湿热型蛇串疮，可在基本处方上再加

第三十单元　五官科病证的针灸治疗

【A1 型题】

1. 治疗耳鸣、耳聋取中渚、侠溪，是属于
   A. 辨证配穴　　　　B. 临近配穴
   C. 局部配穴　　　　D. 循经远取
   E. 以上都不是

2. 下列关于目赤肿痛治疗方法的叙述，正确的是
   A. 先针后灸　　　　B. 先灸后针
   C. 只灸不针　　　　D. 只针不灸
   E. 以上均不是

3. 治疗胃火牙痛，可在基本处方的基础上再加
   A. 内庭、二间　　　　B. 外关、风池
   C. 太溪、行间　　　　D. 合谷、风池
   E. 行间、内庭

【A2 型题】

4. 患者，男，43 岁。两耳轰鸣，按之不减，听力减退，兼见烦躁易怒，咽干，便秘，脉弦。治疗应首选
   A. 手、足太阴经穴
   B. 手、足少阴经穴
   C. 手、足少阳经穴
   D. 手阳明经穴
   E. 足太阳经穴

5. 患者，女，31 岁。右侧牙痛 3 天，龈肿，痛剧，伴口臭，口渴，大便 3 日未行，舌苔黄，脉洪。治疗除取颊车、下关、合谷穴外，还应加
   A. 外关、风池　　　　B. 太溪、行间
   C. 二间、内庭　　　　D. 中渚、养老
   E. 太冲、曲池

第三十一单元　其他病证的针灸治疗

【A1 型题】

1. 治疗下焦湿热型肾绞痛，可在基础方上再加
   A. 气海、关元　　　　B. 太白、内关
   C. 委阳、合谷　　　　D. 三阴交、中冲

E. 气海、委阳

2. 治疗气厥实证，可在基础方上再加

A. 足三里　　　　B. 太白

C. 太冲　　　　　D. 三阴交

E. 气海

【A2 型题】

3. 女，49 岁。因患"急性肾绞痛"半小时。针灸治疗时选

A. 足三里、合谷、三阴交、阴陵泉

B. 肾俞、三阴交、京门、中极

C. 肾俞、足三里、中渚、三阴交

D. 三阴交、曲池、昆仑、肾俞

E. 肾俞、阳陵泉、日月、三阴交

4. 叶某，男，61 岁。因胆绞痛要求针灸治疗，针灸时选

A. 胆囊穴、阳陵泉、日月、胆俞

B. 阳陵泉、日月、脾俞、内关

C. 合谷、风池、日月、肝俞

D. 大椎、足三里、阳陵泉、内关

E. 日月、合谷、足三里、列缺

西医综合

第十章 诊断学基础

第一单元 症状学

【A1 型题】

1. 体温逐渐上升达39℃或以上，数天后又逐渐下降至正常水平，持续数天后又逐渐升高，如此反复多次，属于哪种热型
   A. 稽留热
   B. 弛张热
   C. 间歇热
   D. 波状热
   E. 回归热

2. 胸痛呈绞榨样痛并有重压窒息感，发作时间短暂（持续1~5min），休息或含服硝酸甘油可缓解，提示
   A. 气胸
   B. 胸膜炎
   C. 心绞痛
   D. 心肌梗死
   E. 食管炎

3. 腹部持续性钝痛或刀割样疼痛，呈阵发性加剧，发作前有酗酒、暴饮暴食史。提示
   A. 急性阑尾炎
   B. 急性胆囊炎
   C. 急性胰腺炎
   D. 急性肝炎
   E. 急性胃炎

4. 胆囊炎疼痛可牵涉至
   A. 脐部
   B. 胸部
   C. 胸骨后
   D. 右胸、右肩
   E. 左胸、左肩

5. 我国咳血最常见的病因是
   A. 肺梗死
   B. 肺结核
   C. 肺炎
   D. 矽肺
   E. 恶性肿瘤转移

6. 严重吸气性呼吸困难最主要的特征是
   A. 哮鸣音
   B. 三凹征
   C. 鼻翼扇动
   D. 端坐呼吸
   E. 呼吸加快

7. 溶血性黄疸一般不会出现
   A. 发热
   B. 贫血
   C. 皮肤瘙痒
   D. 血红蛋白尿
   E. 尿胆原增多

【A2 型题】

8. 患者，男，20岁。瘦长体型，搬重物后突感左上胸短暂刺痛，继而渐感呼吸困难，不能平卧。最可能是
   A. 心绞痛
   B. 气胸
   C. 胸膜炎
   D. 急性左心衰
   E. 支气管哮喘

9. 患者，男，56岁。有多年吸烟史，近来出现刺激性干咳伴咳血痰，应首先考虑
   A. 肺结核
   B. 支气管扩张
   C. 肺癌
   D. 肺脓肿
   E. 慢性支气管炎

10. 患者，男，24岁。近3年来反复餐后3~4小时上腹痛，持续到下次进餐后才缓解，应首先考虑的是
    A. 消化性溃疡
    B. 胃癌
    C. 慢性胃炎
    D. 胃肠神经官能症
    E. 胆囊炎

11. 患儿，男，6岁。发作性呼吸困难3年，复发3小时入院。查体：T 36.5℃，P 96次/分，R 26次/分，端坐呼吸、唇绀，肋间隙增宽，两肺哮鸣音，无"三凹征"。考虑诊断是
    A. 支气管哮喘
    B. 急性左心衰
    C. 急性支气管炎
    D. 异物梗阻
    E. 中毒

【B 型题】

（12~13 题共用备选答案）
   A. 37.3℃~38.0℃
   B. 38.1℃~39.0℃
   C. 39.1℃~40.0℃
   D. 39.1℃~41.0℃
   E. 41℃以上

12. 超高热的范围是
13. 低热的范围是

（14~15 题共用备选答案）
   A. 钝痛
   B. 绞痛
   C. 胀痛
   D. 烧灼痛
   E. 针刺痛

14. 慢性肝炎，疼痛属
15. 输尿管结石，疼痛属

（16~17 题共用备选答案）
   A. 咳铁锈色痰
   B. 咳粉红色泡沫痰
   C. 咳大量鲜血
   D. 咳黄绿色痰
   E. 咳砖红色胶冻样痰

16. 急性左心功能不全，常伴有
17. 支气管扩张伴急性感染

（18~19 题共用备选答案）
   A. 糖尿病酮症酸中毒

B. 急性左心衰

C. 大叶性肺炎

D. 肺结核

E. 支气管哮喘

18. 呼吸困难伴大量泡沫痰，提示

19. 呼吸困难伴昏迷，提示

（20～21题共用备选答案）

A. 癔病　　　　　B. 破伤风

C. 脑血管疾病　　D. 中毒性痢疾

E. 脑膜炎

20. 抽搐伴高血压、肢体瘫痪，见于

21. 抽搐伴苦笑面容，见于

第二单元　问　诊

【A1 型题】

1. 有关现病史的询问，下列不正确的是

A. 对症状的性质作有鉴别意义的询问

B. 尽可能了解与本次发病有关的病因

C. 用既往的诊断代替现在的诊断

D. 尽量不使用医学专用术语

E. 在现病史的最后记述患者的精神、体力状态，食欲及食量的改变

2. 下列更符合主诉要求的是

A. 高血压病10年，神志不清2小时

B. 寒战、高热、咳嗽、咳脓痰2天

C. 指鼻试验阳性

D. Murphy 征阳性

E. 对光反射灵敏

第三单元　检体诊断

【A1 型题】

1. 按照腹部九分法，阑尾位于

A. 右上腹部　　　B. 右下腹部

C. 上腹部　　　　D. 中腹部

E. 左下腹部

2. 深部触诊应使腹壁压陷至少

A. 1cm　　　　　B. 1.5cm

C. 2cm　　　　　D. 2.5cm

E. 3cm

3. 呼吸呈烂苹果味，见于

A. 糖尿病酮症酸中毒

B. 尿毒症

C. 肝性脑病

D. 支气管扩张

E. 有机磷农药中毒

4. 双侧上肢血压差别显著，多见于

A. 原发性高血压

B. 主动脉狭窄

C. 心包积液

D. 大动脉炎

E. 心力衰竭

5. 白大衣高血压、顽固性难治性高血压以及降压效果差的患者行血压测量，可考虑

A. 有创式血压监测

B. 电子血压计测量

C. 汞柱式血压计测量

D. 24小时动态血压监测

E. 家庭自测血压

6. 上肢血压高于或等于下肢血压见于

A. 动脉粥样硬化　　B. 主动脉缩窄

C. 主动脉瓣狭窄　　D. 高血压病

E. 甲状腺功能亢进症

7. 判断营养状态，可根据

A. 皮下脂肪　　　　B. 意识状态

C. 瞳孔大小　　　　D. 关节畸形

E. 智力

8. 恶病质是指

A. 病危者　　　　　B. 极度消瘦者

C. 被动体位的患者　D. 高热昏迷者

E. 典型无力型者

9. 急性脑血管疾病后遗症患者的典型步态是

A. 跨阈步态　　　　B. 小脑步态

C. 慌张步态　　　　D. 痉挛性偏瘫步态

E. 剪刀步态

10. 发绀性先天性心脏病的病人可表现

A. 端坐呼吸　　　　B. 强迫停立位

C. 强迫蹲位　　　　D. 强迫侧卧位

E. 辗转体位

11. 下列选项不是蜘蛛痣特点的是

A. 如按压中心红斑，则其周围毛细血管褪色，移去压力后即复原

B. 通常出现于上腔静脉分别的区域

C. 妊娠期妇女及健康人不出现

D. 常见于急、慢性肝炎或肝硬化患者

E. 与肝脏对机体内雌激素灭活能力减弱有关

12. 甲状腺功能亢进时可以出现下列表现，但需除外

A. 眼球突出　　　　B. 怕热汗多

C. 瞬目增多　　　　D. 烦躁易怒

E. 心悸

13. 尿酸盐沉积于脚趾，形成痛性小结。见于

A. 痛风　　　　　　B. 局部外伤

C. 局部感染　　　　D. 外耳道炎

E. 胆脂瘤

14. 甲状腺Ⅱ度肿大是指

A. 能看到肿大又能触及，但在胸锁乳突肌内侧

B. 不能看到，但能触及

C. 看不到又触不到

D. 能看到又能触及，且超过甲状腺软骨上缘

E. 能看到肿大又能触及，但超过胸锁乳突肌外缘

15. 可将气管拉向患侧的是

A. 胸腔积液   B. 肺不张

C. 气胸   D. 单侧甲状腺肿

E. 纵隔肿瘤

16. 中老年妇女，发现乳房有形状不规则、表面凹凸不平、边界不清、压痛不明显、质坚硬的肿块。提示

A. 乳管内乳突状瘤   B. 乳腺癌

C. 乳房囊性增生病   D. 乳房肉瘤

E. 乳房纤维腺瘤

17. 语颤减弱或消失见于

A. 肺气肿   B. 大叶性肺炎

C. 压迫性肺不张   D. 肺梗死

E. 肺结核

18. 剑突下出现心脏搏动，吸气时加强，提示

A. 左心房扩大   B. 右心房扩大

C. 左心室扩大   D. 右心室扩大

E. 血压升高

19. 双肺底湿啰音见于

A. 肺结核   B. 支气管扩张

C. 慢性支气管炎   D. 肺淤血

E. 胸腔积液

20. 关于心脏各种震颤的描述，错误的是

A. 主动脉瓣狭窄——胸骨右缘第2肋间舒张期震颤

B. 二尖瓣狭窄——心尖部舒张期震颤

C. 室间隔缺损——胸骨左缘第3~4肋间收缩期震颤

D. 动脉导管未闭——胸骨左缘第2肋间及其附近连续性震颤

E. 肺动脉瓣狭窄——胸骨左缘第2肋间收缩期震颤

21. 心脏杂音产生的机制，不包括

A. 血流加速   B. 瓣膜口狭窄

C. 体位   D. 异常血流通道

E. 心腔内漂浮物

22. 最易触及心包摩擦感的是

A. 坐位，胸骨左缘第4肋间处，深吸气末

B. 坐位，胸骨左缘第4肋间处，深呼气末

C. 卧位，胸骨左缘第2肋间处，深呼气末

D. 卧位，胸骨左缘第2肋间处，深吸气末

E. 卧位，剑突下，屏住呼吸时

23. 抬举性心尖搏动，提示

A. 左心室肥大

B. 右心室肥大

C. 左心室肥大

D. 左心房增大伴肺动脉扩张

E. 左、右心室扩大

24. 不符合房颤听诊特点的是

A. 心律完全不规则

B. 脉搏短绌

C. 心音强弱绝对不一致

D. 第一心音低钝

E. 心率快慢不一，瞬息多变

25. 毛细血管搏动征最常见于

A. 主动脉瓣关闭不全

B. 主动脉瓣狭窄

C. 肺动脉瓣狭窄

D. 肺动脉瓣关闭不全

E. 二尖瓣狭窄

26. 关于第二心音的特点，下列叙述正确的是

A. 音调低

B. 心房收缩引起的震动

C. 持续时间长

D. 在心底部听诊最清楚

E. 在心尖部听诊最清楚

27. 主动脉瓣狭窄时，心脏听诊的最主要特征是

A. 心率加快

B. 主动脉瓣听诊区听到粗糙的收缩期杂音

C. 主动脉瓣听诊区第二心音增强

D. 杂音不传导

E. 不伴震颤

28. 全腹壁紧张度增加，触诊时呈揉面感，常见于

A. 急性胃炎   B. 急性肠炎

C. 急性胃肠穿孔   D. 结核性腹膜炎

E. 急性胃扩张

29. Murphy 征阳性见于

A. 急性肝炎   B. 急性胆囊炎

C. 急性阑尾炎   D. 急性胃炎

E. 急性肠炎

30. 移动性浊音阳性提示腹腔内游离腹水超过

A. 500ml   B. 1000ml

C. 1500ml   D. 2000ml

E. 3000ml

31. 直肠检查时，下列体位不恰当的是

A. 膝胸位   B. 右侧卧位

C. 截石位   D. 左侧卧位

E. 仰卧位

32. 膝内翻、膝外翻，多考虑

A. 佝偻病   B. 关节积液

C. 骨折   D. 关节脱位

E. 关节畸形

33. 杵状指最常见于

A. 关节疾病   B. 呼吸系统疾病

C. 高原疾病   D. 风湿热

E. 甲癣

34. 检查脊柱活动时，应除外

A. 椎间盘突出

B. 颈、腰肌韧带劳损

C. 颈、腰椎增生性关节炎

D. 脊柱外伤性骨折或脱位

E. 脊柱结核或肿瘤

35. 下列病理反射中，最容易引出且意义最大的是

A. 奥本海姆征　　　B. 戈登征

C. 查多克征　　　　D. 霍夫曼征

E. 巴宾斯基征

【A2 型题】

36. 患者，男，55 岁。近日发现大便色黑，伴不规则上腹痛。检查：左锁骨上窝触及 1 个 1cm×1.2cm 大小的淋巴结，质硬，大便隐血试验（＋＋＋）。应首先考虑的是

A. 消化性溃疡病

B. 胆道感染合并出血

C. 胃癌

D. 血小板减少性紫癜

E. 肝硬化

37. 患者，男，68 岁。反复咳嗽咳痰 30 年，因活动后气短 3 个月就诊。查体：桶状胸，两肺活动度及语颤减弱，听诊两肺呼吸音较低。考虑诊断是

A. 慢性支气管炎并发气胸

B. 慢性支气管炎并发阻塞性肺气肿

C. 胸腔积液

D. 肺不张

E. 心功能不全

38. 患者，男，22 岁。2 小时前突发全腹剧烈疼痛。查体：全腹肌紧张，压痛及反跳痛。既往有胃溃疡病史。下列支持消化性溃疡合并穿孔诊断的是

A. 腹痛伴呕吐

B. 腹痛伴无排气排便

C. 腹痛伴肝浊音界缩小或消失

D. 腹痛伴黄疸

E. 腹痛伴发热

39. 患者，男，12 岁。突发性呼吸困难伴窒息感，呼吸 30 次/分，呼气音显著延长，双肺满布哮鸣音。可能的诊断是

A. 心源性哮喘　　　B. 支气管哮喘

C. 自发性气胸　　　D. 急性支气管炎

E. 肺炎链球菌肺炎

40. 患者，女，68 岁。端坐呼吸，咳粉红色泡沫样痰。下列体征具有诊断意义的是

A. 心尖区 3/6 级收缩期杂音，向左腋下传导

B. 胸骨右缘第 4 肋间收缩期杂音

C. 胸骨左缘第 2 肋间 Graham Steell 杂音

D. S_1 减弱，舒张早期奔马律

E. 心尖区隆隆样舒张早期杂音

41. 患者，女，25 岁。面色苍白、发热 10 天，皮肤上见多

个紫红色片状改变，不凸出皮面，压之不褪色，直径约 6mm，考虑诊断为

A. 瘀点　　　　　　B. 瘀斑

C. 血肿　　　　　　D. 紫癜

E. 荨麻疹

42. 患者，女，30 岁。家人发现其神志不清 2 小时，双瞳孔缩小，呼气有大蒜味，可能的病因是

A. 脑出血　　　　　B. 脑膜炎

C. 脑炎　　　　　　D. 有机磷农药中毒

E. 安眠药中毒

43. 患者，女，22 岁。2 天来发热 38℃ 左右，开始有上腹部疼痛、恶心，8 小时以后出现右下腹疼痛，并且逐渐加重，月经正常。查体：麦氏点有压痛，无反跳痛和肌紧张，腰大肌征阳性。最可能的诊断是

A. 急性胃炎　　　　B. 急性肠炎

C. 宫外孕　　　　　D. 急性阑尾炎

E. 泌尿系结石

44. 患者，女，60 岁。因心悸来门诊检查，听诊发现心率每分钟 100 次，律不齐，第一心音强弱不等，心尖部有 3/6 级舒张期隆隆样杂音，最可能的诊断是

A. 频发房性早搏

B. 频发室性早搏

C. 窦性心律不齐

D. 心房颤动

E. 窦性心动过速

【B 型题】

(45 ～ 46 题共用备选答案)

A. 清音　　　　　　B. 浊音

C. 实音　　　　　　D. 鼓音

E. 过清音

45. 被肺覆盖的肝脏及心脏，叩诊呈

46. 慢性阻塞性肺气肿，叩诊呈

(47 ～ 48 题共用备选答案)

A. 水冲脉　　　　　B. 交替脉

C. 重搏脉　　　　　D. 奇脉

E. 无脉症

47. 甲状腺功能亢进症患者可出现

48. 心包积液和缩窄性心包炎时可出现

(49 ～ 50 题共用备选答案)

A. 胸骨左缘第 2 肋间隙

B. 胸骨右缘第 2 肋间隙

C. 胸骨左缘近剑突处

D. 胸骨右缘第 3、4 肋间隙

E. 胸骨左缘第 3、4 肋间隙

49. 主动脉瓣第二听诊区位于

50. 肺动脉瓣听诊区位于

(51 ～ 52 题共用备选答案)

A. 肺气肿　　　　　B. 肺实变

C. 胸腔积液　　　　D. 气胸

E. 胸膜增厚

51. 肺下界下移,肺下界移动度降低,可见于

52. 患侧胸部饱满,气管向健侧移位,叩诊呈鼓音,可见于

(53~54题共用备选答案)
    A. 局限性湿啰音
    B. 两肺底湿啰音
    C. 双肺满布干湿啰音
    D. 局限性干啰音
    E. 双肺散在分布湿啰音

53. 肺水肿,可闻及

54. 支气管扩张,可闻及

(55~56题共用备选答案)
    A. 浅反射
    B. 深反射
    C. 病理反射
    D. 脑膜刺激征
    E. 神经根受刺激

55. 颈强直属于

56. Hoffmann(霍夫曼)征属于

第四单元 实验室诊断

【A1 型题】

1. 缺铁性贫血属于的贫血类型是
    A. 正常细胞性贫血
    B. 大细胞性贫血
    C. 小细胞低色素性贫血
    D. 单纯小细胞性贫血
    E. 生理性贫血

2. 中性粒细胞核左移最常见于
    A. 出血   B. 烧伤
    C. 急性化脓性感染   D. 肿瘤晚期
    E. 恶性贫血

3. 正常人的外周血中可见
    A. 原始红细胞   B. 中幼粒细胞
    C. 晚幼红细胞   D. 晚幼粒细胞
    E. 网织红细胞

4. 引起嗜酸性粒细胞增多的原因是
    A. 伤寒   B. 应激状态
    C. 寄生虫病   D. 库欣综合征
    E. 应用皮质激素后

5. 无尿是指24小时尿量少于
    A. 200ml   B. 250ml
    C. 300ml   D. 100ml
    E. 50ml

6. 镜下脓尿是指尿沉渣镜检白细胞
    A. >3 个/HP   B. 3~5 个/HP
    C. >5 个/HP   D. >10 个/HP
    E. 5~10 个/HP

7. 全血细胞减少最常见于

    A. 再生障碍性贫血
    B. 急性白血病
    C. 血小板减少性紫癜
    D. 流行性感冒
    E. 应激状态

8. 能反映肾小球滤过功能受损的早期试验是
    A. 血清尿素氮测定
    B. 血清肌酐测定
    C. 酚红排泄试验
    D. 内生肌酐清除率测定
    E. 血清尿酸测定

9. 下列疾病中,出现的胸水不是渗出液的是
    A. 结核性胸膜炎   B. 脓胸
    C. 肺癌   D. 心力衰竭
    E. 胸膜肿瘤

10. 对乙型肝炎病毒感染具有保护作用的是
    A. Dane 颗粒抗体   B. 核心抗体
    C. 表面抗体   D. DNA 多聚酶
    E. HBeAg

【A2 型题】

11. 患者,男,20岁。头昏乏力、发热、全身疼痛、皮肤紫癜已半月余。查体:贫血貌,体温38℃,心肺无异常,肝在肋下 1.5cm,脾在肋下 1cm。血象:Hb 60g/L,WBC 2×10^9/L,PLT 20×10^9/L。该患者最可能的诊断为
    A. 再生障碍性贫血
    B. 溶血性贫血
    C. 急性白血病
    D. 血小板减少性紫癜
    E. 巨幼细胞性贫血

【B 型题】

(12~13题共用备选答案)
    A. 血清甲胎蛋白(AFP)
    B. 血清癌胚抗原(CEA)
    C. 癌抗原 125(CA125)
    D. 癌抗原 153(CA153)
    E. 组织多肽抗原(TPA)

12. 诊断原发性肝癌的首选是

13. 用于诊断结肠癌的是

(14~15题共用备选答案)
    A. 血清钾升高   B. 血清钙升高
    C. 血清无机磷升高   D. 血清钠降低
    E. 血清铜降低

14. 甲状旁腺功能亢进,可见

15. 急性肾功能衰竭少尿期,可见

第五单元 心电图诊断

【A1 型题】

1. 描记 V_2 导联时,探查电极应放置于
    A. 胸骨右缘第 4 肋间
    B. 胸骨左缘第 4 肋间

C. V$_2$ 与 V$_4$ 连线中点

D. 第 5 肋间与左锁骨中线相交处

E. 左腋前线与 V$_4$ 水平相交处

2. 反映左、右心房除极过程中的电位和时间变化的是

A. P 波   B. QRS 波群

C. Ta 波   D. T 波

E. U 波

3. 心电图对以下疾病最具诊断价值的是

A. 风湿性心瓣膜病

B. 心肌病

C. 心律失常

D. 心绞痛

E. 慢性冠状动脉供血不足

【B 型题】

（4～5 题共用备选答案）

A. ST 段下移大于 0.05mV

B. ST 段下移大于 0.08mV

C. ST 段下移大于 0.03mV

D. ST 段弓背向上抬高

E. ST 段弓背向下抬高

4. 心肌缺血的心电图表现是

5. 急性心肌梗死的心电图表现是

（6～7 题共用备选答案）

A. 心房扑动

B. 心房颤动

C. 窦性心动过速

D. 室上性心动过速

E. 室性阵发性心动过速

6. P 波消失，R－R 间期绝对不规则，见于

7. P 波消失，代之以 F 波，见于

第六单元 影像诊断

【A1 型题】

1. 下列脏器对超声检查受到较大限制的是

A. 肝、脾   B. 心脏血管

C. 肺、胃肠道   D. 胆囊、膀胱

E. 肾、子宫及卵巢

2. 肺纹理的主要成分是

A. 肺动脉分支影   B. 肺静脉分支影

C. 支气管分支影   D. 淋巴管影

E. 纤维组织影

3. 脑内出血，检查方法首选

A. CT 平扫   B. CT 增强扫描

C. MRI   D. 头颅平片

E. DSA

【A2 型题】

4. 患者，男，74 岁。咳嗽，偶痰中带血，胸痛近 2 个月，后前位示左肺门肿块影约 3cm×3cm 大小，边缘有分叶征，伴有左上叶肺不张。应考虑为

A. 肺结核   B. 肺炎

C. 结节病   D. 肺癌

E. 肺脓肿

【B 型题】

（5～6 题共用备选答案）

A. 小肠扩张，大量积气积液

B. 两膈下可见新月形透亮气体影

C. 胃内积气

D. 小肠内可见少量气体

E. 腹部均匀致密，腰大肌清晰

5. 小肠机械性梗阻 X 线表现是

6. 胃肠道穿孔 X 线表现是

第七单元 病历与诊断方法

【A1 型题】

1. 病历摘要的内容不包括

A. 主要的病史

B. 体格检查的主要资料

C. 实验室检查阳性结果

D. 器械检查的阳性结果

E. 病情分析及诊疗计划

2. 完整的住院病历、入院记录，要求在患者入院后多长时间完成

A. 8 小时内   B. 12 小时内

C. 24 小时内   D. 36 小时内

E. 48 小时内

第十一章　内科学

第一单元　呼吸系统疾病

【A1 型题】

1. COPD 最主要的病因是
- A. 过敏因素
- B. 环境污染
- C. 肺结核
- D. 支气管肺炎
- E. 真菌感染

2. COPD 的标志性症状是
- A. 慢性咳嗽
- B. 咳痰
- C. 逐渐加重的气短或呼吸困难
- D. 胸痛
- E. 乏力

3. COPD 急性发作期，最主要的治疗措施是
- A. 控制感染
- B. 止咳祛痰
- C. 解痉平喘
- D. 吸氧补液
- E. 纠正酸中毒

4. 肺心病死亡的主要原因是
- A. 肺部感染
- B. 呼吸衰竭
- C. 心力衰竭
- D. 酸碱平衡紊乱
- E. 肾功能衰竭

5. 慢性肺心病的诊断主要依靠
- A. 长期吸烟
- B. 急性支气管炎伴有心率增快、心脏扩大
- C. 杵状指、口唇发绀、右心室肥厚
- D. 肺气肿体征
- E. 慢性胸肺疾病史、肺动脉高压、右心室肥厚

6. 慢性肺心病肺心功能失代偿期的表现中，下列错误的是
- A. 心力衰竭
- B. 呼吸衰竭
- C. 三尖瓣区听到收缩期杂音
- D. 剑突下出现收缩期搏动
- E. 肝颈静脉回流征阳性

7. 支气管哮喘的临床特征是
- A. 吸气性呼吸困难
- B. 反复发作的混合性呼吸困难
- C. 反复发作的呼气性呼吸困难
- D. 夜间阵发性呼吸困难
- E. 两肺散在的干湿啰音

8. 支气哮喘与心源性哮喘难以鉴别时，可使用的药物是
- A. 心得安
- B. 肾上腺素
- C. 氨茶碱
- D. 去甲肾上腺素
- E. 吗啡

9. 危重支气管哮喘患者，动脉血气分析最可能的结果是
- A. 呼吸性酸中毒
- B. 呼吸性碱中毒
- C. 代谢性酸中毒
- D. 呼酸合并代酸
- E. 呼酸合并代碱

10. 慢性肺心病急性加重期应慎用
- A. 抗生素
- B. 祛痰剂
- C. 解痉平喘药
- D. 呼吸兴奋剂
- E. 镇静药

11. 肺炎链球菌肺炎产生铁锈色痰的最主要的原因是
- A. 痰内混有大量巨噬细胞
- B. 痰内有大量红细胞
- C. 有纤维蛋白和红细胞混合的产物
- D. 红细胞破坏后释放出的含铁血黄素
- E. 大量白细胞的分解产物

12. 下列各因素中，最可能致肺癌的是
- A. 长期饮用含藻类毒素的宅沟水或井水
- B. 职业性接触石棉
- C. 人乳头状瘤病毒感染
- D. 职业性接触联苯胺
- E. 职业性接触铅

13. 关于肺癌所致阻塞性肺炎的说法，不正确的是
- A. 患者一般不发热或仅有低热
- B. 血白细胞计数常不增高
- C. 抗生素治疗后炎症很快吸收消散
- D. 经抗生素治疗炎症吸收后出现肿块阴影
- E. 短期内同一部位可反复出现炎症

14. 关于支气管肺癌的临床表现，正确的是
- A. 呼气性呼吸困难，双肺普遍哮鸣音
- B. 端坐呼吸，双肺底水泡音
- C. 呼气性呼吸困难，两肺散在干湿啰音
- D. 发热，咳嗽，夜间阵发性气急，肺无异常体征
- E. 进行性呼吸困难，咳嗽，痰中带血

15. 中央型肺癌最常见的早期症状是
- A. 呼吸困难
- B. 胸痛
- C. 声音嘶哑
- D. 发热
- E. 刺激性咳嗽、血痰

【A2 型题】

16. 患者，男，60 岁。反复咳嗽、咯痰 4 年，近 2 个月来病情加重，痰量多，青霉素、氨基糖苷类抗生素治疗效果欠佳。查体：双下肺野可闻及湿啰音，血常规：WBC $7.6×10^9/L$，N 76%，对于指导治疗，下列检查最有意义的是
- A. 胸部 X 线检查
- B. 胸部 CT
- C. 痰培养＋药敏
- D. 纤维支气管镜

E. 血培养

17. 患者，男，40 岁。因支气管哮喘住院治疗 10 余天，今晨突感左上胸短暂刺痛，逐渐感呼吸困难，不能平卧。心率 120 次/分，律不齐，左肺呼吸音减弱，此患者首先考虑并发
A. 支气管哮喘急性发作
B. 心绞痛
C. 自发性气胸
D. 肺不张
E. 急性心力衰竭

18. 肺心病慢性呼吸衰竭患者，神志恍惚，躁动不安，血气分析 pH 7.20，动脉血二氧化碳分压 78mmHg，其最重要的处理是
A. 补充碳酸氢钠，积极纠正酸中毒
B. 适量应用镇静剂，减少耗氧量
C. 氧疗
D. 改善通气，增加肺泡通气量
E. 应用抗生素

19. 患者，男，68 岁。反复咳嗽、咳痰 10 余年，近 2 年来咳嗽、咳痰加重，并出现呼吸气促，呈渐进性加重。查体：桶状胸，语颤减弱，叩诊呈过清音，心浊音界缩小，肺下界下移，两肺呼吸音减弱。本病例最可能的诊断是
A. 慢性支气管炎急性发作
B. 慢性阻塞性肺气肿
C. 慢性支气管炎合并阻塞性肺气肿
D. 慢性支气管哮喘
E. 慢性肺源性心脏病

20. 患者，女，25 岁。咳嗽、咳脓痰 10 年，间歇咯血，痰量 40ml/d；体检肺部可闻及固定而持久的湿性啰音；胸片示两下肺纹理紊乱。诊断应首先考虑
A. 慢性支气管炎　　B. 慢性肺脓肿
C. 支气管扩张症　　D. 肺结核
E. 支气管肺癌

21. 支气管哮喘患者，持续发作约 26 小时，大汗淋漓，发绀，端坐呼吸，双肺肺气肿征，有散在哮鸣音。首选的治疗是
A. 山莨菪碱（654-2）静脉注射
B. 补液 + 糖皮质激素 + 氨茶碱
C. 沙丁胺醇气雾剂吸入
D. 色甘酸钠吸入 + 糖皮质激素
E. 补液 + 氨茶碱

22. 患者，女，56 岁。慢性咳嗽、咳痰 3 年，每年冬季发作，多持续 3~4 个月，近 1 周再次出现咳嗽、咳痰，为白黏痰，无发热、呼吸困难。查血白细胞 7.0×10⁹/L，分叶细胞 68%，淋巴细胞 30%，嗜酸性粒细胞 1%，单核细胞 1%。尿常规正常。胸片示双肺纹理增多、紊乱。肺功能示 FVC 正常，FEV₁/FVC 正常，FEV₁ 正常，DLCO 正常。最恰当的诊断是
A. 慢性阻塞性肺病（COPD）
B. 肺结核
C. 支气管哮喘
D. 支气管扩张
E. 慢性支气管炎

23. 患者，男，75 岁。反复咳嗽咳痰 4~5 年，近 2 个月来病情加重，痰量多，青霉素、氨基糖苷类抗生素治疗效果欠佳。查体：背部双下肺可闻湿啰音。血常规示 WBC 7.6×10⁹/L，N 76%。该患者诊断应为
A. 慢性支气管炎，慢性迁延期
B. 慢性支气管炎，阻塞性肺气肿
C. 慢性支气管炎，急性发作期
D. 支气管肺癌合并感染
E. 肺脓肿

24. 患者，男，55 岁。因高热 1 天来诊。查体：精神萎靡，四肢末梢凉，T 36.9℃，BP 80/50mmHg，右下肺呼吸音弱，闻及干湿啰音，右上腹触痛（±）。考虑诊断可能是
A. 急性胆道感染并感染性休克
B. 肺炎并感染性休克
C. 肝脓肿并感染性休克
D. 右气胸并休克
E. 休克原因待查

25. 患者，男，60 岁。晨起咳嗽后咯血 200ml 突然窒息，应立即采取的关键措施是
A. 吸氧
B. 输血
C. 静推垂体后叶素
D. 去除呼吸道梗阻
E. 静滴呼吸兴奋剂

26. 患者，男，60 岁。反复咳嗽、咯痰、痰中带血 2 周。体温 38.5℃。血常规：WBC 12×10⁹/L。胸片：右肺门肿块影，伴远端大片阴影。抗炎治疗无效。首先考虑的治疗方案
A. 抗感染治疗　　B. 手术治疗
C. 抗结核治疗　　D. 门诊随访
E. 化学药物治疗

【A3 型题】
(27~29 题共用题干)
患者，男，62 岁。咳嗽、咳痰 20 年，有高血压、肝炎病史。查体：BP 150/83mmHg，肺肝界位于第 6 肋间。心界缩小，心率 110 次/分，律不齐，P₂ 亢进，胸骨左缘第 5 肋间可闻及收缩期杂音。肝肋下 3.5cm，双下肢水肿。心电图报告：顺钟向转位，V₁、V₂ 呈 QS 型。

27. 最可能的诊断是
A. 陈旧性心肌梗死
B. 慢性肺源性心脏病
C. 高血压心脏病
D. 慢性活动性肝炎
E. 慢性肾炎肾功能不全

28. 为进一步明确诊断，检查首选

A. X线胸片　　　　B. 腹部B超
C. 肺功能检查　　　D. 支气管镜检查
E. 痰细菌培养

29. 作为诊断本病的主要依据，以下各项中不正确的是
A. 肺型P波
B. $V_1R/S>1$
C. 右束支传导阻滞
D. 右下肺动脉干扩张，横径≥15mm
E. 肺动脉段突出

（30～32题共用题干）

患者，女，34岁。哮喘病史11年，近1年来反复发作，午夜或清晨时易发作，春季和梅雨季节尤其好发。体检：一般情况可，叙述病史连贯而无气急，两肺散在哮鸣音。

30. 最合适的治疗药物是
A. 毛花苷C　　　B. 呋塞米
C. 山莨菪碱　　　D. 阿托品
E. 氨茶碱

31. 发作较重时需加用β受体激动剂，首选药物是
A. 肾上腺素　　　B. 去甲肾上腺素
C. 麻黄碱　　　　D. 沙丁胺醇或特布他林
E. 异丙肾上腺素

32. 下列药物控制发作最为有效的是
A. 马来酸氯苯那敏　B. 酮替酚
C. 氯雷他定　　　　D. 吸入激素
E. 西替利嗪

（33～35题共用题干）

患者，男，20岁。接触油漆后发生喘息1天，伴轻咳少量白痰，有过敏性鼻炎史3年。

33. 可能的诊断是
A. 急性支气管炎
B. 急性肺水肿
C. 支气管哮喘急性发作
D. 肺炎链球菌肺炎
E. 肺栓塞

34. 最可能出现的体征是
A. 肺呼吸音增强
B. 双下肺叩诊浊音
C. 左肺散在水泡音
D. 两肺广泛哮鸣音
E. 两肺底小水泡音

35. 治疗应首选的是
A. 静脉注射毛花苷C
B. 口服抗生素
C. 静脉滴注抗生素
D. 抗凝治疗
E. 吸入β₂受体激动剂

【B型题】

（36～37题共用备选答案）
A. 糖皮质激素　　B. 茶碱类
C. 抗胆碱药　　　D. β₂受体激动剂
E. 色甘酸钠

36. 治疗哮喘，抗炎作用最强的药物是
37. 治疗哮喘，起效最快的药物是

（38～39题共用备选答案）
A. 青霉素
B. 红霉素
C. 庆大霉素
D. 环丙沙星
E. 耐青霉素酶的β-内酰胺类抗生素

38. 治疗支原体肺炎首选的是
39. 治疗肺炎链球菌肺炎首选的是

第二单元　循环系统疾病

【A1型题】

1. 心力衰竭最常见的诱发因素为
A. 有效循环血容量增加
B. 心律失常
C. 过度劳累或情绪激动
D. 严重贫血或大出血
E. 感染

2. 左心衰竭的临床表现主要是因为
A. 肺淤血、肺水肿所致
B. 左心室扩大所致
C. 体循环静脉压增高所致
D. 肺动脉压增高所致
E. 心室重构所致

3. 右心衰竭较早出现的特异性体征是
A. 眼睑水肿
B. 腹水、胸水
C. 肝颈静脉回流征阳性
D. 肝大
E. 踝部水肿

4. 洋地黄中毒最多见的心律失常是
A. 室上性心动过速
B. 室性早搏二联律
C. 心房纤颤
D. 房室传导阻滞
E. 房性早搏

5. 用血管扩张药治疗心功能不全的主要作用机理是
A. 增强心肌收缩力
B. 改善心肌供氧状态
C. 降低心脏的前后负荷
D. 降低心肌耗氧量

E. 减慢心率

6. 心力衰竭合并室性心律失常，首选用药是
A. 胺碘酮　　　　　B. 异搏定
C. 慢心律　　　　　D. 利多卡因
E. 美托洛尔

7. 房颤发生后易引起的并发症是
A. 严重心力衰竭　　B. 肺内感染
C. 神志模糊、抽搐　D. 体循环动脉栓塞
E. 心源性休克

8. 在心房颤动的治疗中，下列措施不正确的是
A. 治疗基础病因或诱因
B. 合并病态窦房结综合征时，应用电复律治疗
C. 可应用洋地黄或β受体阻断剂控制心室率
D. 预防栓塞并发症
E. 可应用射频消融或外科手术治疗

9. 单纯收缩期高血压的诊断标准是
A. SBP≥140mmHg 和 DBP＜90mmHg
B. SBP≥140～160mmHg
C. SBP≥160mmHg 或 DBP≤90mmHg
D. SBP≥160mmHg 和 DBP≤90mmHg
E. SBP≥172.5mmHg

10. 高血压病最常见的死亡原因是
A. 尿毒症　　　　　B. 高血压危象
C. 心力衰竭　　　　D. 合并冠心病
E. 脑血管意外

11. 高血压病早期病理表现为
A. 全身细小动脉痉挛
B. 大、中动脉粥样硬化
C. 左心室肥大
D. 脑小动脉硬化
E. 肾小球纤维化

12. 以下疾病最适合应用β受体阻断剂治疗的是
A. 高血压伴心功能不全
B. 高血压伴肾功能不全
C. 高血压伴支气管哮喘
D. 高血压伴心动过缓
E. 高血压伴肥厚梗阻性心肌病

13. 应用降压药治疗高血压病，下列原则中错误的是
A. 血压显著增高已多年的病人，应尽快使血压降至正常水平
B. 单个药物小剂量开始，逐渐加量，必要时可联合用药
C. 血压下降并稳定正常后，改为维持量长期用药
D. 坚持个体化用药
E. 发生高血压危象时要紧急降压

14. 治疗变异型心绞痛首选
A. α受体阻断剂
B. β受体阻断剂
C. 钙离子通道阻滞剂
D. 硝酸酯类
E. 血管紧张素转换酶抑制剂

15. 急性心肌梗死3小时，最适宜的治疗方案是
A. 哌替啶　　　　　B. 静滴硝酸甘油
C. 射频消融治疗　　D. 溶栓治疗
E. 糖皮质激素扩血管药物静滴

16. 急性心肌梗死时，下列情况容易引起窦性心动过缓的是
A. 高侧壁心肌梗死
B. 前间壁心肌梗死
C. 广泛前壁心肌梗死
D. 下壁心肌梗死
E. 右室心肌梗死

17. 多数急性心肌梗死患者最早出现和最突出的症状是
A. 剧烈而持久的胸骨后疼痛
B. 心力衰竭
C. 胃肠道反应
D. 心源性休克
E. 发热

【A2 型题】

18. 患者，男，64岁。突发气喘、心慌2小时，高血压病史9年。查体：半卧位，血压200/120 mmHg，心率126次/分，律不齐，双肺湿啰音。实验室检查：尿素氮24.2 mmol/L，肌酐433μmol/L，血钾5.8mmol/L，诊断：高血压3级（极高危组），急性左心衰竭，肾功能不全。控制此患者的心力衰竭，最好选择的药物是
A. 依那普利　　　　B. 呋塞米
C. β受体阻断药　　D. 硝普钠
E. 硝苯地平

19. 患者，男，57岁。患高血压多年，突然心悸、气促，咯粉红色泡沫痰。查体：血压200/120mmHg，心率136次/分。应选用的药物是
A. 西地兰、硝酸甘油、异丙肾上腺素
B. 毒毛旋花子苷K、硝普钠、普萘洛尔
C. 胍乙啶、酚妥拉明、西地兰
D. 硝普钠、西地兰、呋塞米
E. 硝酸甘油、西地兰、多巴胺

20. 患者，女，61岁。慢性心房颤动，应用洋地黄过程中，心室率突然转为绝对规则，52次/分。提示
A. 心房颤动已转变为窦性心律
B. 已达洋地黄化
C. 为继续使用洋地黄的指征
D. 可能为洋地黄中毒
E. 已转复为心房扑动伴2：1房室传导

21. 某高血压患者，因情绪激动，血压突然升高到250/120mmHg，出现严重头痛、呕吐、癫痫样抽搐、意识模糊等中枢神经功能障碍表现。头颅CT检查：未见异常。该病例最可能的诊断是
A. 高血压危象　　　B. 脑梗死
C. 高血压脑病　　　D. 脑出血
E. 脑栓塞

22. 患者，男，59岁。发现高血压7年，1年来血压控制不

稳定，且有胸闷、心悸，心率 56 次/分，超声心动图检测 EF 0.56，胸片示左心室不扩大，考虑左心室舒张功能障碍。为改善左心室顺应性，下述药物最合适的是

A. β 受体阻断药　　　B. 利尿剂

C. 洋地黄　　　　　　D. 钙离子通道阻滞药

E. 硝酸酯类

23. 患者，男，45 岁。反复头痛、头晕 10 年，伴有恶心呕吐 2 天送往急诊。查体：神志模糊，血压 230/120mmHg。检查：尿蛋白（＋＋），尿糖（＋）。入院治疗后，神志清，但血压仍为 202/120mmHg，且气急不能平卧。查体：心率 108 次/分，早搏 3 次/分，两肺底有湿啰音，此时正确的治疗是

A. 毛花苷 C（西地兰）静脉注射

B. 硝普钠静脉滴注

C. 利多卡因静脉滴注

D. 普罗帕酮静脉注射

E. 快速利尿剂静脉注射

24. 患者，男，35 岁。血压 180/100mmHg，经服硝苯地平及血管紧张素转换酶抑制剂治疗 3 周后，血压降至 120/80mmHg，关于停药问题，正确的是

A. 立即减少药物剂量

B. 可以停服降压药

C. 停药后血压增高再服

D. 继续服药，在数月期间如血压保持稳定后，再逐渐减少至能维持血压稳定的最小剂量

E. 为避免血压下降过低，应停药，待症状出现随时恢复用药

25. 患者，男，46 岁。活动后心慌、气短 1 年，加重半年，伴下肢水肿，近半月不能平卧。检查：血压 112/70mmHg，心界扩大，心率 105 次/分，律齐，心尖区第一心音减弱，闻及 2/6 级收缩期吹风样杂音。最可能的诊断是

A. 二尖瓣狭窄　　　　B. 扩张性心肌病

C. 冠心病　　　　　　D. 二尖瓣关闭不全

E. 肺源性心脏病（肺心病）

【B 型题】

(26 ~ 27 题共用备选答案)

A. 心输出量下降及肺动脉压力升高，肺循环淤血

B. 心输出量下降及体循环静脉压力升高

C. 心输出量下降及肺、体循环静脉压力升高

D. 心输出量下降及前负荷增加

E. 心输出量下降及体循环淤血

26. 左心功能不全的表现是

27. 右心功能不全的表现是

第三单元　消化系统疾病

【A1 型题】

1. 与慢性胃炎和消化性溃疡有密切关系的病原菌为

A. 幽门螺杆菌

B. 空肠弯曲菌

C. 胎儿弯曲菌

D. 鼠伤寒沙门菌

E. 副溶血性弧菌

2. 溃疡病活动期患者不宜服用

A. 布洛芬　　　　　　B. 前列腺素制剂

C. 替硝唑　　　　　　D. 硫糖铝

E. 胶体铋

3. 十二指肠溃疡疼痛的节律性主要是

A. 餐后痛

B. 无节律性

C. 进食油腻食物后疼痛

D. 午夜痛、饥饿痛

E. 钝痛

4. 质子泵抑制剂（PPI）制酸的主要机理是抑制了

A. H^+，Na^+ – ATP 酶

B. H^+，K^+ – ATP 酶

C. K^+，Na^+ – ATP 酶

D. H_2 受体

E. H_1 受体

5. 下列各项，不是胃溃疡并发症的是

A. 梗阻　　　　　　　B. 穿孔

C. 出血　　　　　　　D. 癌变

E. 慢性萎缩性胃炎

6. 胃癌血行转移，首先转移到

A. 肝脏　　　　　　　B. 肺脏

C. 骨骼　　　　　　　D. 脑部

E. 卵巢

7. 关于肝硬化的叙述，正确的是

A. 亚急性重症型病毒性肝炎多发展为门脉性肝硬化

B. 病变特点是肝细胞坏死、纤维组织增生和假小叶形成

C. 门脉高压症可表现为出血倾向

D. 肝功能不全可表现为脾肿大

E. 肝硬化不发生癌变

8. 肝硬化患者，突然出现剧烈腹痛、发热、腹水迅速增加，最可能的并发症是

A. 自发性腹膜炎　　　B. 肝癌

C. 胃肠穿孔　　　　　D. 肝肾综合征

E. 肝破裂

9. 最能说明肝硬化病人已存在门脉高压的表现是

A. 腹水　　　　　　　B. 门静脉增宽

C. 脾大　　　　　　　D. 痔核形成

E. 食道静脉曲张

10. 对判断肝硬化患者预后，意义不大的指标是

A. 腹水　　　　　　　B. 白蛋白

C. 血清电解质　　　　D. 凝血酶原时间

E. 肝性脑病

11. 诊断肝性脑病最有意义的体征

A. 肌张力增高　　　　B. 腱反射亢进

C. 踝阵挛阳性　　　　D. 扑翼样震颤

E. 巴宾斯基征阳性

12. 乳果糖治疗肝性脑病的作用机制是

　　A. 促进肝细胞再生

　　B. 抑制肠道细菌增殖

　　C. 吸附肠内毒素

　　D. 减少肠内氨的形成和吸收

　　E. 供给糖，以提供热量

13. 肝硬化并发自发性腹膜炎，腹水的性质为

　　A. 血性　　　　　　B. 乳糜性

　　C. 渗出液　　　　　D. 漏出液

　　E. 介于渗出液与漏出液之间

14. 对诊断肝硬化有确诊价值的检查是

　　A. X线钡餐检查　　B. 肝脏活检

　　C. 胃镜检查　　　　D. 腹部B超

　　E. 腹部CT

15. 肝性脑病患者灌肠或导泻时，应禁用

　　A. 25%硫酸镁　　　B. 生理盐水

　　C. 生理盐水加食醋　D. 肥皂水

　　E. 乳果糖加水

16. 下列因素与原发性肝癌发病无关的是

　　A. 肝硬化　　　　　B. 胆道蛔虫

　　C. 病毒性肝炎　　　D. 黄曲霉毒素

　　E. 华支睾吸虫

17. 下列治疗消化性溃疡的药物中，抑酸最强、疗效最佳的是

　　A. 西咪替丁　　　　B. 阿托品

　　C. 硫糖铝　　　　　D. 奥美拉唑

　　E. 胶体次枸橼酸铋

【A2 型题】

18. 患者，男，38岁。上腹疼痛6年。餐前痛、伴反酸，近日疼痛加重，且呈持续性向腰背部放射，有时低热。胃肠钡餐：十二指肠球部变形，血白细胞 $11 \times 10^9/L$，中性0.78。诊断首先考虑为

　　A. 慢性胃炎　　　　B. 胃溃疡

　　C. 胃癌　　　　　　D. 十二指肠穿透性溃疡

　　E. 胃黏膜脱垂

19. 患者，女，32岁。阵发性上腹痛2年，夜间加重，疼痛有季节性，冬季明显，有反酸，为进一步确诊。首选的检查方法是

　　A. X线钡餐检查

　　B. 胃镜

　　C. 胃液细胞学检查

　　D. 胃液分析

　　E. B超

20. 青年女性，反复上腹部疼痛3年，近日腹痛变为胀痛，伴有呕吐，呕吐物量多，为隔夜食物。抑酸剂治疗无效。体检上腹部有振水音，改变体位后症状不能缓解。最可能的诊断是

　　A. 良性十二指肠淤滞症

　　B. 消化性溃疡合并幽门梗阻

　　C. 胃黏膜脱垂症

　　D. 胃癌

　　E. 胃下垂

21. 患者，男，30岁。反复上腹痛4年，胃镜检查示十二指肠球部溃疡，尿素酶试验阳性，治疗方案首选抑酸剂加

　　A. 一种有效抗生素

　　B. 两种有效抗生素

　　C. 胃黏膜保护剂

　　D. 促胃动力剂

　　E. 解痉剂

22. 患者，男，40岁。患肝硬化5年。3天前出现畏寒、发热，体温38℃左右，全腹痛，腹部明显膨隆，尿量550ml/d。体格检查：全腹压痛及反跳痛明显。为进一步治疗，下列措施最重要的是

　　A. 严格控制水、钠摄入

　　B. 应用有效抗生素

　　C. 联合应用利尿剂或加大利尿剂用量

　　D. 抽腹水

　　E. 输血浆或白蛋白

【A3 型题】

(23 ~ 25 题共用题干)

患者，男，40岁。右上腹痛2个月。查体：肝肋下3cm，脾肋下2cm，移动性浊音阳性。HBsAg阳性；B超检查：肝右叶有一直径5cm的占位性病变。

23. 该患者最可能的诊断是

　　A. 肝硬化　　　　　B. 细菌性肝脓肿

　　C. 肝血管瘤　　　　D. 肝癌

　　E. 肝包虫病

24. 该患者最适合的实验室检查是

　　A. AFP　　　　　　B. $\gamma - GT$

　　C. 血培养　　　　　D. 包虫囊液皮试

　　E. 血清胆红素测定

25. 对该病具有确定诊断意义的检查是

　　A. B超检查　　　　B. 腹部CT检查

　　C. X线检查　　　　D. 肝功能检查

　　E. 肝组织活检或细胞学检查

【B 型题】

(26 ~ 27 题共用备选答案)

　　A. 铋剂　　　　　　B. 法莫替丁

　　C. 消炎痛　　　　　D. 硫糖铝

　　E. 奥美拉唑

26. 抑制胃酸分泌作用最强大的药物是

27. 既可保护胃黏膜，又能杀灭幽门螺杆菌的药物是

(28 ~ 29 题共用备选答案)

　　A. 穿孔　　　　　　B. 出血

C. 癌变   D. 瘘管形成

E. 幽门梗阻

28. 最易发生低氯低钾性碱中毒的并发症为

29. 只见于胃溃疡而罕见于十二指肠溃疡的并发症为

第四单元　泌尿系统疾病

【A1 型题】

1. 有关慢性肾小球肾炎的说法，正确的是
- A. 发病与链球菌感染有明确关系
- B. 大部分与急性肾炎之间有确定的因果关系
- C. 发病机制的起始因素为免疫介导性炎症
- D. 不同的病例其肾小球的病变是相同的
- E. 可发生于任何年龄，其中女性居多

2. 慢性肾炎高血压与高血压肾病鉴别，后者较突出的表现是
- A. 高血压
- B. 肾小管功能受损早于肾小球功能受损
- C. 贫血
- D. 肾功能减退
- E. 少量蛋白尿

3. 下列关于慢性肾小球肾炎的治疗，不正确的是
- A. 优质高蛋白饮食
- B. 控制高血压
- C. 抗血小板聚集
- D. 避免加重肾脏损害
- E. 适当应用糖皮质激素和细胞毒药物

4. 关于慢性肾炎，不正确的是
- A. 不同程度的蛋白尿   B. 水肿时有时无
- C. 血压升高   D. 贫血
- E. 不出现尿毒症

5. 慢性肾炎治疗的主要目的是
- A. 消除蛋白尿   B. 消除血尿
- C. 控制感染   D. 控制高血压
- E. 防止或延缓肾功能衰竭

6. 慢性肾炎合并高血压、尿毒症，同时又有水肿，应先用的药物是
- A. 双氢克尿噻   B. 甘露醇
- C. 青霉素   D. 呋塞米
- E. 氨苯蝶啶

7. 尿路感染治疗后症状消失，尿菌阴性，但在停药后 6 周后再次出现真性细菌尿，菌株与上次不同，称为
- A. 复发   B. 重新感染
- C. 再次感染   D. 治愈
- E. 治疗失败

8. 关于慢性肾盂肾炎，不正确的是
- A. 可反复急性发作
- B. 可有高血压
- C. 可有低热
- D. 肾小管功能正常

E. 尿路刺激症状可不明显

【A2 型题】

9. 患者，男，37 岁。患慢性肾炎 5 年，近年出现乏力、尿少，水肿较前加重，并有轻度贫血。测血压 160/100mmHg，在下列检查中应首选
- A. 尿浓缩试验   B. PSP 排泄试验
- C. B 超检查   D. 肾功能检查
- E. 肾活检病理检查

10. 患者，男，17 岁。全身重度水肿，尿蛋白 6.4g/24h，血浆白蛋白 23g/L，血压 80/60mmhg，肾功能：BUN 9.1mmol/L，Cr 100μmol/L，应选择的主要治疗措施是
- A. 输新鲜血浆   B. 输白蛋白
- C. 应用速尿   D. 使用环磷酰胺
- E. 应用糖皮质激素

11. 患者，男，40 岁。患慢性肾炎 5 年，长期低盐低蛋白饮食，乏力恶心呕吐 20 天，血压 140/100mmHg。实验室检查：Hb 60g/L，尿蛋白（+），颗粒管型 0~3/HP，血白蛋白 30g/L，球蛋白 25g/L，BUN 20mmol/L，Scr 1020μmol/L，血钠 125mmol/L。此病人首先采取的饮食是
- A. 高蛋白饮食，多给动物蛋白，不限盐
- B. 低蛋白饮食，以动物蛋白为主，限盐
- C. 低蛋白饮食，以植物蛋白为主，不限盐
- D. 高蛋白饮食，以植物蛋白为主，限盐
- E. 高蛋白饮食，不限盐

12. 患者，男，36 岁。全身水肿，尿蛋白 8.6g/d，尿中红细胞 5~10/HP，可见脂肪管型，血浆白蛋白 18g/L，治疗：每日泼尼松 60mg，双嘧达莫 300mg（分 3 次服），已治疗 8 周病情未见好转，应采取的措施是
- A. 停用泼尼松
- B. 改用地塞米松
- C. 增加泼尼松用量，延长治疗时间
- D. 继续用泼尼松原剂量，加用环磷酰胺
- E. 加用肝素

13. 患者，男，28 岁。6 年来反复低热、腰痛、伴尿频、尿痛，血压 150/100mmHg，多次尿常规示尿比重均为 1.010，蛋白（+），红细胞 0~2/HP，白细胞 15~20/HP。血尿素氮 6.5mmol/L，内生肌酐清除率 80ml/min。尿培养大肠埃希菌一次阳性，二次阴性，其可能的诊断是
- A. 慢性肾小球肾炎   B. 慢性间质性肾炎
- C. 肾结核   D. 慢性肾盂肾炎
- E. 肾病综合征

14. 患者，女，22 岁。因腰痛、发热伴尿频、尿痛 2 天入院，尿常规：白细胞（+），拟行清洁中段尿培养进一步确诊，为保证检查结果准确性，应注意的是
- A. 收集清晨清洁中段尿
- B. 检查前避免大量饮水

C. 检查前避免应用抗菌药物

D. 避免送检标本被污染

E. 以上均是

【A3 型题】

(15～17 题共用题干)

患者，女，42 岁。发现血尿、蛋白尿 6 年。查体：BP 150/90mmHg。检查：24 小时尿蛋白定量 1.0～1.7g，血肌酐 100μmol/L。

15. 首先考虑的临床诊断是

A. 肾血管性高血压

B. 慢性肾小球肾炎

C. 急进性肾炎

D. 高血压肾损害

E. 肾病综合征

16. 理想的血压控制目标是

A. ＜160/95mmHg　　B. ＜140/90mmHg

C. ＜140/85mmHg　　D. ＜130/80mmHg

E. ＜125/75mmHg

17. 治疗的主要目标是

A. 防止或延缓肾脏病进展

B. 降血压

C. 消除尿蛋白

D. 消除血尿

E. 消除水肿

【B 型题】

(18～19 题共用备选答案)

A. 发热　　　　　　B. 尿频、尿急、尿痛

C. 蛋白尿　　　　　D. 少尿

E. 腰痛

18. 肾盂肾炎与膀胱炎共同的症状是

19. 肾盂肾炎一般没有的症状是

(20～21 题共用备选答案)

A. 清洁中段尿培养

B. 肾脏影像学检查

C. 肾动脉造影

D. 肾活检病理检查

E. 肾脏放射性核素检查

20. 确诊急性肾盂肾炎，最常用的检查是

21. 确诊慢性肾盂肾炎，最常用的检查是

第五单元　血液系统疾病

【A1 型题】

1. 缺铁性贫血最常见的病因是

A. 慢性胃炎　　　　B. 慢性肝炎

C. 慢性溶血　　　　D. 慢性感染

E. 慢性失血

2. 早期诊断缺铁性贫血最灵敏的指标为

A. 末梢血中红细胞减少

B. 末梢血中血红蛋白减少

C. 红细胞游离原卟啉增高

D. 血清铁减少

E. 血清铁蛋白减低

3. 缺铁性贫血的实验室检查结果应是

A. 血清铁降低、总铁结合力降低、转铁蛋白饱和度降低

B. 血清铁降低、总铁结合力升高、转铁蛋白饱和度降低

C. 血清铁降低、总铁结合力正常、转铁蛋白饱和度降低

D. 血清铁降低、总铁结合力升高、转铁蛋白饱和度正常

E. 血清铁正常、总铁结合力升高、转铁蛋白饱和度降低

4. 关于缺铁性贫血患者的表现，下列不正确的是

A. 感染发生率较低

B. 口角炎、舌炎、舌乳头萎缩较常见

C. 胃酸缺乏及胃肠功能障碍

D. 毛发无光泽、易断、易脱

E. 指甲扁平，甚至反甲

5. 缺铁性贫血主要的治疗原则是

A. 加强护理，给予铁剂

B. 预防感染，给予铁剂

C. 给予铁剂，必要时输血

D. 去除病因，给予铁剂

E. 给予铁剂同时给予维生素 C 治疗

6. 诊断再生障碍性贫血（再障）最有意义的是

A. 全血细胞减少　　B. 网织红细胞减少

C. 贫血　　　　　　D. 出血

E. 以上都不是

7. 慢性再生障碍性贫血的治疗，首选

A. 丙酸睾丸酮肌注

B. 造血干细胞移植

C. 维生素 B_{12} 肌注

D. 抗胸腺球蛋白

E. 肾上腺糖皮质激素口服

8. 再障的诊断，下列不正确的是

A. 发热、出血、贫血

B. 一般无肝脾和淋巴结肿大

C. 中性粒细胞碱性磷酸酶阳性率和积分降低

D. 骨髓可呈灶性增生，但巨核细胞减少

E. 末梢血淋巴细胞比例增高

9. 慢性粒细胞白血病发生急性左上腹剧痛，首选考虑的诊断是

A. 急性胰腺炎　　　B. 胃溃疡穿孔

C. 降结肠炎　　　　D. 脾栓塞

E. 左肾结石

10. 治疗急性白血病的药物中，易引起凝血因子减少的是

A. 阿糖胞苷　　　　B. 长春新碱

C. 柔红霉素　　　　D. 左旋门冬酰胺酶

E. 足叶乙苷

11. 重症缺铁性贫血典型的血象应是

A. 以红细胞减少为主

B. 血红蛋白减少比红细胞减少的更加明显

C. 血红蛋白、红细胞成比例地减少

D. 血红蛋白正常，红细胞减少

E. 血红蛋白减少，红细胞正常

12. 下列不属于骨髓增生异常综合征中骨髓常见病态造血表现的是

　A. 红系核浆发育不平衡

　B. 粒系核分叶过多

　C. 粒系细胞颗粒过多

　D. 粒系细胞颗粒过少

　E. 见到幼稚型巨核细胞

13. 关于慢性白血病的叙述，错误的是

　A. 大多由急性转化而来

　B. 以慢粒多见

　C. 慢性患者约半数以上可急性变

　D. 慢性急性变患者大多数预后不好

　E. 慢性急性变用药物化疗无效

【A2 型题】

14. 青年女性，皮肤黏膜出血 1 周，平时有鼻出血且月经过多。检查：红细胞 $2.5 \times 10^{12}/L$，血红蛋白 80g/L，白细胞 $10 \times 10^9/L$，血小板 $10 \times 10^9/L$，骨髓增生活跃，巨细胞增加，最可能的诊断是

　A. 再生障碍性贫血

　B. 血小板减少性紫癜

　C. 过敏性紫癜

　D. 急性白血病

　E. 慢性白血病

15. 患者，女，24 岁。贫血 1 年。血常规：血红蛋白 80g/L，红细胞 $3 \times 10^{12}/L$，网织红细胞 0.007，白细胞、血小板正常。经口服铁剂治疗 7 天后，血红蛋白不升，网织红细胞为 0.0143，最可能的诊断是

　A. 溶血性贫血

　B. 再生障碍性贫血

　C. 巨幼细胞贫血

　D. 缺铁性贫血

　E. 脾功能亢进

16. 患者，男，60 岁。发热、咳嗽、口腔溃疡、皮肤有大片瘀斑。检查：血红蛋白 90g/L，白细胞 $12 \times 10^9/L$，中性粒细胞 0.86，淋巴细胞 0.21，未见幼稚细胞，血小板 $25 \times 10^9/L$，凝血酶原时间 15 秒（对照组 12 秒），血浆鱼精蛋白副凝试验显弱阳性。最可能的诊断是

　A. 再生障碍性贫血

　B. 急性白血病

　C. 特发性血小板减少性紫癜

　D. 肺炎并发弥散性血管内凝血

　E. 维生素 K 缺乏症

17. 患者，男，30 岁。发热伴皮肤出血点 1 周。全血细胞减少，骨髓检查：增生极度活跃，原始细胞占骨髓非红系有核细胞的 40%，各阶段粒细胞占 50%，各阶段单核细胞占 30%，诊断为急性白血病，其 FAB 分类的类型是

A. M_1 　　　 B. M_2

C. M_4 　　　 D. M_5

E. M_6

18. 患者，男，40 岁。既往体健。因乏力 1 周、牙龈出血伴皮肤瘀斑 3 天急诊入院。血常规示 Hb 75g/L，WBC $2.5 \times 10^9/L$，PLT $8 \times 10^9/L$。应进行的紧急治疗是

　A. 血小板成分输注

　B. 皮下注射 G – CSF

　C. 皮下注射 EPO

　D. 口服司坦唑醇

　E. 口服糖皮质激素

19. 患者，女，36 岁。发热、面色苍白伴牙龈出血 1 周入院。入院次日起出现皮肤多处片状瘀斑、血尿。查血：血红蛋白 80g/L，白细胞 $2.0 \times 10^9/L$，血小板 $50 \times 10^9/L$，血浆纤维蛋白原 0.8g/L。骨髓检查：有核细胞增生极度活跃，细胞浆颗粒粗大的早幼粒细胞占 85%。首选的治疗方案应为

　A. 小剂量阿糖胞苷

　B. 柔红霉素 + 阿糖胞苷

　C. DA 方案 + 小剂量肝素

　D. 高三尖杉酯碱 + 阿糖胞

　E. 全反式维甲酸 + 肝素

20. 患者，男，54 岁。面色晦暗，双下肢瘀斑，乳房发育 1 年余。实验室检查：WBC $3.0 \times 10^9/L$，Hb 90g/L，PLT $54 \times 10^9/L$，ALT 54U，A/G 0.9，PT 24s，毛细血管脆性试验增加，网织红细胞计数 0.054，此患者最可能的诊断是

　A. 肝硬化失代偿期

　B. 过敏性紫癜

　C. 急性白血病

　D. 再生障碍性贫血

　E. 贫血

【B 型题】

(21 ~ 22 题共用备选答案)

　A. 血红蛋白量增加

　B. 网织红细胞增多

　C. 原始和早幼粒细胞显著增多

　D. 中性杆状核及晚幼粒细胞增多

　E. 骨髓巨核细胞数目正常或增多

21. 急性粒细胞白血病的实验室检查是

22. 特发性血小板减少性紫癜的实验室检查是

(23 ~ 24 题共用备选答案)

　A. 甲氨蝶呤 　　 B. 阿霉素

　C. DA 方案 　　 D. 环磷酰胺

　E. VDLP 方案

23. 急性淋巴细胞白血病的基本诱导缓解方案，常选

24. 急性早幼粒细胞白血病的基本诱导缓解方案，常选

第六单元　内分泌及代谢疾病

【A1 型题】

1. 在致甲状腺功能亢进症（甲亢）的各种病因中，最多见的是

A. 自主性高功能甲状腺结节

B. Graves 病

C. 甲状腺癌

D. 多结节性甲状腺肿伴甲亢

E. 亚急性甲状腺炎伴甲亢

2. Graves 病的典型临床表现有

A. 基础代谢率升高，甲状腺肿

B. 基础代谢率升高，突眼，甲状腺肿

C. 突眼，甲状腺肿，心率增快

D. 突眼，甲状腺肿，多食，消瘦

E. 高代谢综合征，甲状腺肿，眼征

3. 抗甲状腺药物丙基硫氧嘧啶、他巴唑最严重的不良反应是

A. 永久性甲低　　　　B. 药疹

C. 胃肠道反应　　　　D. 肝功能损害

E. 粒细胞缺乏

4. 甲亢危象的主要临床表现是

A. 心率增快，血压增高，脉压增大

B. 高热，心率增快，呕吐腹泻，烦躁

C. 血压增高，心力衰竭，肺水肿

D. 低血压，低体温，休克

E. 心率增快，心律失常，心力衰竭

5. 临床最基本的治疗甲状腺功能亢进症的方法是

A. 心得安类 β 受体阻断剂

B. 手术

C. ^{131}I 治疗

D. 抗甲状腺药物

E. 安定

6. 关于 2 型糖尿病，正确的说法是

A. 都有"三多一少"的症状

B. 尿糖阳性

C. 胰岛素水平低于正常

D. 空腹血糖应升高

E. 糖耐量试验有助于可疑病例的诊断

7. 1 型糖尿病与 2 型糖尿病，最主要的区别在于

A. 症状轻重不同

B. 发生酮症酸中毒的倾向不同

C. 对胰岛素的敏感性不同

D. 胰岛素的基础水平与释放曲线不同

E. 血糖稳定性不同

8. 最常见的糖尿病神经系统合并症为

A. 中枢神经损害　　　　B. 神经根炎

C. 末梢神经炎　　　　　D. 自主神经受损

E. 运动神经炎

9. 2 型糖尿病的基础治疗措施是

A. 饮食治疗

B. 胰岛素治疗

C. 双胍类降血糖药

D. 磺脲类降糖药

E. 噻唑烷二酮类降糖药

10. 磺脲类药物的主要副作用是

A. 恶心，呕吐　　　　B. 低血糖反应

C. 肝功能损害　　　　D. 白细胞减少

E. 皮肤瘙痒

11. 关于胰岛素的使用，不正确的是

A. 适用于所有 1 型糖尿病

B. 适用于有急性代谢紊乱的糖尿病

C. 适用于新近诊断的 2 型糖尿病

D. 适用于妊娠期糖尿病

E. 适用于合并严重并发症的糖尿病

【A2 型题】

12. 患者，男，45 岁。心悸、消瘦 2 年。体格检查：结节性甲状腺肿伴血管杂音，心脏增大，房颤律，心尖部 II 级收缩期杂音。诊断为

A. 甲亢性心脏病　　　　B. 风湿性心脏病

C. 冠心病　　　　　　　D. 心肌病

E. 先心病

13. 患者，女，42 岁。心悸、失眠多年，脾气急，有时出汗多。查体：无突眼，甲状腺 II 度肿大，未闻血管音，无震颤，心率 106 次/分，律整，肺、腹（−）；手指及舌伸出呈粗大震颤。甲状腺 ^{131}I 摄取率：3 小时 30%，24 小时 55%；T_4 180nmol/L（正常 65 ~ 169nmol/L），T_3 3.7nmol/L（正常 1.1 ~ 3.1nmol/L）。最可能的诊断是

A. 甲状腺炎　　　　　　B. 单纯性甲状腺肿

C. Graves 病　　　　　　D. 神经官能症

E. 结核病

14. 患者，女，48 岁。甲亢不规则药物治疗 2 年。改用放射性 ^{131}I 治疗 1 周后突发高热、心慌。体格检查：T 40℃，心率 160 次/分，心房颤动，呼吸急促，大汗淋漓，烦躁不安。实验室检查：血 WBC ↑，N ↑，FT_3 ↑，FF_4 ↑，TSH ↓。药物治疗首选

A. MTU　　　　　　　　B. CMZ

C. MM　　　　　　　　D. TH

E. PTU

15. 患者，男，26 岁。明显的三多一少，症状 10 年，经胰岛素治疗，症状时轻时重，有明显的低血糖症状，近 2 个月眼睑及下肢水肿，乏力，腰痛，BP160/100mmHg，尿蛋白（++），颗粒管型少许，尿糖（++）。应诊断为

A. 糖尿病肾病

B. 肾动脉硬化

C. 肾盂肾炎

D. 肾炎

E. 胰岛素副作用

【A3型题】

(16～18题共用题干)

患者，男，44岁。心悸、怕热、手颤、乏力1年，大便不成形，每日3～4次，体重下降10kg。查体：脉搏90次/分，血压128/90mmHg，皮肤潮湿，双手细颤，双眼突出，甲状腺Ⅱ度弥漫性肿大，可闻及血管杂音，心率104次/分，律不齐，心音强弱不等，腹平软，肝脾肋下未及，双下肢无水肿。

16. 为明确诊断，首选的检查是

A. 甲状腺摄^{131}I率

B. 血TSH、T_3、T_4

C. T_3抑制试验

D. TRH兴奋试验

E. 红细胞沉降率

17. 本例的心律不齐最可能是

A. 窦性心律不齐　　B. 阵发性室性期前收缩

C. 心房颤动　　D. 心房扑动

E. 室颤

18. 应首选的药物或治疗是

A. 丙硫氧嘧啶

B. 立即行甲状腺次全切除术

C. 核素^{131}I

D. 普萘洛尔

E. 甲状腺全切除术

(19～21题共用题干)

患者，男，45岁。体检发现空腹血糖8mmol/L，餐后2小时血糖13mmol/L，血清甘油三酯3.5mmol/L，低密度脂蛋白3.6mmol/L。无明显不适，半年体重下降10kg。查体：BP 160/100mmHg，BMI 28，心肺腹查体无阳性发现。

19. 最可能的诊断是

A. 肥胖症　　B. 高钾血症

C. 高脂血症　　D. 高血压

E. 糖尿病

20. 首选的降血糖药物是

A. 阿卡波糖　　B. 瑞格列奈

C. 罗格列酮　　D. 二甲双胍

E. 格列苯脲

21. 降血压首选的治疗药物是

A. α受体阻断剂

B. 血管紧张素转换酶抑制剂

C. 钙离子通道阻滞剂

D. 利尿剂

E. β受体阻断剂

【B型题】

(22～23题共用备选答案)

A. 血T_3、T_4↑，TSH↓

B. 血T_3、T_4↓，TSH↑

C. 血T_3、T_4↑，甲状腺摄^{131}I率↓

D. 血T_3、T_4↑，TSH↑

E. 血T_3、T_4正常，甲状腺摄^{131}I率↑

22. 单纯性甲状腺肿的实验室检查是

23. Graves病的实验室检查是

第七单元　结缔组织病

【A1型题】

1. 类风湿关节炎最常见的受累关节是

A. 掌指关节　　B. 腕关节

C. 膝关节　　D. 肘关节

E. 肩关节

2. 类风湿关节炎的主要临床表现是

A. 对称性多发性小关节炎

B. 大关节炎

C. 心内膜炎

D. 皮肤环形红斑

E. 游走性关节炎

【B型题】

(3～4题共用备选答案)

A. 类风湿结节

B. 滑膜炎

C. 血管炎

D. "洋葱皮样"病变

E. 苏木紫小体

3. RA的基本病理改变是

4. SLE的基本病理改变是

(5～6题共用备选答案)

A. 抗核抗体

B. 抗Sm抗体

C. 抗双链DNA抗体

D. 抗磷脂抗体

E. 类风湿因子

5. 何种抗体是SLE的标准筛选抗体，但特异性小

6. 何种抗体特异性高，效价随SLE病情缓解而下降

第八单元　神经系统疾病

【A1型题】

1. 临床上最常见的脑血管意外是

A. 脑出血　　B. 蛛网膜下腔出血

C. 脑栓塞　　D. 脑血栓形成

E. 一过性脑缺血

2. 蛛网膜下腔出血的常见病因是

A. 休克

B. 风湿性心瓣膜病

C. 脑动脉粥样硬化

D. 与上呼吸道感染有关

E. 先天性脑动脉瘤

3. 脑出血最常见的病因是
A. 脑血管畸形
B. 高血压合并小动脉硬化
C. 淀粉样血管病
D. 先天性颅内动脉瘤
E. 脑动脉炎

4. 关于脑出血，最确切的诊断依据是
A. 60 岁以上发病
B. 偏瘫
C. 脑脊液血性
D. 突然偏瘫、头部 CT 见基底节附近高密度影
E. 脑膜刺激征

【A2 型题】

5. 患者，男，50 岁。饮酒中发生言语不清，呕吐，随即昏迷。查体：血压 26/16kPa（195/120mmHg），双眼球向左共同偏视，右鼻唇沟浅，右侧肢体坠落试验阳性，对针刺无反应。诊断为脑出血，其部位是
A. 左侧基底节　　　B. 右侧基底节
C. 左脑桥　　　　　D. 右脑桥
E. 左顶叶

【B 型题】

（6～7 题共用备选答案）
A. 短暂性脑缺血发作
B. 脑血栓形成
C. 脑栓塞
D. 脑出血
E. 蛛网膜下腔出血

6. 高血压及动脉硬化常导致的脑血管病变是
7. 动脉瘤、血管畸形常引发的脑血管病变是

第九单元　常见急危重症

【A1 型题】

1. 下列关于易导致低血容量性休克的疾病，错误的是
A. 消化道大出血
B. 严重烧伤
C. 肠梗阻
D. 产后大出血
E. 大量心包积液

2. 猝死最常发生于
A. 冠心病　　　　　B. 主动脉瓣狭窄
C. 二尖瓣脱垂　　　D. 肥厚型心肌病
E. 心内膜炎

3. 心肺复苏时，通常首选药物是
A. 异丙肾上腺素
B. 肾上腺素
C. 利多卡因
D. 去甲肾上腺素
E. 阿托品

4. 中心静脉压的正常值是
A. 3～10cmH$_2$O
B. 5～10cmH$_2$O
C. 5～12cmH$_2$O
D. 6～15cmH$_2$O
E. 5～18cmH$_2$O

5. 常见的导致神经源性休克的因素，不包括
A. 剧烈疼痛
B. 高位脊髓麻醉
C. 中枢损伤
D. 血容量减少
E. 血管运动中枢抑制

6. 休克早期最常出现的酸碱平衡紊乱类型是
A. 呼吸性碱中毒
B. 呼吸性酸中毒
C. 代谢性碱中毒
D. AG 正常型代谢性酸中毒
E. 代谢性酸中毒

7. 下列不会导致低血容量性休克的是
A. 失血　　　　　B. 烧伤
C. 挤压伤　　　　D. 感染
E. 脱水

8. 上消化道大出血时，做紧急胃镜检查最好的时间是
A. 6 小时内　　　B. 12 小时内
C. 24 小时内　　　D. 36 小时内
E. 1 周内

9. 消化性溃疡合并出血时，下列止血治疗措施中最有效的是
A. 口服去甲肾上腺素盐水溶液
B. 口服凝血酶盐水溶液
C. 口服氢氧化铝凝胶
D. 静脉使用雷尼替丁
E. 静脉使用奥美拉唑

10. 有机磷杀虫药中毒时，在人体分布最多的器官为
A. 肺　　　　B. 肝
C. 肾　　　　D. 脾
E. 脑

11. 下列各项中，不符合有机磷农药中毒临床表现的是
A. 皮肤干燥，无汗
B. 恶心呕吐
C. 肌肉颤动
D. 肺水肿
E. 视力模糊，瞳孔缩小

【A2 型题】

12. 患者，男，40 岁。腹痛、发热 48 小时，血压 80/60 mmHg，神志清楚，面色苍白，四肢湿冷，全腹肌紧张，肠鸣音消失，诊断为
A. 低血容量性休克　B. 感染性休克
C. 神经源性休克　　D. 心源性休克

E. 过敏性休克

13. 患者，男，40 岁。反复节律性上腹痛 2 年，有嗳气，纳差。近 2 天来疼痛加剧，突然呕血 500ml，为暗红色血块，继而解稀黑便 200ml。出血后腹痛缓解。考虑出血原因最可能的是
   A. 食管静脉曲张破裂
   B. 消化性溃疡
   C. 慢性胃炎
   D. 胃癌
   E. 急性胰腺炎

14. 某患者，因欲自杀服有机磷农药，被发现后，急送医院。查体：昏迷状态、呼吸困难、皮肤湿冷、双瞳孔如针尖大小，该患者入院后给予洗胃，最好选用的洗胃液是
   A. 1：5000 高锰酸钾液
   B. 硫酸铜溶液
   C. NaHCO$_3$ 水
   D. 生理盐水

E. 清水

15. 下列关于急性酒精中毒的治疗，不正确的是
   A. 保持呼吸道通畅
   B. 促进酒精氧化
   C. 应用纳洛酮
   D. 促进酒精排出体外
   E. 应用呼吸兴奋剂

【B 型题】
(16～17 题共用备选答案)
   A. 呼吸抑制
   B. 呼出气有蒜味
   C. 呼出气有烂苹果味
   D. 呼出气有苦杏仁味
   E. 呼出气有氨味

16. 有机磷杀虫药中毒时，有诊断意义的是
17. 糖尿病酮症酸中毒时，有诊断意义的是

第十二章 传染病学

第一单元 传染病学总论

【A1 型题】

1. 下列有关感染的描述，不正确的是
 A. 病原体侵入人体，临床上出现相应的症状、体征则意味着感染过程的开始
 B. 病原体与人体相互作用、相互斗争的过程为感染过程
 C. 病原体的致病力包括毒力、侵袭力、病原体数量和变异性
 D. 感染后是否发病取决于病原体的致病力和人体的致病能力
 E. 病原体侵入的数量越大，出现显性感染的危险就越大

2. 感染的定义是
 A. 病原体离开其固有的寄生部位，到达其他的寄生部位，引起宿主损伤
 B. 病原体、人体与环境相互作用的过程
 C. 病原体借助传播媒介作用于人体
 D. 病原体和人体之间相互作用的过程
 E. 宿主在病原体作用下产生的免疫应答

3. 构成感染过程的三因素是指
 A. 病原体、传播途径、易感人群
 B. 病原体、社会因素、环境因素
 C. 病原体、人体、外环境
 D. 人体、病原体、社会因素
 E. 传染源、传播途径、易感人群

4. 人体被病原体侵袭后不出现临床症状，但可产生特异性免疫，称为
 A. 病原体被清除　　B. 隐性感染
 C. 显性感染　　　　D. 病原携带状态
 E. 潜伏性感染

5. 病原体侵入人体后，在诱导免疫应答的同时，导致组织损伤，出现临床表现和病理改变。称为
 A. 病原体被清除　　B. 隐性感染
 C. 显性感染　　　　D. 病原携带状态
 E. 潜伏性感染

6. 病原体感染人体后寄生于某些部位，机体的免疫功能将病原体局限化，但不足以将病原体清除，一般不排出病原体。称为
 A. 病原体被清除　　B. 隐性感染
 C. 显性感染　　　　D. 病原携带状态
 E. 潜伏性感染

7. 以下关于病原携带者的描述，正确的是
 A. 患者处于潜伏感染状态时可称为病原携带者
 B. 携带病原体超过 1 年称为慢性携带者
 C. 无明显临床症状而能排出病原体

 D. 所有的传染病都有慢性病原携带者
 E. 与显性感染者相比，病原携带者作为传染源的意义不大

8. 病原体侵入机体后能否引起疾病，主要取决于
 A. 病原体的毒力和数量
 B. 病原体的致病能力与机体的免疫机能
 C. 机体的保护性免疫
 D. 机体的天然屏障作用
 E. 病原体的侵入途径与特异性定位

9. 重叠感染的含义是
 A. 在被某种病原体感染的基础上再被另外的病原体感染
 B. 在被某种病原体感染的基础上再次被同一种病原体感染
 C. 人体初次被某种病原体感染
 D. 人体同时被 2 种或 2 种以上的病原体感染
 E. 病原体寄生在人体某部位，机体免疫功能下降后引起的感染

10. 隐性感染主要通过以下哪种途径发现
 A. 典型症状　　　　B. 典型体征
 C. 血清学生化检查　D. 病理检查
 E. 特异性免疫学检查

11. 关于潜伏性感染，下列叙述哪项不正确
 A. 病原体潜伏于机体某些部位而不出现症状
 B. 潜伏性感染者是重要而危险的传染源
 C. 机体免疫力下降时可引起显性感染
 D. 单纯疱疹、结核、疟疾可有潜伏性感染
 E. 潜伏性感染仅见于部分传染病

12. 流行过程的基本条件是
 A. 散发、流行、暴发流行
 B. 自然因素、社会因素
 C. 传染源、传播途径、易感人群
 D. 患者、病原携带者、受感染的动物
 E. 地区性、季节性

13. 传染病流行过程的 3 个基本环节是
 A. 病原体、传播途径、易感人群
 B. 社会因素、环境因素、自然因素
 C. 病原体毒力、数量及适当的入侵门户
 D. 病原体、人体、环境
 E. 病原体、环境因素、自然因素

14. 关于传染病的基本特征，错误的是
 A. 有病原体　　　　B. 有传染性
 C. 有流行性　　　　D. 病后均有巩固免疫力
 E. 某些传染病有地方性和季节性

15. 可作为传染病检疫与留验接触者的重要依据的是

A. 传染期　　　　　　B. 隔离期

C. 潜伏期　　　　　　D. 前驱期

E. 免疫期

16. 可作为隔离病人重要依据的是

A. 潜伏期　　　　　　B. 隔离期

C. 传染期　　　　　　D. 前驱期

E. 免疫期

17. 人体能对抗再感染的主要原因是

A. 预防用药　　　　　B. 增强体质

C. 注射疫苗　　　　　D. 特异性免疫力

E. 非特异性免疫力

18. 关于感染后免疫的描述，以下正确的是

A. 属于非特异性免疫

B. 属于主动免疫

C. 通过检测血清中特异性抗原可以获知是否具有免疫力

D. 所有传染病获得的免疫力均可维持终生

E. 只能通过显性感染才能获得感染后免疫

19. 在感染某种病原体基础上又被其他病原体感染。称为

A. 再燃　　　　　　　B. 再感染

C. 二重感染　　　　　D. 重复感染

E. 复发

20. 用于某些传染病的早期诊断的免疫学检查，主要是测定血清中的

A. IgG　　　　　　　B. IgA

C. IgM　　　　　　　D. IgD

E. IgE

21. 下列血清特异性抗体检测的概念，错误的是

A. IgM 型抗体的检出有助于近期感染的诊断

B. IgG 型抗体滴度升高提示既往感染

C. 疾病早期抗体滴度低，后期滴度显著升高

D. 在疾病恢复期比早期抗体滴度升高 4 倍以上有诊断价值

E. 回忆反应是由于既往感染或预防接种者再感染另一病原体时使原有滴度升高所致

22. 提高人群免疫力起关键作用的是

A. 改善营养　　　　　B. 锻炼身体

C. 预防接种　　　　　D. 防止感染

E. 预防服药

23. 甲类传染病的法定传染病报告时间，在城镇不应超过

A. 2 小时　　　　　　B. 6 小时

C. 8 小时　　　　　　D. 12 小时

E. 24 小时

24. 根据传染病防治法，对下列疾病应采取强制性隔离治疗措施，除外

A. 传染性非典型肺炎病人

B. 狂犬病病人

C. 肺炭疽病人

D. 鼠疫病人和病原携带者

E. 霍乱病人和病原携带者

25. 根据传染病防治法，下列哪种疾病不按甲类传染病管理

A. AIDS　　　　　　　B. 肺炭疽

C. 鼠疫　　　　　　　D. 霍乱

E. 人感染高致病性禽流感

26. 根据传染病防治法，下列哪种疾病应按甲类传染病管理

A. 流行性脑脊髓膜炎

B. 流行性脑炎

C. 脊髓灰质炎

D. 细菌性痢疾

E. 伤寒

27. 对于消化道传染病起主导作用的预防措施是

A. 发现、治疗带菌者

B. 切断传播途径

C. 疫苗预防接种

D. 接触者预防服药

E. 隔离、治疗病人

28. 下列不属于传染源的是

A. 患者　　　　　　　B. 隐性感染者

C. 病原携带者　　　　D. 易感者

E. 受感染的动物

29. 接种下列制剂可获主动免疫，除外

A. 活疫苗　　　　　　B. 菌苗

C. 灭活疫苗　　　　　D. 类毒素

E. 抗毒素

【B 型题】

(30～33 题共用备选答案)

A. 病原体被清除　　　B. 隐性感染

C. 显性感染　　　　　D. 病原携带状态

E. 潜伏性感染

30. 感染过程中最易识别的是

31. 感染过程中最常见的表现是

32. 无明显临床症状而能排出病原体的是

33. 病原体不能被清除但是并不排出体外的是

(34～36 题共用备选答案)

A. 高热持续，24 小时体温相差不超过 1℃

B. 24 小时体温相差超过 1℃，但最低点未达正常

C. 24 小时内体温波动于高热与常温之下

D. 骤起高热，持续数日骤退，间歇无热数日，高热重复出现

E. 发热数日，退热一日，又再发热数日

34. 间歇热是指

35. 稽留热是指

36. 弛张热是指

第二单元　病毒感染

【A1 型题】

1. 甲型肝炎病毒的主要传播途径是

A. 注射、输血　　　B. 蚊虫叮咬传播

C. 唾液传播　　　　D. 垂直传播

E. 粪－口传播

2. 乙肝疫苗主要成分是

A. HBsAg　　　　　B. HBcAg

C. HBeAg　　　　　D. HBV DNA 聚合酶

E. Dane 颗粒

3. 急性乙型肝炎窗口期可检出的血清标志物是

A. HBsAg　　　　　B. 抗－HBs

C. HBeAg　　　　　D. 抗－HBc

E. HBcAg

4. 属 HBV 复制指标的是

A. 抗－HBs　　　　B. HBsAg

C. HBV－DNA　　　D. 抗－HBe

E. 抗－HBcIgG

5. 关于乙型肝炎的流行病学特点的描述，错误的是

A. 慢性患者和病毒携带者作为传染源的意义最大

B. 常表现为暴发流行

C. 有家庭聚集现象

D. 婴幼儿期是获得 HBV 感染的最危险时期

E. 主要传播途径是母婴传播、血液传播

6. 主要通过消化道传播的肝炎是

A. 淤胆型肝炎　　　B. 乙型肝炎

C. 丙型肝炎　　　　D. 丁型肝炎

E. 戊型肝炎

7. 丙型肝炎病毒的主要传播途径是

A. 消化道传播　　　B. 蚊虫叮咬传播

C. 输血传播　　　　D. 唾液传播

E. 垂直传播

8. HBeAg 是 HBV 活动性复制和有传染性的重要标记，是因为

A. HBeAg 是 HBV 的核心成分

B. HBeAg 与 DNAP 和 HBV DNA 密切相关

C. 仅见于 HBsAg 阳性血清中

D. 在血清中持续时间较 HBsAg 长

E. HBeAg 阳性者容易转为慢性

9. 血清酶检测对病毒性肝炎的诊断哪项最为敏感和有意义

A. AST　　　　　　B. ALT

C. AKP　　　　　　D. γ－GT

E. LDH

10. HBV 感染者传染性强的标志是

A. HBsAg（＋）　　B. 抗－HBs（＋）

C. HBeAg（＋）　　D. 抗－HBe（＋）

E. 抗－HBc（＋）

11. 对肝衰竭的诊断，下列哪项指标最重要

A. ALT＞500U/L　　B. 总胆红素＞171μmol/L

C. PTA＜40%　　　　D. 电解质紊乱

E. WBC 15×10^9/L

12. 下列关于妊娠期肝炎特点的描述，不正确的是

A. 消化道症状明显　B. 产后大出血多见

C. 重症肝炎比例高　D. 病死率高

E. 对胎儿无影响

13. 对慢性乙型肝炎的治疗，不恰当的是

A. 禁酒、避免劳累、适当休息

B. 可用保肝、降酶、退黄药物

C. 应用免疫调节药物

D. 注射乙肝疫苗

E. 抗病毒治疗

14. 诊断病毒性肝炎最可靠的依据是

A. 病原学及肝功检查

B. 起病方式

C. 发病季节

D. 症状及体征

E. 接触史

15. 肝衰竭患者，出血倾向最主要的原因是

A. 维生素 K 吸收障碍

B. 凝血因子合成障碍

C. 凝血因子消耗增加

D. 血小板减少

E. 毛细血管脆性增加

16. 下列关于肝衰竭的治疗中，不正确的是

A. 卧床休息

B. 应用干扰素抗病毒治疗

C. 保肝、促进肝细胞再生

D. 稳定内环境和支持治疗

E. 防治并发症

17. 被乙型肝炎患者血液污染的针头刺破皮肤后，首要宜采取的是

A. 局部碘酒、酒精消毒

B. 注射高效价免疫球蛋白

C. 注射干扰素诱生剂

D. 注射胎盘球蛋白

E. 注射干扰素

18. 戊型肝炎病毒的主要传播途径是

A. 粪－口传播　　　B. 蚊虫叮咬传播

C. 唾液传播　　　　D. 垂直传播

E. 注射、输血

19. 乙型肝炎的高危人群不包括

A. HBsAg 阳性母亲的新生儿

B. 反复输血及血制品者，血液透析患者

C. 抗 HBs 阳性者

D. 多个性伙伴、静脉药瘾者

E. 接触血液的医务工作者

20. 下列选项不是急性戊型肝炎特点的是

A. 肝内淤胆现象常见

B. 病情较重，尤其是重叠感染乙肝病毒

C. 妊娠合并戊型肝炎者死亡率高

D. 易发展成慢性肝炎

E. 经粪－口途径感染

21. 对慢性丙型肝炎的治疗,下列选项不是应用干扰素治疗的目的的是

A. 抑制或清除血清和组织中 HCV

B. 使血清 ALT 恢复正常

C. 中止或减缓病程,防止肝硬化

D. 改善肝脏组织学病变

E. 消除血清中抗 HCV

22. 肝炎肝硬化患者出现蜘蛛痣和男性乳房发育的主要机制是

A. 肝脏对血管活性物质和雌激素的灭活功能降低

B. 肝脏合成激素能力下降

C. 门静脉高压

D. 肾素－血管紧张素－醛固酮系统紊乱

E. 肝脏对从肠道吸收的有毒物质解毒功能降低

23. 急性肝衰竭的主要病理变化是

A. 肝细胞局灶性坏死

B. 肝细胞广泛坏死

C. 汇管区纤维组织增生

D. 汇管区单核细胞浸润

E. 肝内淤胆

24. 目前预防乙型肝炎最有效的措施是

A. 丙种球蛋白被动免疫

B. 隔离病人

C. 消灭蚊蝇

D. 注射乙型肝炎疫苗

E. 搞好粪便管理及水源防护

25. 肝衰竭应用乳果糖的目的是

A. 恢复正常神经递质

B. 促进肝细胞再生

C. 增加肝脏营养

D. 维持氨基酸的平衡

E. 减少氨从肠道吸收

26. 下列对流行性感冒的描述,错误的是

A. 急性呼吸道传染病

B. 传染性强

C. 传播速度快

D. 呼吸道症状重

E. 潜伏期短

27. 以下对流感病毒特点的描述,错误的是

A. 是一种 RNA 病毒

B. 分为甲、乙、丙三型

C. 乙型流感病毒容易引起流感大流行

D. 容易发生抗原变异

E. 三型间无交叉免疫

28. 流行性感冒确诊的主要依据是

A. 发病季节

B. 上呼吸道卡他症状较轻或不明显

C. 病毒分离

D. 流行规模

E. 血象

29. 以下对流行性感冒的流行病学特点的描述,正确的是

A. 患者和隐性感染者是主要的传染源

B. 健康带病毒者具有很大的传播意义

C. 感染后获得持久的免疫力

D. 各型流感病毒之间有交叉免疫力

E. 甲型流感病毒抗原性稳定,不容易引发大流行

30. 甲型流感病毒分亚型的依据是

A. 核蛋白　　　　　B. 血凝素和神经氨酸酶

C. M 蛋白　　　　　D. 多聚 RNA 酶

E. 病毒 RNA

31. 关于流感的临床表现,以下说法不正确的是

A. 全身症状重

B. 呼吸道症状轻微而全身中毒症状重

C. 老年患者或免疫力低下的患者感染流感,病情可持续发展

D. 肺外并发症常见

E. 起病急骤

32. 流感的潜伏期是

A. 24 小时　　　　　B. 1~3 天

C. 3~5 天　　　　　D. 1 周

E. 2 周

33. 流感的传染源是

A. 蚊虫　　　　　　B. 牛

C. 禽类　　　　　　D. 隐性感染者

E. 未接种流感疫苗者

34. 以下描述,不属于流感特点的是

A. 呼吸道传播　　　B. 夏秋季多见

C. 潜伏期短　　　　D. 传播迅速

E. 传染性强

35. 流感传染性最强的时期是

A. 发病 3 日内　　　B. 发病 3 日后

C. 发病 1 周后　　　D. 恢复期

E. 潜伏期

36. 流感患者发病 1 天后出现高热、咳嗽、呼吸困难及发绀,进行性加重,可在 5~10 天因呼吸循环衰竭而死亡。应考虑的流感类型是

A. 单纯型　　　　　B. 肺炎型

C. 中毒型　　　　　D. 胃肠型

E. 脑膜脑炎型

37. 流感的预防措施中,下列错误的是

A. 对流感患者进行隔离

B. 流感流行前接种流感疫苗

C. 流感流行前,给所有易感人群使用金刚烷胺进行预防

D. 减少公众集会活动

E. 流感病人隔离时间为 1 周或至主要症状消失

38. 下列关于抗流感病毒药物的叙述，不正确的是
A. 甲、乙型流感均可使用神经氨酸酶抑制剂
B. 流感发病初期使用
C. 多用于流感患者的全程用药
D. 奥司他韦是神经氨酸酶抑制剂
E. 用于流感流行时的预防性用药

39. 肺炭疽属于哪类法定传染病，发生流行时按哪类传染病管理
A. 属于乙类传染病，发生流行时按甲类传染病管理
B. 属于甲类传染病，发生流行时按甲类传染病管理
C. 属于乙类传染病，发生流行时按乙类传染病管理
D. 属于丙类传染病，发生流行时按乙类传染病管理
E. 属于丙类传染病，发生流行时按乙类传染病管理

40. 人感染高致病性禽流感的主要传播途径是
A. 呼吸道   B. 消化道
C. 血液   D. 虫媒
E. 密切接触人感染高致病性禽流感患者

41. 人感染高致病性禽流感主要是指
A. H1N1   B. H5N1
C. H9N2   D. H7N3
E. H7N7

42. 目前有报道的人禽流感病毒亚型中，致病性最强的是
A. H5N1   B. H9N2
C. H7N7   D. H7N9
E. H9N9

43. 关于人禽流感病毒病原体，下列说法正确的是
A. 冠状病毒科，属于甲型流感病毒
B. 冠状病毒科，属于乙型流感病毒
C. 正黏病毒科，属于甲型流感病毒
D. 正黏病毒科，属于乙型流感病毒
E. 正黏病毒科，属于丙型流感病毒

44. 下列各项，考虑为人感染高致病性禽流感疑似病例的是
A. 1周内有流行病学接触史，出现流感样症状
B. 有流行病学史和临床表现，呼吸道分泌物标本采用甲型病毒和H5型单克隆抗体抗原检测阳性者
C. 有流行病学史和临床表现，呼吸道分泌物标本中分离出特定病毒
D. 无流行病学史，有临床表现，急性期和恢复期双份血清抗禽流感病毒抗体滴度4倍以上升高
E. 有流行病学史和临床表现，呼吸道分泌物标本检测到禽流感病毒基因

45. 一例来自禽流感疫区的患者出现发热、头痛等流感样症状，呼吸道分泌物中检测到禽流感病毒核酸阳性，临床诊断为哪一类人感染高致病性禽流感
A. 医学观察病例   B. 疑似病例
C. 确诊病例   D. 排除病例
E. 以上都不是

46. 关于人禽流感的诊断，下列说法正确的是

A. 1周内有流行病学接触史，并出现流感样症状者为疑似病例
B. 有流行病学史和临床表现，患者呼吸道分泌物标本采用甲型流感病毒和H5型单克隆抗体抗原检测阳性者为临床确诊病例
C. 禽流感流行时期，出现流感样症状者，为医学观察病例
D. 被诊断为疑似病例，且与其有共同暴露史的人被诊断为确诊病例者为确诊病例
E. 临床确诊病例呼吸道分泌物中分离出特定病毒，且发病初期和恢复期双份血清抗禽流感病毒抗体滴度4倍以上升高

47. 下列各项检查，属人禽流感确诊依据的是
A. 血常规   B. 肝功能
C. 胸部X线检查   D. 病毒分离
E. 骨髓检查

48. 目前禽流感的主要治疗方法是
A. 抗病毒治疗   B. 抗菌治疗
C. 综合治疗   D. 抗病毒治疗 + 抗菌治疗
E. 免疫调节治疗

49. 灭活HIV的最佳方法是
A. 紫外线照射10分钟
B. 0.1%甲醛
C. γ - 射线照射
D. 56℃，10分钟
E. 56℃，30分钟

50. HIV不能通过下列哪种途径传播
A. 性接触   B. 拥抱
C. 母婴   D. 共用注射器注射
E. 输血

51. 艾滋病的发生主要是HIV侵犯了人体的
A. B淋巴细胞   B. CD_4^+ T淋巴细胞
C. 单核 - 巨噬细胞   D. 自然杀伤细胞
E. 中性粒细胞

52. 下述哪项不是HIV感染的高危人群
A. 医务工作者   B. 静脉药瘾者
C. 性乱交者   D. 男性同性恋者
E. 血友病人多次输血者

53. 艾滋病最重要的传染源是
A. 隐性感染者   B. 潜伏性感染者
C. 急性感染期患者   D. 无症状HIV感染者
E. 艾滋病期患者

54. 艾滋病患者最常见的肿瘤是
A. 白血病   B. 鼻咽癌
C. 卡波西肉瘤   D. 霍奇金淋巴瘤
E. 结肠癌和肺癌

55. 不支持艾滋病诊断的是
A. 持续1个月以上的发热
B. 巨脾

C. 持续性全身淋巴结肿大

D. 弓形虫性视网膜炎

E. 卡波西肉瘤

56. 下列消毒措施，HIV 不敏感的是

A. 75% 乙醇　　　　B. 焚烧

C. 紫外线　　　　　D. 高压蒸汽消毒法

E. 0.2% 次氯酸钠

57. 下列有关艾滋病无症状期的描述，错误的是

A. 此期可持续 6～8 年

B. 可从急性期进入此期

C. 此期不具有传染性

D. 血中可检测到 HIV

E. CD_4^+ T 细胞计数可减少

58. 下列有关艾滋病艾滋病期的描述，错误的是

A. 体重下降 10% 以上

B. 无明显淋巴结肿大

C. 出现严重的临床免疫缺陷，导致各种机会性病原体感染

D. 因免疫缺陷而继发肿瘤，如卡波西肉瘤、非霍奇金病等

E. 神经精神症状

59. 对艾滋病患者的高效抗反转录病毒治疗，以下药物不能使用的是

A. 齐多夫定　　　　B. 拉米夫定

C. 奈韦拉平　　　　D. 利托那韦

E. 阿糖胞苷

60. 预防 HIV 感染的主要措施是

A. 加强爱国卫生宣传，养成良好的卫生习惯，防止病从口入

B. 加强爱国卫生宣传，消灭四害，搞好环境卫生

C. 加强爱国卫生宣传，搞好计划免疫，增强体质

D. 加强宣传教育，严禁毒品注射，禁止性乱交，严格检查血液制品

E. 加强爱国卫生宣传，搞好环境卫生，保持室内能通风

61. 下列有关流行性出血热的叙述，不正确的是

A. 都具有典型的五期经过

B. 皮疹多为出血性

C. 鼠类为主要传染源

D. 病原体是 RNA 病毒

E. 具有季节性和周期性

62. 流行性出血热可通过下列途径传播，但除外

A. 呼吸道传播　　　B. 消化道传播

C. 母婴传播　　　　D. 输血传播

E. 虫媒传播

63. 下列对流行性出血热的描述，不正确的是

A. 由汉坦病毒引起

B. 是一种自然疫源性疾病

C. 鼠为主要传染源

D. 人 – 人传播为重要的传播途径

E. 肾脏损害为本病的特征

64. 流行性出血热的基本病理改变是

A. 全身毛细血管中毒性损害

B. 全身性小血管（小动脉、小静脉和毛细血管）内皮细胞肿胀变性和坏死

C. 血管和淋巴管内皮细胞损害及急性出血

D. 微血管的内皮细胞损伤

E. 小血管周围炎性细胞浸润

65. 下列属于流行性出血热的传染源的是

A. 黑线姬鼠　　　　B. 蚊虫

C. 鸡　　　　　　　D. 牛

E. 羊

66. 流行性出血热病原体的传播途径，不包括

A. 夏天蚊虫叮咬病人然后再叮咬其他人

B. 吸入鼠类带病毒的排泄物污染的尘土

C. 进食鼠类带病毒排泄物污染的食物

D. 孕妇感染的病毒经胎盘感染胎儿

E. 经过皮肤伤口感染

67. 确诊流行性出血热的依据是

A. 鼠类接触史

B. 全身感染和中毒症状

C. "三痛" 和 "三红" 征

D. 特异性 IgM 抗体滴度升高

E. 异性淋巴细胞增多

68. 流行性出血热的 "三痛" 是

A. 头痛、全身痛和腰痛

B. 头痛、眼眶痛和腰痛

C. 头痛、腹痛和腰痛

D. 头痛、关节痛和腰痛

E. 头痛、腓肠肌痛和腰痛

69. 流行性出血热的三大主征是

A. 发热、休克、肾脏损害

B. 发热、出血、"三痛"

C. 出血、休克、肾损害

D. 出血、休克、发热

E. 发热、出血、肾脏损害

70. 流行性出血热临床上的五期经过顺序，以下描述正确的是

A. 发热期、出血期、低血压期、少尿期、恢复期

B. 发热期、多尿期、低血压期、少尿期、恢复期

C. 发热期、低血压期、多尿期、少尿期、恢复期

D. 发热期、低血压期、少尿期、多尿期、恢复期

E. 发热期、出血期、少尿期、多尿期、恢复期

71. 流行性出血热早期出血的主要原因是

A. DIC

B. 血管壁损伤、血小板减少和功能障碍

C. 凝血因子缺乏

D. 尿毒症

E. 肝素样物质增多

72. 流行性出血热患者早期发生休克的主要原因是
    A. 出血导致的血容量下降
    B. 血浆外渗于组织间隙，血容量下降
    C. 高热、出汗导致体内液体相对不足
    D. 病毒感染引起的"感染性休克"
    E. 心肌炎引起的心功能衰竭

73. 下述几项，不是流行性出血热临床特点的是
    A. 腰痛　　　　　　B. 眼眶痛
    C. 杨梅舌　　　　　D. 热退症状加重
    E. 出血性皮疹

74. 关于流行性出血热少尿期的治疗原则，下列哪项是错误的
    A. 宜给高糖，高维生素，高蛋白饮食
    B. 稳定内环境，输入液量以前一天尿量及呕吐量加500～700ml
    C. 导泻或放血疗法
    D. 腹膜透析或血液透析
    E. 促进利尿

75. 流行性出血热的脑水肿常发生在哪一期
    A. 发热期　　　　　B. 低血压休克期
    C. 少尿期　　　　　D. 多尿期
    E. 恢复期

76. 在流行地区，发现有下列表现者可诊断为流行性出血热
    A. 发热、全身中毒症状，充血、出血、外渗和肾脏损害
    B. 病毒感染白细胞和血小板下降
    C. 发热、头痛、腰痛和尿蛋白阴性
    D. 发热、腰痛、小便发黄
    E. 腰痛、尿蛋白阳性，伴有下肢水肿，贫血

77. 流行性出血热治疗原则中的"三早一就"不包括的是
    A. 早发现　　　　　B. 早休息
    C. 早诊断　　　　　D. 早治疗
    E. 就近治疗

78. 流行性出血热早期发生低血压休克时的补液疗法是
    A. 以全血为主，扩充血容量
    B. 以晶体为主，快速输入，同时给予胶体液
    C. 防治 DIC
    D. 应用激素、血管活性药物
    E. 纠正电解质和酸碱平衡紊乱

79. 流行性出血热的高血容量综合征常发生在哪一期
    A. 发热期　　　　　B. 低血压休克期
    C. 少尿期　　　　　D. 多尿期
    E. 恢复期

80. 狂犬病的传染源不包括的是
    A. 患病犬类
    B. 带狂犬病毒的动物
    C. 狂犬病患者的唾液

D. 隐性感染的犬、猫
E. 隐性感染的浣熊

81. 下列关于狂犬病毒抵抗力的叙述，正确的是
    A. 耐热　　　　　　B. 不耐寒
    C. 易被紫外线灭活　D. 40℃ 1 小时灭活
    E. 甲醛不易将其灭活

82. 狂犬病毒主要入侵的是人体的
    A. 运动系统　　　　B. 循环系统
    C. 呼吸系统　　　　D. 神经系统
    E. 内分泌系统

83. 下列因素中，不属于与狂犬病潜伏期长短密切相关的是
    A. 患者年龄　　　　B. 病犬年龄
    C. 伤口深浅　　　　D. 入侵病毒的数量
    E. 咬伤部位

84. 狂犬病病毒最主要的传播途径是
    A. 患病动物咬伤　　B. 黏膜
    C. 呼吸道　　　　　D. 角膜移植
    E. 粪口途径

85. 下列关于被狂犬病兽咬伤后是否发病的叙述，不正确的是
    A. 手指被咬伤后发病几率小
    B. 创口深而大者发病率高
    C. 咬伤后迅速彻底清洗者发病几率小
    D. 及时、全程、足量注射疫苗和免疫球蛋白者发病率低
    E. 免疫功能低下者被咬伤发病几率大

86. 狂犬病病理变化不包括的是
    A. 急性弥漫性脑脊髓炎
    B. 脑神经细胞浆中可见内基小体
    C. 脑实质和脊髓充血
    D. 脑实质和脊髓水肿
    E. 脑膜病变

87. 狂犬病中最典型的临床特征是
    A. 大汗流涎　　　　B. 精神失常
    C. 恐水　　　　　　D. 咽肌痉挛
    E. 恐风

88. 面部被犬类轻微咬伤，不能确定致伤动物的健康状态，下列处置正确的是
    A. 彻底冲洗和消毒处理后，立即注射狂犬病被动免疫制剂，随后接种狂犬病疫苗
    B. 立即接种狂犬病疫苗，无需处理伤口
    C. 彻底冲洗伤口后接种狂犬病疫苗
    D. 用透气性辅料覆盖创面
    E. 彻底冲洗后用75%酒精涂擦即可

89. 下列关于狂犬病临床分期的叙述，正确的是
    A. 潜伏期，兴奋期，麻痹期
    B. 前驱期，兴奋期，麻痹期
    C. 前驱期，兴奋期，恢复期

D. 兴奋期，麻痹期，恢复期

90. 流行性乙型脑炎主要的传播途径是

A. 借飞沫呼吸道传播

B. 粪便污染水源和食物经口传播

C. 苍蝇作为媒介污染食物经口传播

D. 带病毒的蚊虫叮咬经皮肤入血传播

E. 接触带病毒猪的粪便传播

91. 下列关于流行性乙型脑炎的流行病学特征，描述错误的是

A. 人群对乙脑病毒普遍易感

B. 感染乙脑病毒后多为隐性感染

C. 蚊虫是流行性乙型脑炎的主要传染源

D. 人感染乙脑病毒后可以获得持久免疫力

E. 疫苗的接种可以有效地预防流行性乙型脑炎

92. 关于流行性乙型脑炎的发病机制，下列叙述错误的是

A. 乙脑病毒感染人体后可进入血液引起病毒血症

B. 乙脑病毒可进入中枢神经系统引起脑实质病变

C. 高血压、癫痫、脑外伤等可使乙脑病毒更易侵入中枢神经系统

D. 乙脑病毒通过释放多种产物从而对脑组织产生损害

E. 乙脑病毒可诱发机体产生免疫攻击，导致小血管和毛细血管损伤

93. 流行性乙型脑炎极期的严重表现是

A. 高热、意识障碍、脑膜刺激征

B. 抽搐、呼吸衰竭、脑膜刺激征

C. 高热、抽搐、呼吸衰竭

D. 高热、抽搐、意识障碍

E. 脑膜刺激征、意识障碍、惊厥

94. 下列关于流行性乙型脑炎的描述，错误的是

A. 典型乙型脑炎临床经过分为初期、极期、恢复期和后遗症期四期

B. 根据病情轻重可以分为轻型、普通型、重型和极重型

C. 自愈性疾病，病人无后遗症

D. 临床表现以高热、意识障碍、抽搐、病理反射和脑膜刺激征为特征

E. 大多数患者不产生任何临床症状

95. 属于流行性乙型脑炎的严重表现并是死亡的主要原因的是

A. 呼吸衰竭　　　　B. 惊厥和抽搐

C. 意识障碍　　　　D. 高热

E. 颅内高压

96. 流行性乙型脑炎最常见和最早出现的症状是

A. 高热　　　　B. 头痛

C. 抽搐　　　　D. 呕吐

E. 惊厥

97. 可作为流行性乙型脑炎早期诊断的是

A. 特异性 IgM 抗体测定

B. 血凝抑制试验

C. 补体结合试验

D. 中和试验

E. 病毒分离

98. 流行性乙型脑炎治疗的关键是

A. 早期、足量抗病毒治疗

B. 处理好高热、抽搐和呼吸衰竭等危重症候

C. 早期、短程应用糖皮质激素

D. 防止压疮和感染的发生

E. 补液疗法

99. 流行性乙型脑炎的预防关键是

A. 隔离患者

B. 加强对家畜的管理

C. 防蚊、灭蚊和疫苗接种

D. 流行季节前对幼猪进行疫苗接种

E. 做好环境卫生工作

【A2 型题】

100. 患者，女，妊娠 5 个月。乏力，纳差，腹胀半个月，黄疸进行性加深，查体：皮肤、巩膜重度黄染，肝界缩小不明显，移动性浊音（＋）。检查：凝血酶原活动度 30%。最可能诊断为

A. 急性肝衰竭　　　B. 亚急性肝衰竭

C. 淤胆型肝炎　　　D. 急性黄疸型肝炎

E. 妊娠急性脂肪肝

101. 慢性乙型肝炎患者，病情稳定，近 1 周突然出现乏力，腹胀，纳差。检查：ALT 650 U/L，TBiL 129μmol/L，HBsAg（＋），抗－HBe（＋），抗－HBc（＋），抗－HCV（＋），应诊断为

A. 慢性乙型肝炎重度

B. 肝炎后肝硬化

C. 慢性乙型、戊型肝炎重叠感染

D. 慢性乙型、丙型肝炎重叠感染

E. 淤胆型肝炎

102. 患者，女，32 岁。术后 2 个月出现上腹不适、腹胀，乏力，手术时输血 400ml。实验室检查：ALT 450U/L，HAV－IGM（－），HAV－IGg（－），HBsAg（－），抗－HBc（＋），抗－HBs（＋），抗－HCV（＋）。诊断应考虑是

A. 急性丙型肝炎　　B. 输血后肝炎

C. 甲型肝炎　　　　D. 乙型肝炎

E. 术后引起中毒性肝炎

103. 患者，男，30 岁。病程 1 个月，轻度乏力，腹胀，皮肤瘙痒，粪便颜色变浅，肝肋下 2 cm，上腹部彩超：未见肿瘤、结石，肝外胆管无扩张。应诊断为

A. 梗阻性黄疸　　　B. 胆汁性肝硬化

C. 慢性活动性肝炎　D. 淤胆型肝炎

E. 慢性胆囊炎

104. 患者，男，50 岁。诊为慢性肝衰竭急性发作伴腹水，近 1 天以来出现发热，腹痛，腹泻，全腹有压痛及反跳痛，腹水量增加，患者最可能并发

A. 肠道感染　　　　B. 自发性腹膜炎

C. 胆道感染　　D. 阑尾炎

E. 门静脉炎

105. 亚急性肝衰竭患者，近 2 日出现上腹部不适、烧灼感、反酸，突然出现烦躁、意识障碍，扑翼样震颤（＋），血氨增高。最可能的原因是

A. 电解质紊乱所致

B. 胃黏膜病变，引起消化道出血，诱发肝性脑病

C. 药物引起精神异常

D. 继发感染，导致病情加重

E. 静脉滴注氨基酸所致

106. 患儿，男，12 岁。因食欲不振、恶心、呕吐，伴乏力、尿黄 1 周来医院就诊，病前 2 周曾注射过丙种球蛋白 1 支。查体：巩膜黄染，肝肋下 1.5cm，有轻度触痛，脾肋下未触及。实验室检查：ALT 650U/L，AST 420U/L，TBil 156.5μmol/L，抗 HAV – IgG（＋），HBsAg（＋），HBeAg（＋），抗 HBc – IgM（＋）。应诊断为

A. 急性乙型肝炎，甲型肝炎病毒携带者

B. 急性甲型肝炎，慢性乙型肝炎

C. 急性乙型肝炎，既往感染过甲型肝炎

D. 被动获得甲型肝炎抗体，急性甲型肝炎，乙型肝炎病毒携带

E. 被动获得甲型肝炎抗体，急性乙型肝炎

107. 患者，男，70 岁。20 年前曾出现黄疸、纳差、肝功异常，诊断为肝炎。近 2 个月来纳差、消瘦，肝区疼痛明显。查体：轻度黄疸，面部有蜘蛛痣，腹膨隆，肝肋下 2cm，剑下 4cm，质硬，压痛，脾肋下 3cm，移动性浊音阳性。临床上首先考虑的是

A. 肝硬化　　B. 慢性肝炎

C. 继发性肝癌　　D. 原发性肝癌

E. 结核性腹膜炎

108. 患者，男，40 岁。既往体健，体检发现：ALT 210U/L，血清总胆红素 8.1μmol/L，血清抗 HAV – IgM（＋），抗 – HBs（＋）。此患者最可能的诊断是

A. 急性无黄疸型乙型肝炎

B. 急性黄疸型乙型肝炎

C. 急性无黄疸型甲型肝炎

D. 急性黄疸型甲型肝炎

E. 甲型肝炎病毒隐性感染

109. 流行性出血热患者病程第 6 天，颜面水肿，无尿 2 天，血压 160/120mmHg，脉洪大，体表静脉充盈，两肺底散在湿啰音。目前最有效的治疗措施是

A. 静脉滴注 50% 葡萄糖液、降压及利尿

B. 20% 甘露醇降压及利尿

C. 纠正酸中毒，降压及利尿

D. 严格控制入液量，利尿及透析疗法

E. 输注平衡盐液，降血压，利尿及导泻

110. 患者，男，20 岁。因"持续发热 7 天"入院，伴畏寒、周身酸痛、乏力、鼻衄、食欲减退。查体：巩膜明显黄染，胸前区可见出血点，肝肋下 1cm，脾未及。

实验室检查：血白细胞 10 × 10⁹/L，血中性粒细胞 0.75，血淋巴细胞 0.25，尿胆红素（＋），尿胆原（＋），尿蛋白（＋＋），尿镜检白细胞数 1 ~ 3/HP，血清总胆红素 100μmol/L，血清谷丙转氨酶 150U/L。最可能的诊断是

A. 急性病毒性肝炎　B. 流行性出血热

C. 钩体病　　D. 流行性感冒

E. 革兰阴性杆菌败血症

111. 患者，男，35 岁。急起发热 3 天，伴头痛乏力。查体：体温38℃，脉搏120 次/分，呼吸36 次/分，血压75/60mmHg，神清，急性病容，球结膜充血，上胸部散在出血点，心肺正常，肝右肋下1cm。血常规：白细胞12 × 10⁹/L，中性粒细胞0.8，淋巴细胞0.14，异型淋巴细胞0.06。尿常规：尿蛋白（＋＋＋）。最可能诊断是

A. 败血症　　B. 流行性脑脊髓膜炎

C. 钩端螺旋体病　D. 流行性出血热

E. 上呼吸道感染

112. 患者，女，28 岁。因反复腹泻 1 年余，发热 5 天就诊。其夫患有淋菌性尿道炎，有 3 年吸毒史。患者否认吸毒、输血及性乱史。查体：T 38.3℃，恶病质，口咽部可见白色斑块，可擦去，无出血，双侧腹股沟淋巴结肿大。患者最可能的诊断是

A. 肺结核　　B. 白血病

C. 艾滋病　　D. 慢性肠炎

E. 肺癌伴淋巴结转移

113. 患者，男，32 岁。因持续发热 5 月余，腹泻 3 月余，胸片检查示双中上肺结核（Ⅲ型）。患者为农民工，外出打工近 15 年，自诉在打工期间有性乱史，有时未使用安全套，否认吸毒、供血、受血、手术史。查体：T 38℃ ~ 39℃，恶病质，双侧颈部淋巴结肿大、双侧腹股沟淋巴结肿大，面颈部皮肤黑色结节、斑块隆起。CT 检查：双中上肺结核，纵隔淋巴结肿大、肝脾肿大。患者应该进行以下哪项检查明确诊断

A. 血常规

B. 血培养

C. 淋巴结穿刺液涂片

D. 咽拭子培养

E. 血清抗 – HIV 检测

【B 型题】

（114 ~ 115 题共用备选答案）

A. 呼吸道传染病　B. 肠道传染病

C. 人畜共患病　　D. 虫媒传染病

E. 血液传播疾病

114. 乙型肝炎为

115. 甲型肝炎为

（116 ~ 118 题共用备选答案）

A. 抗 – HEV 阳性　B. 抗核抗体（ANA）阳性

C. 抗 – HCV 阳性　D. HBsAg 阳性

E. 抗 HAV – IgM 阳性

116. 甲型肝炎患者，血清学检查表现为

117. 乙型肝炎患者，血清学检查表现为

118. 丙型肝炎患者，血清学检查表现为

（119～122 题共用备选答案）

    A. 乙肝病毒标志物为 HBsAg、HBeAg、抗－HBc 阳性

    B. 抗－HBs、抗－HBe、抗－HBc 阳性，HBV DNA 阴性

    C. 抗－HBs 阳性

    D. 抗 HAV－IgM 阴性，抗 HAV－IgG 阳性

    E. HBsAg、抗－HBc 阳性、抗－HCV 阳性

119. 接种过乙肝疫苗，可见

120. 既往感染甲型肝炎，获得了特异性免疫力，可见

121. 乙型肝炎患者或病毒携带者，可见

122. 乙型肝炎与丙型肝炎病毒重叠感染，可能为现症感染，也可能为病毒携带者，可见

（123～125 题共用备选答案）

    A. 预防 DIC，防止肾脏出血

    B. 抗病毒、减少外渗，改善中毒症状

    C. 补充血容量、纠正酸中毒

    D. 限制液体入量，稳定内环境，促进利尿

    E. 综合疗法，早期抗病毒，中晚期针对病理生理过程治疗

123. 流行性出血热的总体治疗原则是

124. 少尿期的治疗原则是

125. 发热期的治疗原则是

（126～127 题共用备选答案）

    A. ＜50ml/d

    B. ＜400ml/d

    C. ＜400ml/d 增至 2000ml/d

    D. ＞3000ml/d

    E. ＞8000ml/d

126. 流行性出血热患者多尿移行期的尿量是

127. 流行性出血热患者少尿期无尿状态的尿量是

（128～129 题共用备选答案）

    A. 病程的第 3～5 日   B. 病程的第 4～6 日

    C. 病程的第 5～8 日   D. 病程的第 6～10 日

    E. 病程的第 7～14 日

128. 流行性出血热患者低血压休克期常发生在

129. 流行性出血热患者少尿期常发生在

第三单元　细菌感染

【A1 型题】

1. 流脑的主要传播途径是

    A. 呼吸道传播   B. 生活密切接触

    C. 蚊虫叮咬   D. 经输血、血制品传播

    E. 消化道传播

2. 关于流行性脑脊髓膜炎流行病学特点的描述，错误的是

    A. 隐性感染率高   B. 带菌者和患者是传染源

    C. 人群普遍易感   D. 6 个月以下婴幼儿发病率最高

    E. 主要经飞沫传播

3. 流行性脑脊髓膜炎的病原体属于

    A. 支原体   B. 衣原体

    C. 革兰染色阳性细菌 D. 革兰染色阴性细菌

    E. 病毒

4. 脑膜炎双球菌主要致病因素是

    A. 变态反应致细胞病变

    B. 内毒素

    C. 外毒素

    D. 直接致组织细胞坏死

    E. 神经毒素

5. 关于流行性脑脊髓膜炎的皮疹的说法，错误的是

    A. 流行性脑脊髓膜炎的皮疹出现早，起病后不久即可出现

    B. 通常为皮肤黏膜的瘀点或瘀斑

    C. 可分布于全身的皮肤和黏膜

    D. 部分病人可出现单纯疱疹

    E. 皮疹是流行性脑脊髓膜炎败血症期特征性体征，见于所有流行性脑脊髓膜炎患者

6. 流行性脑脊髓膜炎发病年龄高峰是

    A. ＜6 个月   B. 6 个月至 2 岁

    C. 学龄前儿童   D. 学龄儿童

    E. 7～14 岁

7. 流行性脑脊髓膜炎的主要传染源是

    A. 暴发型休克型患者 B. 带菌动物

    C. 慢性感染者   D. 普通型患者

    E. 带菌者

8. 下列不属于流脑临床特征的是

    A. 突起高热   B. 剧烈头痛

    C. 频繁呕吐   D. 皮肤、黏膜瘀点

    E. 上吐下泻

9. 流行性脑脊髓膜炎典型的脑脊液外观是

    A. 混浊   B. 清亮

    C. 绿色脓样   D. 血水样

    E. 毛玻璃样

10. 确诊流行性脑脊髓膜炎的主要依据是

    A. 脑脊液呈化脓性改变

    B. 血清特异性抗体监测阳性

    C. 皮肤黏膜瘀点瘀斑

    D. 血液脑脊液涂片镜检或培养发现脑膜炎双球菌

    E. 当地有流行性脑脊髓膜炎流行

11. 高热、头痛、呕吐、全身皮肤散在瘀斑、瘀点，颈项强直。最可能的诊断是

    A. 流行性乙型脑炎

    B. 伤寒

    C. 流行性脑脊髓膜炎

    D. 中毒性细菌性痢疾

    E. 结核性脑膜炎

12. 下列各项，不支持流行性脑脊髓膜炎诊断的脑脊液检查结果是

A. 外观浑浊呈脓性

B. 白细胞数 <0.5×10^6/L，以单个核细胞为主

C. 蛋白质含量高

D. 糖含量明显减少

E. 氯化物含量减少

13. 暴发型流行性脑脊髓膜炎的发病机理主要是由于

A. 内毒素所致 DIC

B. 脑膜炎双球菌直接引起广泛的血管内皮损害

C. 内毒素所致的急性微循环障碍

D. 急性肾上腺皮质功能衰竭

E. 内毒素所致脑水肿、颅内高压

14. 对于暴发型休克型流行性脑脊髓膜炎，治疗措施不正确的是

A. 大剂量青霉素控制感染

B. 应用糖皮质激素

C. 应用 20% 甘露醇脱水预防脑疝

D. 抗 DIC 治疗

E. 扩容纠酸

15. 暴发型流脑脑膜脑炎型颅内高压治疗的关键是

A. 脱水降低颅内压　B. 退热、止惊

C. 补充血容量　　　D. 使用糖皮质激素

E. 吸氧

16. 鉴别流脑与其他化脓性脑膜炎最有意义的是

A. 皮肤黏膜瘀斑瘀点

B. 发病季节

C. 脑膜刺激征阳性

D. 脑脊液的细菌学检查

E. 脑脊液结果呈化脓性改变

17. 普通型流脑败血症期特征性的表现是

A. 皮肤黏膜瘀斑瘀点

B. 脑膜刺激征

C. 剧烈头痛

D. 全身中毒症状

E. 高热

18. 伤寒杆菌致病的主要因素是

A. 内毒素　　　　B. 外毒素

C. 肠毒素　　　　D. 神经毒素

E. 细胞毒素

19. 伤寒的传播途径是

A. 呼吸道传播　　B. 消化道传播

C. 输血传播　　　D. 母婴传播

E. 蚊虫叮咬

20. 伤寒的典型表现是

A. 持续发热、脾脏肿大、玫瑰疹、相对缓脉、血白细胞数减少

B. 持续发热、脾脏肿大、瘀点、沉脉、血白细胞数减少

C. 不规则发热、脾脏肿大、玫瑰疹、相对缓脉、血白

细胞数增多

D. 弛张热、脾脏肿大、玫瑰疹、相对缓脉、血白细胞数增多

E. 持续发热、出血、上胸部出血点、白细胞数增多，肾功能损害

21. 下列哪项不是伤寒的典型表现

A. 发热　　　　B. 皮疹

C. 脾肿大　　　D. 腹泻

E. 表情淡漠

22. 长期发热的患者，诊断伤寒最可靠的依据是

A. 肥达反应　　B. 玫瑰疹

C. 脾肿大　　　D. 血嗜酸性粒细胞减少

E. 血培养阳性

23. 伤寒患者皮疹开始出现的时间是

A. 热退之后　　B. 病程的第 1 天

C. 病程的第 3 天　D. 病程的第 6 天

E. 日期不定

24. 诊断伤寒肥达反应有参考意义的抗体效价是

A. O 效价 >1∶80，H 效价 >1∶160

B. O 效价 >1∶160，H 效价 >1∶80

C. O 效价 >1∶160，H 效价 >1∶160

D. O 效价 >1∶80，H 效价 >1∶80

E. 以上都不是

25. 持续发热 6 天的病人，疑为伤寒，最简便而阳性诊断率又高的检查是

A. 大便培养　　　B. 尿培养

C. 玫瑰疹刮取液培养　D. 血培养

E. 骨髓培养

26. 伤寒患者传染性最强的时期是

A. 潜伏期

B. 起病 1 周内

C. 起病后第 2~4 周

D. 潜伏期末到病程第 1 周内

E. 起病后第 1~2 周

27. 伤寒不断传播和流行的主要传染源是

A. 潜伏期带菌者

B. 暂时带菌者

C. 慢性带菌者

D. 典型伤寒病人

E. 恢复期带菌者

28. 伤寒最严重的并发症是

A. 肠穿孔　　　B. 肠梗阻

C. 溶血尿毒综合征　D. 肠出血

E. 中毒性肝炎

29. 伤寒最显著的病理改变部位在

A. 肠系膜淋巴结

B. 结肠起始段

C. 肝、脾

D. 回肠末端集合淋巴结和孤立淋巴滤泡

E. 乙状结肠

C. 神经毒素　　　　D. 细胞毒素

E. 侵袭作用

30. 伤寒诊断最常用的实验室检查是
A. 血常规　　　　B. 肝功能检查
C. 外斐反应　　　D. 肥达反应
E. 大便常规

31. 治疗伤寒应首选的药物是
A. 头孢唑林　　　B. 环丙沙星
C. 氯霉素　　　　D. 链霉素
E. 庆大霉素

32. 确诊伤寒最可靠的依据是
A. 发热及中毒症状，外周血白细胞降低
B. 表情淡漠
C. 血培养阳性
D. 肥达反应 H、O 抗体效价增高
E. 玫瑰疹

33. 关于伤寒的一般治疗，下列措施中错误的是
A. 按肠道传染隔离
B. 发热以物理降温为主
C. 为防便秘应多食含粗纤维的食物
D. 补充水分和电解质
E. 便秘时用开塞露

34. 伤寒患者解除隔离的标志是
A. 体温下降至正常
B. 血嗜酸性粒细胞恢复正常
C. 临床症状消失后 2 周
D. 自发病之日起已隔离满 2 周
E. 临床症状消失 2 周后粪便培养连续 2 次阴性

35. 细菌性痢疾的病原体属于
A. 志贺菌属　　　B. 沙门菌属
C. 弧菌属　　　　D. 弯曲菌属
E. 螺旋菌属

36. 细菌性痢疾的流行特点不包括
A. 主要集中发生在发展中国家
B. 终年散发，无明显季节性
C. 我国发病率有逐年下降的趋势
D. 降雨量多、苍蝇密度高与该病的流行有关
E. 儿童感染者比例高

37. 毒力最强的痢疾杆菌是
A. 志贺痢疾杆菌　B. 福氏痢疾杆菌
C. 宋内痢疾杆菌　D. 鲍氏痢疾杆菌
E. 以上都不是

38. 细菌性痢疾的传播途径是
A. 呼吸道　　　　B. 消化道
C. 虫媒传播　　　D. 血液
E. 接触传播

39. 痢疾杆菌致病作用的决定因素是
A. 内毒素　　　　B. 肠毒素

40. 不属于细菌性痢疾传染源的是
A. 急性患者　　　B. 慢性患者
C. 恢复期患者　　D. 来自流行地区的人
E. 带菌者

41. 所致细菌性痢疾恢复期排菌时间长，容易变成慢性菌痢的菌群是
A. 志贺痢疾杆菌　B. 福氏痢疾杆菌
C. 宋内痢疾杆菌　D. 鲍氏痢疾杆菌
E. 以上都不是

42. 细菌性痢疾病人典型的大便性状为
A. 洗肉水样便　　B. 黏液脓血便
C. 果酱样　　　　D. 豆渣样
E. 米泔样

43. 细菌性痢疾抗菌治疗的首选药是
A. 头孢曲松　　　B. 卡那霉素
C. 氨苄青霉素　　D. 环丙沙星
E. 阿奇霉素

44. 下列有关中毒性菌痢的描述，错误的是
A. 好发于成人　　B. 肠道症状较轻
C. 毒血症严重　　D. 可发生感染性休克
E. 可出现脑疝

45. 慢性菌痢的病程时限是
A. 超过 1 年　　　B. 超过 2 个月
C. 超过 6 个月　　D. 超过 2 周
E. 时限不定，反复发作

46. 细菌性痢疾的主要病变部位是
A. 回肠末端　　　B. 升结肠
C. 小肠　　　　　D. 降结肠
E. 乙状结肠与直肠

47. 中毒性菌痢的基本病理生理改变是
A. 脑水肿、颅内高压
B. 微循环障碍
C. 电解质严重紊乱
D. 代谢性酸中毒
E. 严重腹泻导致脱水

48. 下列各项中，对于中毒性痢疾脑型和乙脑的鉴别最有意义的
A. 起病急骤
B. 大便常规检查是否为黏液脓血便
C. 高热、昏迷、抽搐
D. 早期休克
E. 呼吸衰竭

49. 细菌性痢疾的确诊依据是
A. 粪检有巨噬细胞
B. 粪便镜检有大量脓细胞
C. 粪便免疫学检查抗原阳性

D. 典型菌痢症状

E. 粪便培养阳性

50. 预防细菌性痢疾的措施中，最重要的是
A. 切断传播途径 　　B. 隔离并治疗病人
C. 治疗慢性菌痢病人 　D. 流行季节预防服药
E. 治疗带菌者

51. 中毒性菌痢采用山莨菪碱治疗的主要目的是
A. 控制抽搐 　　B. 兴奋呼吸中枢
C. 解除肠道痉挛 　D. 解除微血管痉挛
E. 抑制频繁的腹泻

52. 根据我国传染病防治法，霍乱属于
A. 甲类传染病 　　B. 乙类传染病
C. 丙类传染病 　　D. 丁类传染病
E. 戊类传染病

53. 霍乱的最主要传播途径是
A. 通过水和食物 　　B. 通过日常生活接触
C. 通过苍蝇媒介 　　D. 母婴传播
E. 通过血液传播

54. 霍乱弧菌最重要的致病物质是
A. 菌毛 　　B. 鞭毛运动
C. 内毒素 　　D. 黏蛋白溶解酶
E. 霍乱肠毒素

55. 下列关于霍乱的流行病学特征的描述，错误的是
A. 病人和带菌者是主要传染源
B. 病人及带菌者的粪便污染水源可引起霍乱暴发流行
C. 人群对霍乱弧菌普遍易感
D. 流行季节为夏秋季
E. 发病以儿童为主

56. 典型霍乱的大便特点是
A. 黏液脓血便 　　B. 米泔水样便
C. 蛋花汤样大便 　D. 血水样便
E. 果酱样大便

57. 典型霍乱的腹泻临床特点是
A. 发热伴腹泻
B. 腹泻伴明显里急后重
C. 无腹痛性剧烈腹泻
D. 先呕吐后腹泻
E. 剧烈腹痛伴剧烈腹泻

58. 各型霍乱弧菌中，无致病性的是
A. 古典生物型
B. 埃尔托生物型
C. 非 O_1 群霍乱弧菌
D. 不典型 O_1 群霍乱弧菌
E. O_{139} 型血清型霍乱弧菌

59. 霍乱的确诊依据是
A. 典型的临床表现
B. 与霍乱患者密切接触史
C. 大便常规仅见少数白细胞
D. 大便悬滴镜检阳性

E. 粪便、呕吐物培养阳性

60. 以下关于霍乱的流行病学特征的描述，错误的是
A. 经消化道传播
B. 流行多在夏秋季节
C. O_{139} 霍乱发病以成人为主
D. 霍乱重型病人是主要传染源，在疾病传播上起重要作用
E. 霍乱属于甲类传染病

61. 治疗霍乱最关键的措施是
A. 抗菌治疗
B. 止吐、止泻治疗
C. 补液疗法同时抗菌治疗
D. 血管活性药物治疗
E. 透析治疗

62. 下列对霍乱的补液疗法的说法，错误的是
A. 早期、迅速、足量补液
B. 见尿补充钾盐
C. 可同时口服补液
D. 血压降低时可大量应用缩血管活性药物
E. 急性左心衰竭时可用强心剂

63. 霍乱最严重的并发症是
A. 急性肾衰竭 　　B. 肠穿孔
C. 低钾综合征 　　D. 肠出血
E. 急性肺水肿

64. 霍乱的检疫时间是
A. 5 天 　　B. 10 天
C. 14 天 　　D. 21 天
E. 30 天

65. 霍乱最主要的病理生理变化是
A. 急性肾功能衰竭 　B. 急性心功能不全
C. 微循环障碍 　　D. 大量水及电解质丧失
E. 脑功能障碍

66. 结核病的主要传染源是
A. 开放性肺结核的排菌
B. 肺结核患者的粪便
C. 肠结核患者的粪便
D. 蚊虫
E. 寄生虫

67. 结核病的易感因素不包括
A. 生活贫困 　　B. 居住拥挤
C. 营养不良 　　D. 免疫抑制状态
E. 嗜食牛羊肉

68. 结核病的传播途径不包括
A. 呼吸道传播
B. 消化道传播
C. 垂直传播
D. 经皮肤伤口感染传播
E. 蚊虫叮咬

69. 肺结核最常见的全身中毒症状是

A. 咳嗽　　　　　B. 咯痰
C. 呼吸困难　　　D. 发热
E. 便秘

70. 下列选项，对继发性肺结核有较大诊断价值的是
A. 肩胛区闻及细湿啰音
B. 金属调的空翁音
C. 纵隔移位
D. 肺气肿征象
E. 呼吸困难

71. 布鲁菌病的传播途径是
A. 经皮肤及黏膜接触传染
B. 经消化道传染
C. 医源性感染
D. 经呼吸道传染
E. 蚊虫叮咬

72. 布鲁菌病感染的特点不包括
A. 发热　　　　　B. 咳嗽
C. 多汗　　　　　D. 乏力
E. 关节疼痛

73. 下列各项不属于布鲁菌病免疫学检查的是
A. 平板凝集试验
B. 试管凝集试验
C. 补体结合试验
D. 抗人球蛋白试验
E. 结核菌素试验

74. 布鲁菌病的外周血象变化是
A. 白细胞计数正常或偏低
B. 淋巴细胞相对或绝对降低
C. 出现大量异型淋巴细胞
D. 红细胞沉降率在急性期正常
E. 红细胞沉降率在慢性期较低

【A2 型题】

75. 患儿，男，7 岁。2 月份就诊，急起畏寒、高热、头痛、呕吐 6 小时。查体：T 40℃，神志淡漠，全身皮肤黏膜有散在瘀点、瘀斑，颈软，脑膜刺激征阳性。血常规：白细胞 15.0×10^9/L，中性 0.95，淋巴 0.05。次日，患儿头痛加剧，频繁呕吐。查体：颈阻（+），克氏征（+）。脑脊液检查：白色混浊，白细胞 1000×10^6/L，蛋白 2.0g/L，氯化物 112mmol/L，糖 0.55 mmol/L。结合上述临床表现。本病应考虑为
A. 散发性病毒性脑炎
B. 结核性脑膜炎
C. 流行性脑脊髓膜炎
D. 流行性乙型脑炎
E. 肺炎链球菌脑膜炎

76. 患儿，男，6 岁。畏寒、发热、剧烈头痛、喷射性呕吐 2 天。查体：间有躁动不安，全身有散在性出血点，血压正常，对光反射好，瞳孔等大，颈强直，克氏征（+），布氏征（+），病理征（-）。诊断为流行性脑

脊髓膜炎。应属于哪一型
A. 普通型　　　　　　B. 轻型
C. 暴发型休克型　　　D. 暴发型脑膜脑炎型
E. 暴发型混合型

77. 患者，男，35 岁。持续高热、腹胀、听力下降 2 周，咳嗽 5 天，表情淡漠，巩膜可疑黄染，脾脏轻度肿大。血常规：白细胞 4.1×10^9/L，中性粒细胞 0.69，淋巴细胞 0.31，血红蛋白 121g/L。尿常规：蛋白（+）。该病例首先疑诊为
A. 急性耳聋　　　　B. 败血症
C. 急性黄疸型肝炎　D. 肺部感染
E. 伤寒

78. 患者，男，21 岁。持续发热，腹泻 1 周，2～3 次/日，便中有黏液，右下腹隐痛，头疼、恶心、呕吐 1 次，伴食欲不振。查体：T 39℃，神清，表情淡漠，肝肋下 2cm，脾肋下 1cm。血常规：WBC 2.9×10^9/L，N 0.80，L 0.20。便常规：WBC（+），RBC 少许，未见虫卵，大便培养无致病菌生长。该病例最关键的检查为
A. 骨髓穿刺常规检查
B. 血培养
C. 肥达反应
D. 大便检查阿米巴原虫
E. 腹部 B 型超声

79. 患者，女，45 岁。发热 10 天，病程中出现听力下降，表情淡漠，伴腹胀、便秘。查体：体温 39.2℃，脉搏 80 次/分，血压 115/80mmHg，胸前见充血性皮疹，肝肋下 1.5cm，脾未扪及。血常规：WBC 3.9×10^9/L，N 0.55，L 0.44，PLT 110×10^9/L，肝功能：ALT 95U/L，尿常规：蛋白（+）。最可能的诊断是
A. 伤寒　　　　　B. 斑疹伤寒
C. 病毒性肝炎　　D. 疟疾
E. 流行性出血热

80. 患者，男，30 岁。急性腹泻 2 天，黄色水样便，少许黏液，伴左下腹痛及里急后重。便常规：黄色黏液便，RBC 2～8/HP，WBC（+）。最可能的诊断是
A. 阿米巴痢疾　　B. 细菌性痢疾
C. 霍乱　　　　　D. 伤寒
E. 结肠癌

81. 患者，男，18 岁。2 天来发热伴腹痛、腹泻，每日 10 余次，初为稀便，后为黏液脓血便，伴里急后重。便常规：WBC 15～20/HP，RBC 5～10/HP。该病例用抗菌药物治疗 3 天，症状好转即停药，有可能产生什么后果
A. 合并败血症　　B. 发生癌变
C. 转为慢性菌痢　D. 发生肠出血
E. 病情加重，出现肠穿孔

82. 患儿，女，4 岁。8 月份就诊，发热、抽搐、呕吐。查体：体温 40℃，血压 30/20mmHg，面色苍白，四肢冷，颈软，心肺正常。血常规：白细胞 21×10^9/L，中

性 0.90，淋巴 0.10，脑脊液：压力 140mmH$_2$O，蛋白 0.3g/L，白细胞 8×10^6/L。最可能的诊断是

A. 流行性乙型脑炎

B. 中毒性菌痢

C. 流行性脑脊髓膜炎

D. 流行性感冒

E. 脑型疟疾

83. 患儿，男，5 岁。8 月 14 日突起高热，发病 2 小时后出现反复抽搐，伴有血压下降（60/30mmHg）。周围血白细胞 23×10^9/L。其最可能的诊断是

A. 乙脑　　　　　　B. 流行性脑脊髓膜炎

C. 中毒性菌痢　　　D. 脑型疟疾

E. 高热惊厥

84. 患者，女，22 岁。反复腹泻 7 个月，复发 1 周，大便呈稀水样，带脓血，每天 6~8 次，伴左下腹隐痛不适。便常规：红细胞（＋），白细胞（＋＋＋），脓细胞（＋）。最可能的诊断是

A. 阿米巴痢疾

B. 结肠癌

C. 急性细菌性痢疾

D. 慢性细菌性痢疾，急性发作型

E. 慢性细菌性痢疾，慢性迁延型

85. 患者，女，38 岁。每日腹泻 10 余次，大便为黄色稀水样、无脓血，无发热、不伴腹痛及里急后重感，无呕吐，就诊时血压偏低，尿量稍减少，大便镜检见少量白细胞，血常规正常，当地有霍乱流行。应考虑诊断为

A. 霍乱确诊病例　　B. 急性胃肠炎

C. 细菌性痢疾　　　D. 腹泻待诊

E. 霍乱疑似病例

86. 患者，男，27 岁。腹泻 3 天，10 + 次/日，为黄色水样便、无脓血，不伴发热，无腹痛，无明显里急后重感，不伴呕吐，就诊时血压、脉搏正常，无明显脱水表现，大便镜检仅见少许白细胞、红细胞，血常规正常，当地有腹泻流行，为尽快判断是否有患霍乱的可能，应首先进行的检查是

A. 血清凝集素试验

B. 大便悬滴镜检、大便涂片染色

C. 血培养

D. 检测肾功能

E. 检测血清电解质

87. 患者，男，42 岁。霍乱患者，输液 5000ml 后出现胸闷、呼吸困难、不能平卧，双肺底闻及湿啰音，考虑其原因是

A. 急性左心衰竭　　B. 合并肺部感染

C. 呼吸窘迫综合征　D. 肺心病伴右心衰竭

E. 气道梗阻

88. 患者，男，52 岁。7 月 12 日就诊，10 小时共腹泻 20 余次，稀水样便，呕吐 3 次，无明显腹痛，不发热。查体：血压 90/60mmHg，神清，轻度脱水，腹软无压

痛。该患者最可能的诊断是

A. 急性胃肠炎　　　B. 中毒性菌痢

C. 霍乱　　　　　　D. 伤寒

E. 胃肠型食物中毒

【B 型题】

（89~91 题共用备选答案）

A. 确诊伤寒患者　　B. 伤寒带菌者

C. 斑疹伤寒　　　　D. 支持临床诊断伤寒

E. 骨髓炎

89. 患者发热 10 天，脾肿大，白细胞减少，骨髓培养有伤寒杆菌。应首先考虑为

90. 慢性腹泻患者粪便培养有伤寒杆菌，应首先考虑为

91. 患者持续发热 2 周伴食欲不振，脾大，肥达反应为 H 1：320，O 1：320。应首先考虑为

（92~94 题共用备选答案）

A. 玫瑰疹　　　　　B. 皮肤瘀点、瘀斑

C. 蜘蛛痣　　　　　D. 荨麻疹

E. 口腔白色念珠菌感染

92. 流行性脑脊髓膜炎可有

93. 慢性乙型肝炎可有

94. 伤寒可有

（95~96 题共用备选答案）

A. 米泔样便　　　　B. 果酱样便

C. 豆渣样便　　　　D. 黏液脓血便

E. 蛋花汤样便

95. 细菌性痢疾患者的大便典型表现为

96. 霍乱患者的大便典型表现为

（97~98 题共用备选答案）

A. 志贺痢疾杆菌

B. 福氏痢疾杆菌

C. 宋内痢疾杆菌

D. 鲍氏痢疾杆菌

E. 舒密次痢疾杆菌

97. 导致细菌性痢疾患者病情最重的病原体是

98. 常导致非典型细菌性痢疾表现的病原体是

第四单元　消毒与隔离

1. 下列行为属于预防性消毒的是

A. 患者出院前沐浴，更换清洁的衣服

B. 尸体用消毒液浸湿的尸单包裹

C. 对出院患者使用过的被单消毒

D. 对患者呕吐物消毒

E. 医院手术室消毒

2. 终末消毒的目的是

A. 完全杀灭和清除患者所播散遗留的病原体

B. 消灭患者体内外病菌

C. 防止污染

D. 杀灭微生物

E. 防止医源性感染

3. 下列选项中，不属于湿热消毒灭菌的是

A. 煮沸消毒法
B. 压力蒸汽灭菌法
C. 燃烧法
D. 巴氏消毒法
E. 流动蒸汽消毒法

4. 需要进行肠道隔离的疾病是

A. 肺结核　　　　B. 鼠疫
C. 甲型肝炎　　　D. 麻疹

E. 破伤风

5. 下列选项中，不属于飞沫隔离技术的是

A. 将患者安置在单独的房间
B. 近距离接触患者戴口罩
C. 限制患者外出
D. 相同病原体患者不同用 1 个隔离室
E. 相同病原体患者同用 1 个隔离室时，每床间距不少于 1 米

医学人文

第十三章 医学伦理学

第一单元 医学伦理学与医学目的、医学模式

【A1 型题】

1. 下列选项中，不属于医学活动中道德关系的是
   A. 医务人员与患者的关系
   B. 医务人员之间的关系
   C. 患者之间的关系
   D. 医务人员与社会的关系
   E. 医务人员与社会发展的关系

2. 医学的目的是
   A. 为满足社会需求而确定的目的
   B. 为治疗疾病而确定的目的
   C. 为防治疾病而确定的目的
   D. 为维护社会秩序而确定的目的
   E. 为卫生保健而确定的目的

3. 医学伦理学的研究对象是
   A. 医德规范
   B. 医学活动中的道德现象和道德关系
   C. 医德意识
   D. 医德活动
   E. 医患关系

4. 医学伦理学的研究内容是
   A. 医学道德理论、医学道德规范体系、医学道德实践
   B. 医学道德理论、医学道德规范体系、医学与动物关系
   C. 医学道德理论、医学道德规范体系、实验动物规范
   D. 医学道德规范体系、医学道德实践医患关系
   E. 医学道德理论、医学道德实践、医患关系

第二单元 中国医学的道德传统

【A1 型题】

1. 治病不分贵贱贫富"上以疗君亲之疾，下以救贫贱之厄"，指的是古代医家
   A. 张仲景   B. 孙思邈
   C. 李时珍   D. 吴鞠通
   E. 薛雪

2. 提出的医德原则和医德规范成为中国传统医德的重要内容，成为后世医家行为的规范指的是
   A. 《黄帝内经》   B. 《本草纲目》
   C. 《针灸大成》   D. 《伤寒杂病论》
   E. 《备急千金要方》

3. "万婴之母"指的是
   A. 屠呦呦   B. 钟南山

   C. 扁鹊   D. 华佗
   E. 林巧稚

第三单元 医学伦理学的理论基础

【A1 型题】

1. 下列不属于医学伦理学理论基础的是
   A. 生命论   B. 美德论
   C. 人道论   D. 价值论
   E. 公益论

2. 生命的主要质量是
   A. 个体的身体和智力状态
   B. 生命的意义
   C. 智商
   D. 生命存在的目的
   E. 与他人的相互作用

3. 医学人道主义的核心内容是
   A. 尊重患者   B. 同情患者
   C. 医生对患者尽义务 D. 患者的自主权利
   E. 以上都不是

4. 医学功利论的特征是
   A. 为病人解除病痛，做出正确诊断
   B. 医生在诊疗中获利
   C. 医生在诊疗中暗收红包
   D. 患者在治病过程中为省钱不做检查
   E. 经济优先为原则

5. 医德品质的内容包括
   A. 仁慈、诚挚、严谨、公正、奉献
   B. 仁慈、信任、严谨、公正、严肃
   C. 仁慈、诚挚、严肃、公正、节操
   D. 仁慈、信任、严谨、公正、节操
   E. 仁慈、诚挚、严谨、公正、信任

6. 下列关于医德品质涵义的说法，最确切的是
   A. 是医务人员在长期的职业行为中形成和表现出来的稳定的医学道德气质、习惯和特征
   B. 是一个人在一系列的道德行为中所表现出来的比较稳定的特征和倾向
   C. 是医务人员基于对医德原则和规范的认识而产生的稳定性的行为习惯
   D. 是医务人员对医德原则和规范的认识
   E. 既包括医务人员对医德原则和规范的认识，也包括医务人员基于这种认识所产生的具有稳定性特征的行为习惯

第四单元 医学道德的规范体系

【A1 型题】

1. 在履行医学伦理学基本原则中的尊重原则时，重点内容不包括

A. 同情、关心、体贴患者

B. 尊重患者人格

C. 各种用药目的要详细向病人和家属解释

D. 尊重患者的隐私

E. 尊重患者家属

2. 医学伦理学的无伤害原则是指

A. 避免对病人的伤害

B. 避免对病人造成躯体痛苦

C. 避免对病人的身心伤害

D. 避免对病人的心理伤害

E. 避免对病人造成不应有的伤害

3. 我国医学道德规范的基本内容是

A. 防病治病，救死扶伤，实行医学人道主义，全心全意为人民健康服务

B. 全心全意为人民健康服务

C. 救死扶伤，忠于职守，钻研医术，精益求精，一视同仁，平等对待，语言文明，平等待人，廉洁奉公，遵纪守法，互尊互学，团结协作

D. 一视同仁，平等待人

E. 不伤害，有利，公正，自主

【B 型题】

(4~5 题共用备选答案)

A. 对有危险或伤害的诊治措施，通过评价，选择利益大于危险或者利益大于伤害的行动

B. 在医疗服务中一视同仁

C. 人在患病后，有权选择愿意接受或者拒绝医生制定的诊治方案

D. 杜绝对病人的有意伤害

E. 医生在诊断时考虑病人的各方面因素

4. 体现公正原则的是

5. 体现不伤害原则的是

第五单元 处理与患者关系的道德要求

【A1 型题】

1. 医患交往的两种关系是指

A. 意识与非意识　　B. 冲突与非冲突

C. 技术与非技术　　D. 依从与非依从

E. 期待与非期待

2. 与患者沟通的前提是

A. 真实原则　　　　B. 尊重原则

C. 平等原则　　　　D. 信任原则

E. 自律原则

3. 与患者沟通的目的是

A. 正确诊断、及时治疗

B. 防止医患矛盾

C. 了解病情

D. 提高临床技能

E. 便于回访

第六单元 处理医务人员之间关系的道德要求

1. 下列选项中，不属于医务人员之间道德原则的是

A. 互相尊重　　　　B. 互相支持

C. 互相监督　　　　D. 互相学习

E. 目标一致

第七单元 临床诊疗中的道德要求

【A1 型题】

1. 临床诊疗的道德原则，不包括

A. 最优化原则　　　B. 知情同意原则

C. 保密原则　　　　D. 生命价值原则

E. 高效原则

2. 中医四诊的道德要求是

A. 辨证论证、实事求是

B. 安神定志、实事求是

C. 辨证论证、整体观念

D. 四诊合参、辨证论证

E. 安神定志、辨证论证

3. 在使用辅助检查手段时，不适宜的是

A. 认真严格地掌握适应证

B. 可以广泛积极地依赖各种辅助检查

C. 有利于提高医生诊治疾病的能力

D. 必要检查能尽早确定诊断和进行治疗

E. 应从患者的利益出发决定该做的项目

4. 在通常情况下，手术治疗前最重要的伦理原则是

A. 检查周全　　　　B. 知情同意

C. 减轻病人的疑虑　D. 安慰家属

E. 确定手术方式

5. 下面关于用药治疗的道德要求中，不正确的是

A. 剂量安全

B. 不准搭车取药

C. 对症用药，确保无误

D. 注意节约，减轻病人负担

E. 尽量联合用药，减轻药物的毒副作用对病人的危害

6. 药物治疗中的医德要求，不包括的是

A. 对症下药

B. 尽量选用贵重药品

C. 选用安全有效的药物

D. 严格掌握配伍禁忌

E. 坚持节约的原则

第八单元 医学研究的道德要求

【A1 型题】

1. 人体试验的道德原则，不包括

A. 知情同意原则

B. 维护病人利益原则

C. 医学目的原则

D. 伦理审查与科学审查同一原则

E. 尊重原则

2. 人体实验中应放在首位的是

A. 社会利益　　　　B. 科学利益

C. 实验者利益　　　D. 受试者利益

E. 医院利益

第九单元　医学道德的评价与良好医德的养成

【A1 型题】

1. 医学道德评价的标准是

A. 疗效标准 社会标准 医学标准

B. 疗效标准 科学标准 医学标准

C. 社会标准 科学标准 治愈标准

D. 疗效标准 社会标准 科学标准

E. 科学标准 治愈标准 科学标准

2. 下列选项中，不属于医学道德教育意义的是

A. 有助于促进卫生事业的发展

B. 有助于形成良好的医德医风

C. 有助于医务人员形成内在品质

D. 有助于医务人员对病人的尊重

E. 有助于医务人员之间互相提高

第十单元　医学伦理学文献

1.《赫尔辛基宣言》要求的准则不包括

A. 必须保护受试者准则

B. 必须符合医学目的的准则

C. 必须经受试者知情同意准则

D. 必须接受伦理审查的准则

E. 必须尊重的准则

2. 生命伦理学《吉汉宣言》主张

A. 科技必须考虑公共利益

B. 医学必须考虑公共利益

C. 效益必须考虑公共利益

D. 人体试验必须考虑公共利益

E. 治疗必须考虑公共利益

3. 中华人民共和国卫生部《人类辅助生殖技术和人类精子库伦理原则》不包括

A. 有利于患者原则

B. 保护后代原则

C. 知情同意原则

D. 伦理监督原则

E. 商业化原则

4.《突发公共卫生事件应急条例》（2003 年 5 月 9 日国务院 375 号令）不包括

A. 总则

B. 预防与应急准备

C. 报告与信息发布

D. 法律义务

E. 法律责任

第十四章　卫生法规

第一单元　卫生法概述

【A1 型题】

1. 卫生法的立法宗旨和最终目的是
   A. 预防为主　　　　　B. 中西医并重
   C. 保护公民健康　　　D. 卫生工作法制化
   E. 动员全社会参与卫生工作

2. 我国卫生法律是由哪一级机构制定和颁布的
   A. 卫生部　　　　　　B. 最高人民法院
   C. 国务院　　　　　　D. 全国人大及其常委会
   E. 地方人民政府

3. 《医疗机构管理条例》《中医药条例》《麻醉药品和精神药品管理条例》等规范性文件，在我国卫生法律体系中属于
   A. 卫生行政法规　　　B. 卫生行政部门规章
   C. 卫生法律　　　　　D. 卫生技术法规
   E. 地方卫生法规

4. 下述内容中属于卫生法律的是
   A. 《中华人民共和国药品管理法》
   B. 《医疗机构管理条例》
   C. 《麻醉药品管理办法》
   D. 《医师资格考试暂行办法》
   E. 《药品管理法实施条例》

5. 下述内容不属于卫生法基本原则的是
   A. 卫生保护
   B. 预防为主
   C. 公平
   D. 保护社会健康
   E. 促进卫生事业国际交流与合作

第二单元　卫生法律责任

【A1 型题】

1. 目前我国卫生法规中涉及的民事责任的主要承担方式是
   A. 恢复原状　　　　　B. 赔偿损失
   C. 停止侵害　　　　　D. 消除危险
   E. 支付违约金

2. 下列各项中，属于行政处罚的是
   A. 罚款　　　　　　　B. 罚金
   C. 降级　　　　　　　D. 赔礼道歉
   E. 赔偿损失

3. 根据违法行为的性质和危害程度的不同，法律责任分为
   A. 赔偿责任、补偿责任、刑事责任
   B. 经济责任、民事责任、刑事责任
   C. 行政处分、经济补偿、刑事责任
   D. 行政处罚、经济赔偿、刑事责任
   E. 民事责任、行政责任、刑事责任

4. 行政处分和行政处罚共有的方式是
   A. 罚款　　　　　　　B. 管制
   C. 罚金　　　　　　　D. 没收非法所得
   E. 警告

5. 只能由司法机关代表国家依照法定程序予以追究的是
   A. 民事责任　　　　　B. 行政责任
   C. 刑事责任　　　　　D. 行政处分
   E. 纪律处分

第三单元　《中华人民共和国执业医师法》

【A1 型题】

1. 受理申请医师注册的卫生行政部门对不符合条件不予注册的，应当自受理申请之日起多少日之内给予申请人书面答复，并说明理由
   A. 15 日　　　　　　　B. 20 日
   C. 30 日　　　　　　　D. 40 日
   E. 60 日

2. 下列各项中，哪项不属于医师在执业活动中应当履行的法定义务
   A. 尊重患者，保护患者的隐私
   B. 遵守技术操作规范
   C. 恪守职业道德
   D. 宣传卫生保健知识
   E. 参与所在机构的民主管理

3. 不按规定使用麻醉药品、医疗用毒性药品、精神药品和放射性药品的。处理措施是
   A. 暂停执业活动 3 年
   B. 再次参加培训学习
   C. 可以再试用 1 年
   D. 在执业医师指导下从事执业活动
   E. 注销注册，收回医师执业证书

第四单元　《中华人民共和国药品管理法》

【A1 型题】

1. 除特殊需要外，第一类精神药品的处方，每次不得超过多少日的常用量
   A. 1 日　　　　　　　B. 3 日
   C. 5 日　　　　　　　D. 7 日
   E. 14 日

2. 《中华人民共和国药品管理法》规定的药品是指用于
   A. 防病、治病的特殊商品
   B. 预防、治疗人的疾病的物质

C. 预防、诊断人的疾病的物质

D. 预防、诊断、治疗人的疾病的物质

E. 预防、诊断、治疗人及动物疾病的物质

3. 药品所标明的适应证或者功能主治超出规定范围，属于

A. 劣药　　　　　B. 假药

C. 不合格药品　　D. 不能使用药品

E. 可以使用药品

4. 超过有效期的药品

A. 按劣药论处　　　B. 按假药论处

C. 属于不合格药品　D. 属于不能使用药品

E. 属于可以使用药品

5. 医疗机构药剂人员调配药剂时，应当依据

A. 国家药品标准

B. 执业药师的处方

C. 执业医师的诊断证明

D. 执业助理医师的医嘱

E. 执业医师或执业助理医师的处方

6. 按照《处方管理办法》规定，处方是医师为患者开具的一种

A. 医疗诊断证明

B. 患者用药凭证的医疗文书

C. 用药的标准规范

D. 用药的技术规范

E. 医师资质证明文件

7. 《中华人民共和国药品管理法》明确规定禁止医师等人员以任何名义收受药品生产、经营企业或代理人给予的

A. 药物研究实验内容

B. 药品临床实验申请

C. 委托研发项目

D. 合作开发课题

E. 财务或其他利益

【B 型题】

（8~9 题共用备选答案）

A. 劣药　　　　　B. 假药

C. 残次药品　　　D. 仿制药品

E. 特殊药品

8. 药品所含成分与国家药品标准规定的成分不符的是

9. 药品成分含量不符合国家药品标准的是

第五单元　《中华人民共和国传染病防治法》

【A1 型题】

1. 下列乙类传染病应按照甲类传染病处理的是

A. 流行性出血热　　B. 流行性乙型脑炎

C. 肺炭疽　　　　　D. 流行性脑脊髓膜炎

E. 布氏杆菌病

2. 按照《传染病防治法》明确规定的传染病防治方针是

A. 预防为主　　　B. 控制为主

C. 防治结合　　　D. 依靠科学

E. 分类管理

3. 发现甲类传染病病人，传染性非典型性肺炎的病人或疑似病人，在城镇中的责任报告单位法定报告时限为

A. 2 小时之内进行报告

B. 2 小时后即可报告

C. 3 小时后即可报告

D. 4 小时后即可报告

E. 6 小时后即可报告

4. 医疗机构发现甲类传染病时，对疑似病人应依法及时采取的措施是

A. 采取预防措施

B. 进行医学观察

C. 予以隔离治疗

D. 在指定场所进行医学观察

E. 确诊前在指定场所进行单独隔离治疗

5. 医疗机构发现甲类传染病时，对病源携带者、疑似病人的密切接触者，应依法及时采取的措施是

A. 在指定场所进行医学观察

B. 进行医学观察

C. 采取预防措施

D. 予以隔离治疗

E. 确诊前在指定场所进行单独隔离治疗

6. 对已经发生甲类传染病病例的场所，所在地的县级以上地方人民政府可以

A. 采取强制隔离措施

B. 实施封锁

C. 采取必要的预防措施

D. 予以隔离治疗

E. 在指定场所进行医学观察

7. 由县级以上人民政府报经上一级政府决定，可以在传染病流行时采取的紧急措施是

A. 隔离治疗

B. 强制隔离

C. 指定场所进行医学观察

D. 停工、停课、停业

E. 实施交通检疫

【B 型题】

（8~9 题共用备选答案）

A. 传染病通报

B. 传染病监测

C. 传染病责任报告人

D. 传染病义务报告人

E. 传染病疫情公布

8. 任何单位和个人发现传染病病人或疑似病人，向疾病预防控制机构报告属于

9. 疾病预防控制机构及其执行职务的人员发现传染病病人或疑似病人，向有关部门报告属于

（10~11 题共用备选答案）

A. 鼠疫、霍乱

B. 流行性乙型脑炎、风疹

C. 流行性感冒、麻风病

D. 传染性非典型性性肺炎、肺炭疽

E. 传染性非典型性性肺炎、流行性感冒

10. 甲类传染病是

11. 丙类传染病是

第六单元 《突发公共卫生事件应急条例》

【A1 型题】

1. 医疗机构和有关单位发现突发公共卫生事件情形的，向所在地县级人民政府卫生行政主管部门报告的时限，要求是在发现

A. 6 小时后　　　　B. 4 小时后

C. 2 小时内　　　　D. 2 小时后

E. 3 小时后

2. 突发公共卫生事件严重危害

A. 公众权益　　　　B. 经济秩序

C. 社会公众利益　　D. 社会秩序

E. 社会公众健康

【B 型题】

（3～4 题共用备选答案）

A. 制定全国突发事件应急预案

B. 制定行政区域应急预案

C. 预防控制体系

D. 完善监测与预警系统

E. 开展突发事件日常监测

3. 县级以上人民政府建立和完善突发事件，负责

4. 县级以上人民政府卫生行政主管部门指定机构，负责

第七单元 《医疗纠纷预防和处理条例》

【A1 型题】

1. 患者有权查阅、复印的病历资料，不包括

A. 门诊病历　　　　B. 疑难病例讨论

C. 住院志　　　　　D. 麻醉记录

E. 医嘱单

2. 医患双方解决医疗纠纷时，采取的措施不包括

A. 双方自愿协商

B. 申请人民调解

C. 申请行政调解

D. 向人民法院提起诉讼

E. 通过专门的医闹

3. 医疗纠纷人民调解委员会完成调解的时间是

A. 自受理之日起 30 个工作日之内

B. 自受理之日起 14 个工作日之内

C. 自受理之日起 15 个工作日之内

D. 自受理之日起 7 个工作日之内

E. 自受理之日起 3 个工作日之内

4. 卫生主管部门处理医疗纠纷的行政调解，做出是否受理的决定时间是

A. 收到申请之日起 5 个工作日内

B. 收到申请之日起 7 个工作日内

C. 收到申请之日起 3 个工作日内

D. 收到申请之日起 14 个工作日内

E. 收到申请之日起 15 个工作日内

5. 因抢救危急患者，未能及时书写病历的有关医务人员应当在抢救结束后规定的时间内据实补记，该时限是

A. 12 小时内　　　　B. 8 小时内

C. 5 小时内　　　　　D. 6 小时内

E. 4 小时内

6. 医疗纠纷人民调解员，应予以批评教育、责令改正，情节严重者应予以解聘的情况，不包括

A. 偏袒一方当事人

B. 侮辱当事人

C. 和医患双方约定，延长调节时间

D. 索取不正当利益

E. 泄露医患双方个人隐私

第八单元 《中华人民共和国中医药法》

【A1 型题】

1.《中华人民共和国中医药法》的中医药指的是

A. 汉族和少数民族医药在内的我国各民族医药的统称

B. 汉族和藏族的民族医药的统称

C. 汉族和苗族的民族医药的统称

D. 汉族药

E. 汉族和维吾尔族民族医药的统称

2. 以师承方式学习或者经多年实践，医术确有专长人员，至少由几名中医医师推荐

A. 1　　　　　　B. 2

C. 3　　　　　　D. 4

E. 5

3. 县级以上人民政府中医药主管部门应加强对中医药服务的监督检查，下列不属于其监督检查重点的是

A. 中医医疗机构是否超出范围开展医疗活动

B. 中医医疗机构是否超出范围开展医疗活动

C. 开展中医药服务是否符合国务院中医药主管部门制定的中医药服务基本要求

D. 中医医疗广告发布行为是否符合本法规定

E. 是否保持中医药特色发展

4.《中华人民共和国中医药法》施行日期是

A. 2017 年 7 月 1 日　　B. 2017 年 12 月 1 日

C. 2018 年 7 月 1 日　　D. 2018 年 12 月 1 日

E. 2017 年 1 月 1 日

5. 医疗机构炮制中药饮片，备案部门是

A. 所在医疗机构药品监督管理部门

B. 所在地县级人民政府药品监督管理部门

C. 所在地设区的市级人民政府药品监督管理部门

D. 省级人民政府药品监督管理部门

E. 国务院药品监督管理部门

6. 中医诊所超出备案范围开展医疗活动的，由所在地县级人民政府中医药管理部门责令改正，没收违法所得，并处于罚款

A. 1 万元以上 3 万元以下
B. 3 万元以上 5 万元以下
C. 5 万元以上 7 万元以下
D. 7 万元以上 10 万元以下
E. 10 万元以上 15 万元以下

7. 中医诊所被责令停止执业活动的，其直接负责的主管人员自处罚决定作出之日不得在医疗机构内从事管理工作的时限是
A. 1 年
B. 3 年
C. 5 年
D. 7 年
E. 10 年

第九单元 《医疗机构从业人员规范》

【A1 型题】
1.《医疗机构从业人员规范》的适用范围是

A. 医师
B. 护士
C. 管理人员
D. 财务
E. 就诊人员

【B 型题】
(2～6 题共用备选答案)
A. 加强医疗质量管理
B. 保证医疗技术的合理性、科学性
C. 严格执行医嘱
D. 配合医师做好患者用药使用禁忌
E. 指导和帮助患者配合检查

2. 属于医师行为规范的是
3. 属于护士行为规范的是
4. 属于药师行为规范的是
5. 属于管理人员行为规范的是
6. 属于医技人员行为规范的是

下篇 参考答案与解析

中医学基础

第一章 中医基础理论

第一单元 中医学理论体系的主要特点

【A1 型题】

1. C

2. E。解析：症，即症状和体征，是机体发病表现出来的异常表现，包括患者所诉的异常感觉与医生所查的各种体征。如恶寒发热、恶心呕吐、烦躁易怒、舌苔、脉象等，都属于症的概念。证，是对疾病过程中一定阶段的病因、病位、病性、病势等病机本质的概括，如脾胃虚弱等。

3. B   4. A

第二单元 精气学说

【A1 型题】

1. A   2. E

【B 型题】

3. D   4. C

第三单元 阴阳学说

【A1 型题】

1. C   2. A   3. C   4. B

5. D。解析：人体五脏分阴阳，心肺在上为阳，肝肾在下为阴。心与肺相对而言，心为阳中之阳，肺为阳中之阴；肝与肾而言，肝为阴中之阳，肾为阴中之阴；脾为阴中之至阴。

6. A   7. E   8. B   9. D   10. E   11. B   12. B   13. A

14. B。解析："壮水之主，以制阳光"是指通过滋阴壮水以制约偏盛的阳，此法也就是《内经》的"阳病治阴"之法。

15. C   16. A

【A2 型题】

17. D   18. A

【B 型题】

19. D   20. C   21. A   22. C   23. A   24. B

第四单元 五行学说

【A1 型题】

1. C   2. C   3. E

4. D。解析：五行中木、火、土、金、水，分别对应五脏中肝、心、脾、肺、肾，分别对应五志中怒、喜、思、悲、恐，根据五行相克关系，土克水，即对应"思"制约"恐"。

5. B   6. E   7. E   8. B   9. E   10. A   11. D   12. A
13. D

14. C。解析：肾应北方，属水，心应南方，属火，故"泻南补北法"适用于肾阴虚而心火旺的心肾不交证。

15. A   16. B   17. C   18. C

【B 型题】

19. E   20. C   21. A   22. B   23. B   24. C

第五单元 藏象学说

【A1 型题】

1. C   2. D   3. B

【B 型题】

4. A。解析：五脏的特点是藏精气而不泻，故"藏而不泻。

5. B。解析：六腑的特点是传化物而不藏，故"泻而不藏"。

第六单元 五脏

【A1 型题】

1. C   2. B   3. E   4. C   5. D   6. C   7. B   8. C
9. A   10. B   11. A   12. D   13. D   14. E   15. D   16. A
17. B   18. A   19. C

【B 型题】

20. D   21. B   22. B   23. A   24. C   25. D   26. E   27. D

第七单元 六腑

【A1 型题】

1. D   2. A

3. B。解析：三焦是分布于胸腹腔的一个大腑，脏腑之中为三焦最大，无与匹敌，故有"孤府"之称。

4. A   5. B   6. D

7. C。解析：大肠接受经过小肠泌别清浊后传输而来的食物残渣，吸收其中多余的水液，形成粪便，经肛门而排出体外。大肠的传导糟粕，实对小肠泌别清浊功能的承接。

8. B   9. A

10. B。解析：小肠主液，其泌别清浊的功能失常，清浊不分，水谷精微和食物残渣同时下达大肠，就会出现小便减少而便溏泄泻的症状，故治疗此类泄泻常用"利小便所以实大便"前后分利的方法。

11. A   12. A

13. E。解析：七冲门是指整个消化系统中七个冲要之门，即"飞门"（唇）、"户门"（齿）、"吸门"（会厌）、"贲门"（胃的上口）、"幽门"（胃的下口）、"阑门"（大小肠交界处）、"魄门"（肛门）。

14. E　15. A

【B 型题】

16. B　17. C　18. C　19. D　20. D　21. C　22. B　23. C
24. D　25. E

第八单元　奇恒之腑

【A1 型题】

1. E。解析：膻中为气海。
2. D。解析：《素问·灵兰秘典论》说：三焦者，决渎之官，水道出焉。
3. B　4. D　5. C　6. A

【B 型题】

7. A　8. D　9. C　10. A

第九单元　精气血津液神

【A1 型题】

1. E。解析：《灵枢·邪客》说："宗气积于胸中，出于喉咙，以贯心脉，而行呼吸。"
2. C
3. A。解析：元气是人体最重要、最根本的气，是人体生命活动的原动力。
4. A　5. A
6. D。解析：宗气的生理功能主要有行呼吸、行气血和资先天三方面作用。宗气上走息道，推动肺的呼吸；宗气灌注心脉，促进心脏推动血液运行。
7. C　8. D　9. C　10. A

【A2 型题】

11. E　12. A　13. A

【B 型题】

14. A　15. C　16. C　17. E

第十单元　经　络

【A1 型题】

1. C。解析：十二经脉的走向：手之三阴，从脏走手；手之三阳，从手走头；足之三阳，从头走足；足之三阴，从足走腹。
2. B。解析：阴跷脉、阳跷脉主司下肢运动。
3. E。解析：加强十二经脉表里两经在体表的联系，是十五别络的作用。
4. E。解析：调节十二经脉的作用是奇经八脉的作用。
5. C　6. C　7. C
8. B。解析：十二经脉的走向与交接规律为："手三阴经，从胸走手，交手三阳经；手三阳经，从手走头，交足三阳经；足三阳经，从头走足，交足三阴经；足三阴经，从足走腹上胸，交手三阴经，"故阴经与阳经的交接是在手足部位。
9. D　10. B　11. C　12. B　13. A　14. B　15. B

【B 型题】

16. C　17. A

第十一单元　体　质

【A1 型题】

1. C
2. B。解析：人体的体质是正气盛衰偏倾的反映。从化是病情随体质的变化。质势是不同体质类型所具有的潜在的、相对稳定的倾向性。传变是疾病的发展变化及发展趋势。病势是人体遭受致病因素的作用时，所发生的病理演变趋势。易感性是由于体制的不同，人体对外界刺激的反应性、亲和性、耐受性的不同。
3. E　4. A　5. A

第十二单元　病　因

【A1 型题】

1. D　2. D　3. E　4. C　5. B　6. B
7. A。解析：《素问·举痛论》说：百病生于气也，怒则气上，喜则气缓，悲则气消，恐则气下，惊则气乱，思则气结。故选 A。
8. C　9. D　10. C

【A2 型题】

11. A　12. C　13. D　14. D　15. B　16. B

【B 型题】

17. C　18. B　19. E　20. D

第十三单元　发　病

【A1 型题】

1. E。解析：正气的作用包括：抵御外邪；祛除病邪；修复调节；维持脏腑经络功能的协调。改变体质类型是邪气的作用。
2. C　3. A　4. C　5. B　6. B

【B 型题】

7. C　8. A

第十四单元　病　机

【A1 型题】

1. E。解析："寒从中生"又称内寒，是指机体阳气虚衰，温煦气化功能减退，阳不制阴而虚寒内生的病理状态。故选 E。
2. C　3. B　4. A　5. A　6. B　7. C
8. E。解析：本为阳气亏损病变，当阳虚到一定程度后，累及阴的化生不足继而出现日渐消瘦、烦躁不安等阴虚征象，其病理变化应属于阳损及阴的阴阳两虚。
9. C　10. A

【A2 型题】

11. C　12. C　13. C　14. E　15. B　16. C

【B 型题】

17. B　18. C　19. B　20. D　21. B　22. D

第十五单元　防治原则

【A1 型题】

1. D　2. B
3. E。解析：塞因塞用是指用补益的药物来治疗具有闭塞不通症状的虚证。由于肠腑阴液不足而导致的便秘，是具有闭塞不通症状的虚证，故宜用"塞因塞用"的治法以补开塞。

4. E　　5. C

【A2 型题】

6. D　　7. C　　8. E

【B 型题】

9. D　　10. E

11. B。**解析**：阳中求阴是指在补阴时适当配用补阳药，以此来促进阴液的化生，所以适宜于治疗虚热证。

12. C。**解析**：热因热用是指用温热性质的方药治疗具有假

热现象的病证，所以适宜于治疗假热证。

第十六单元　养生与寿夭

【A1 型题】

1. A。**解析**：顺应病证的外在假象而治的治则，叫做反治，又称为"从治"。

2. B

3. C。由于心为五脏六腑之大主，精神之所舍，故调神必须以养心为首务。

第二章　中医诊断学

第一单元　绪　论

【A1 型题】

1. A。解析：中医诊断疾病的基本原则有：整体审查、四诊合参、病症结合。

2. A。解析：中医诊断疾病的基本原理有：司外揣内、见微知著、以常衡变。

第二单元　望　诊

【A1 型题】

1. D。解析：常色的特点是明润、含蓄，明润是指面部皮肤光明润泽；含蓄是指面色红黄隐隐，含于皮肤之内，而不特别显露。病色是晦暗、暴露的。

2. D。解析：假神是指危重患者出现的精神暂时好转的虚假表现，提示脏腑精气极度衰竭，正气将脱，阴不敛阳，虚阳外越。

3. D。解析：此证型属于戴阳证，因久病阴寒内生，阴盛格阳，虚阳上越所致。

4. B

5. E。解析：在"五轮学说"中，瞳仁属肾，称为水轮；黑睛属肝，称为风轮；两眦血络属心，称为血轮；白睛属肺，称为气轮；眼睑属脾，称为肉轮。

6. C　7. D　8. A

9. B。解析：主色指个人生来就有、一生基本不变的肤色。客色指因季节、气候、昼夜等外界因素变动而发生相应变化的肤色。常色指人体健康时面部皮肤的色泽。病色指人体在疾病状态时面部显露的色泽。病色分为善色和恶色，善色光明润泽，恶色晦暗枯槁。

10. E

11. E。解析：望目态包括：瞳孔缩小、瞳孔散大、目睛凝视、睡眠露睛、胞睑下垂。

12. E　13. E　14. B

【B 型题】

15. B　16. C　17. C　18. D

第三单元　望　舌

【A1 型题】

1. E。解析：望舌态包括：痿软舌、强硬舌、歪斜舌、颤动舌、吐弄舌和短缩舌。裂纹舌属于望舌形。

2. E　3. A　4. A　5. D　6. C　7. A

【B 型题】

8. C　9. A　10. C　11. B

第四单元　闻　诊

【A1 型题】

1. C　2. E　3. A　4. D　5. B　6. C　7. C　8. B

9. A　10. E　11. E　12. C　13. E　14. E　15. E　16. C

17. C　18. B　19. E　20. B　21. A　22. C　23. E　24. A

25. A

【B 型题】

26. A　27. C

第五单元　问　诊

【A1 型题】

1. B

2. C。解析：风热表证的表现：发热重、恶寒较轻、可有汗出，咳嗽、口渴、舌边尖红、苔微黄、脉浮数。

3. B　4. D

5. E。解析：湿热内阻，津液气化障碍，不能上承于口，则口渴，因内有湿邪，则不能多饮。故湿热内阻致渴不多饮。

6. C　7. C　8. B　9. D　10. C　11. B　12. C　13. C

14. D　15. C

【B 型题】

16. A　17. B　18. D　19. A　20. A　21. D　22. E　23. A

24. C　25. E　26. A

第六单元　脉　诊

【A1 型题】

1. B　2. D　3. A　4. C　5. A

6. A。解析：促脉主阳热亢盛，瘀血阻滞，痰食停滞，脏气衰败。

7. D　8. D　9. A　10. A　11. E　12. C　13. E　14. C

15. A。解析：弱脉特点：沉细而软，应指无力。微脉特点：极细极软，若有若无。细脉特点：脉细如线，应指明显。濡脉特点：浮细而软，应指少力。

16. A。解析：弱脉脉象特征为沉细而软，应指无力。

17. C　18. C　19. B　20. E　21. A　22. C

23. C。解析：数脉主热证、里虚证。滑脉主痰湿、食积、湿热。患者有痰热食积兼见内热，选项滑数脉最为符合。

24. C　25. B　26. A

27. D。解析：涩脉主精伤、血少、气滞、血瘀、痰湿内停。

28. E

【B 型题】

29. C　30. A

第七单元　按　诊

【A1 型题】

1. C　2. A　3. A　4. C　5. E　6. E　7. A

【B 型题】

8. E　9. B

第八单元　八纲辨证

【A1 型题】

1. D　2. B　3. C　4. C　5. C　6. D

【B 型题】

7. E   8. D

第九单元 气血津液辨证

【A1 型题】

1. E

2. D。**解析：** 气虚证辨证要点：以病体虚弱、神疲、乏力、气短、脉虚为主要表现。

3. A   4. A   5. D

【A2 型题】

6. E

7. C。**解析：** 气不摄血证为慢性出血与气虚同见。

8. B

【B 型题】

9. C   10. D   11. D   12. B

第十单元 脏腑辨证

【A1 型题】

1. D

2. C。**解析：** 湿热蕴脾证以脾的运化功能障碍和湿热内阻的症状为诊断依据。

3. C   4. C   5. E   6. D   7. D   8. B   9. A

【A2 型题】

10. A。**解析：** 脾不统血证以脾气虚证和出血共见为诊断要点。

11. D

12. A。**解析：** 痰迷心窍证是痰浊蒙蔽心窍的证候。临床表现为，面色晦滞，脘闷作恶，意识模糊，语言不清，喉有痰声，甚则昏不知人，舌苔白腻，脉滑，或精神抑郁，表情淡漠，神志痴呆，喃喃自语，举止失常。或突然仆地，不省人事，口吐痰涎，喉中痰鸣，两目上视，手足抽搐，口中如做猪羊叫声。

13. B   14. D   15. B   16. A   17. D   18. B   19. A

【B 型题】

20. C   21. E   22. A   23. C   24. B   25. A   26. D   27. C
28. E   29. B   30. D   31. C   32. C   33. A   34. C   35. B
36. A   37. B

第三章　中药学

第一单元　药性理论

【A1 型题】

1. C

2. D。解析：酸："能收、能涩"，苦："能泄、能燥、能坚"，甘："能补、能和、能缓"，辛："能散、能行"，咸："能下、能软"。

【B 型题】

3. A　4. E

第二单元　中药的配伍

【B 型题】

1. A　2. D

3. B。解析：相畏指的是一种药物的毒副作用能被另一种药物所抑制。相杀指的是一种药物能够减轻或消除另外一种药物的毒副作用。相恶指的是一种药物能破坏另一种药物的功效。相使指的是一种药物为主，另一种药物为辅。相反指的是两种药物同用能产生或增强剧烈的毒性或副作用。

第三单元　中药的用药禁忌

【A1 型题】

1. A　2. A

【B 型题】

3. B　4. C

第四单元　中药的剂量与用法

【A1 型题】

1. B

【B 型题】

2. C　3. B　4. E　5. D

第五单元　解表药

【A1 型题】

1. E。解析：紫苏的作用是解表散寒、行气宽中、解鱼蟹毒。现在通常用来治疗风寒感冒和脾胃气滞、胸闷呕吐。故选 E。

2. E　3. B　4. D　5. A　6. E　7. A　8. C　9. C

10. C

【B 型题】

11. D　12. E　13. A　14. C　15. A　16. B

第六单元　清热药

【A1 型题】

1. E　2. A　3. C　4. E　5. A　6. A　7. B　8. C

9. D　10. E　11. D　12. B　13. A

【B 型题】

14. A　15. B

第七单元　泻下药

【A1 型题】

1. E　2. D　3. C

【A2 型题】

4. A

【B 型题】

5. A　6. B　7. E

第八单元　祛风湿药

【A1 型题】

1. B　2. B　3. D　4. D　5. B

【A2 型题】

6. A

【B 型题】

7. E　8. D

第九单元　化湿药

【A1 型题】

1. E　2. B　3. B

【A2 型题】

4. E

【B 型题】

5. A　6. C

第十单元　利水渗湿药

【A1 型题】

1. A　2. D　3. C　4. E　5. A　6. E　7. B

【A2 型题】

8. E

【B 型题】

9. C　10. E　11. B

第十一单元　温里药

【A1 型题】

1. C　2. E　3. D　4. E　5. E

【B 型题】

6. B　7. A　8. E　9. D

第十二单元　理气药

【A1 型题】

1. E　2. E　3. A　4. E　5. E　6. B　7. C

【B 型题】

8. D　9. A　10. E

第十三单元　消食药

【A1 型题】
1. A　　2. C　　3. D
【A2 型题】
4. B
【B 型题】
5. B　　6. E

第十四单元　驱虫药

【A1 型题】
1. C

第十五单元　止血药

【A1 型题】
1. C　　2. D　　3. B　　4. C　　5. B　　6. A　　7. B
8. B　　9. E

第十六单元　活血化瘀药

【A1 型题】
1. A　　2. A　　3. C　　4. B　　5. C　　6. A　　7. A
【B 型题】
8. D　　9. E　　10. D　　11. C

第十七单元　化痰止咳平喘药

【A1 型题】
1. A　　2. C　　3. C　　4. A　　5. A　　6. B　　7. C
8. C　　9. B
【A2 型题】
10. D
【B 型题】
11. A　　12. D　　13. B　　14. C

第十八单元　安神药

【A1 型题】
1. A　　2. A　　3. A

【A2 型题】
4. E
【B 型题】
5. A　　6. D

第十九单元　平肝息风药

【A1 型题】
1. B　　2. B　　3. C　　4. B　　5. C　　6. E

第二十单元　开窍药

【A1 型题】
1. C　　2. E　　3. C
【A2 型题】
4. C
【B 型题】
5. E　　6. C

第二十一单元　补虚药

【A1 型题】
1. B　　2. E　　3. B　　4. A　　5. D　　6. D　　7. A　　8. D
9. B　　10. C　　11. A　　12. E　　13. A
【B 型题】
14. A　　15. D　　16. C　　17. A

第二十二单元　收涩药

【A1 型题】
1. E　　2. D　　3. D　　4. C
【A2 型题】
5. D

第二十三单元　攻毒杀虫止痒药

【A1 型题】
1. A　　2. A

第四章 方剂学

第一单元 总论

【A1 型题】

1. E。解析："八法"指的是：汗、吐、下、消、温、清、和、补。

2. D。解析："消法"指的是：通过消食导滞、行气活血、化痰利水、驱虫等方法，使气、血、痰、食、水、虫等结成的有形之邪渐消缓散的一种治法。清热泻火属于清法。

3. D。解析："反佐"指的是于温热方药中加少量寒凉药，或寒证用药以冷服法；寒凉方药中加少量温热药，或治热证则药以热服法。属反治法之范畴，多用寒极、热极之时，或有寒热格拒现象时。正如《素问·五常政大论》所说："治热以寒，温而行之；治寒以热，凉而行之"。如是，可以减轻或防止格拒反应，提高疗效。故选 D。

【B 型题】

4. B。解析：四逆汤与通脉四逆汤的组成均为附子、甘草、干姜。且通脉四逆汤中附子、干姜用量更大。故选 B。

5. A。解析：黑逍遥散为逍遥散加生地或熟地而成。故选 A。

第二单元 解表剂

【A1 型题】

1. C。解析：九味羌活汤的功效是发汗祛湿、兼清里热，常用于治疗外感风寒湿邪，兼有里热证。

2. A 3. C 4. A 5. C 6. C 7. B

【B 型题】

8. A 9. E 10. B 11. D

第三单元 泻下剂

【A1 型题】

1. C

【B 型题】

2. B 3. C

第四单元 和解剂

【A1 型题】

1. E 2. C 3. B 4. C 5. A

【A2 型题】

6. E

【B 型题】

7. E 8. C

第五单元 清热剂

【A1 型题】

1. B 2. E 3. E 4. E 5. C 6. B 7. C 8. D

9. C 10. A 11. D

【B 型题】

12. B 13. A

第六单元 祛暑剂

【A1 型题】

1. D 2. D

【A2 型题】

3. E

【B 型题】

4. C 5. E

第七单元 温里剂

【A1 型题】

1. B 2. D 3. A

【A2 型题】

4. D

【B 型题】

5. B 6. C 7. E 8. A

第八单元 表里双解剂

【A1 型题】

1. E 2. B

【A2 型题】

3. C

【B 型题】

4. C 5. D

第九单元 补益剂

【A1 型题】

1. D

2. D。解析：肾气丸中补阳之药少、量轻而滋阴之药多、量重，可见其立方之旨，并非峻补元阳，乃在微微升火，鼓舞肾气，取"少火生气"之义。

3. E 4. D 5. B 6. A

【A2 型题】

7. A

【B 型题】

8. A 9. C

第十单元 固涩剂

【A1 型题】

1. A 2. D 3. D 4. D 5. A 6. D

【A2 型题】

7. A

【B 型题】

8. B 9. D

第十一单元　安神剂

【A1 型题】

1. C　2. E　3. C

【B 型题】

4. E　5. B

第十二单元　开窍剂

【A1 型题】

1. D。解析：对于阳明腑实证而见神昏谵语者，只宜寒下，不宜开窍。

【A2 型题】

2. A

【B 型题】

3. B　4. D

第十三单元　理气剂

【A1 型题】

1. E　2. B　3. A　4. C

【A2 型题】

5. D　6. A

【B 型题】

7. B　8. A

第十四单元　理血剂

【A1 型题】

1. A　2. B　3. A　4. A　5. D　6. C

【B 型题】

7. D　8. A　9. D　10. E

第十五单元　治风剂

【A1 型题】

1. C　2. E　3. E　4. B　5. D

【B 型题】

6. A　7. D

第十六单元　治燥剂

【A1 型题】

1. C　2. E　3. C

【A2 型题】

4. B

【B 型题】

5. C　6. B

第十七单元　祛湿剂

【A1 型题】

1. B

2. C。解析：五苓散主治膀胱气化不利的蓄水证，重用泽泻为君，以其甘淡，直达肾与膀胱，利水渗湿。

3. B　4. D

【A2 型题】

5. C　6. B

【B 型题】

7. C　8. B

第十八单元　祛痰剂

【A1 型题】

1. A　2. C　3. E　4. A

【A2 型题】

5. B

【B 型题】

6. B　7. C

第十九单元　消食剂

【A1 型题】

1. D　2. C

【A2 型题】

3. A

【B 型题】

4. C　5. A　6. C　7. A

第二十单元　驱虫剂

【A1 型题】

1. D　2. B　3. E

中医临床

第五章 中医内科学

第一单元 肺系病证

【A1 型题】

1. C   2. C

3. D。解析：感冒的病位在卫表肺系，治疗应因势利导，从表而解，遵《素问·阴阳应象大论》"气在皮者，汗而发之"之义，采用解表达邪的治疗原则。

4. E

5. C。解析：哮病发作时的基本病理变化为"伏痰"遇感引动，痰随气升，气因痰阻，相互搏结，壅塞气道，肺管狭窄，肺失宣降，故痰鸣如吼，气息喘促。所以哮病发作时的病位主要在肺，病理关键为痰阻气闭。

6. B。解析：哮病的宿根为痰浊伏藏于肺，为喘病的主要病理因素，常因气候、饮食、劳累等诱发。

7. A。解析：喘证的病位主要在肺、肾。肺主一身之气，为气机升降出入之枢纽；司呼吸，主宣发肃降，肾主纳气，有助于肺气肃降，防止呼吸表浅，故有"肺为气之主，肾为气之根"之说。

8. C

【A2 型题】

9. D   10. B

11. C。解析：根据患者临床表现可辨证为风热犯肺证；治宜疏风清热，宣肺止咳；方选桑菊饮。

12. C

【A3 型题】

13. E。解析：患者有咳嗽病史，饮食不当后出现喘促气涌，胸部胀痛，诊断为喘证。肺痈临床以咳嗽、胸痛、发热、咳吐腥臭浊痰甚则脓血相兼为主要特征。肺痨以咳嗽、咯血、潮热、盗汗及身体逐渐消瘦为主要临床特征。哮病发生时喉中有哮鸣音，呼吸气促困难，甚则喘息不能平卧。咳嗽以咳嗽、咳痰为主要表现。故本题选 E。

14. A。解析：邪热蕴肺，蒸液成痰，痰热壅滞，肺失清肃，故见上述症状，辨证为痰热郁肺证，治法为清热化痰，宣肺平喘。故本题选 A。

15. D。解析：治疗喘证痰热郁肺证，首选桑白皮汤加减。A 为喘证痰浊阻肺证的代表方，B 为喘证正虚喘脱证的代表方，C 为喘证肺气郁痹证的代表方，E 为喘证表寒肺热证的代表方。故本题选 D。

16. A。解析：患者近期曾有与肺痨患者接触史，有咳嗽、咯血、潮热、盗汗等表现，诊断为肺痨。肺胀表现为胸部胀满、憋闷如塞，喘息上气，咳嗽痰多，烦躁，心悸，面色晦暗，或唇甲紫绀，脘腹胀满，肢体浮肿等。肺痿以吐腥臭浊痰，甚则脓血相兼为主要特征。咳嗽临床以咳嗽、咳痰为主要表现。故本题选 A。

17. B。解析：肺阴不足，肺失滋润，清肃失司，气逆于上，则干咳；虚热内生，炼津为痰，则咯少量黏痰；火热灼伤肺络，则痰中带有血丝，胸部隐隐闷痛；阴虚内热，则手足心热，盗汗，口干咽燥；舌苔薄白，舌边尖红，脉细数为阴虚内热之象，辨证为肺阴亏损证，治宜滋阴润肺。故本题选 B。

18. D。解析：治疗肺痿肺阴亏损证，首选月华丸加减。A 为虚热肺痿的代表方，B 为肺痿气阴耗伤证的代表方，C 为肺痿虚火灼肺证的代表方，E 为肺痿阴阳两虚证的代表方。故本题选 D。

【B 型题】

19. A   20. E   21. E   22. D   23. B

第二单元 心系病证

【A1 型题】

1. A。解析：心悸的辨证应分虚实，虚者系指脏腑气血阴阳亏损，实者多指痰饮、瘀血、火邪上扰。

2. A   3. D

4. A。解析：胸痹总属本虚标实之证，辨证首先辨别虚实，分清标本。标实应区分气滞、痰浊、血瘀、寒凝的不同，本虚又应区分阴阳气血亏虚的不同。

5. C。解析：瘀血痹阻型胸痹常见心胸疼痛剧烈，如刺如绞，痛有定处，伴有胸闷，日久不愈，可因暴怒而加重，舌质紫暗，有瘀斑，脉弦涩。而痰浊闭阻型胸痹常见胸闷重而心痛微，痰多气短，肢体沉重，遇阴雨天气易发或加重，伴有倦怠乏力，纳呆便溏，痰多，舌体胖大边有齿痕，苔浊腻或白腻，脉滑。

6. C。解析：不寐的主要病位在心，由于心神失养或不安，神不守舍而失眠，且与肝、胆、脾、胃、肾的阴阳气血失调相关。如急躁易怒而失眠，多为肝火内扰；嗳腐吞酸，脘腹胀满而失眠，多为胃腑宿食、心神被扰；心烦心悸，头晕健忘而失眠为阴虚火旺、心肾不交；遇事易惊，多梦易醒多为心胆气虚；胸闷，头重目眩，多为痰热内扰；面色少华，肢倦神疲而失眠，多为脾虚不运、心神失养等。

7. A

【A2 型题】

8. D   9. A   10. C   11. E

【A3 型题】

12. A。解析：患者因家事不和突然出现心前区疼痛，呈阵发性，发作每次持续数分钟，伴脘腹胀闷，嗳气则舒，诊断为胸痹。故本题选 A。

13. C。解析：肝失疏泄，气机郁滞，心脉不和，则见上述症状，辨证为肝气郁滞证，治宜疏肝理气，活血通络。故本题选 C。

14. B。解析：治疗胸痹肝气郁滞证，首选柴胡疏肝散加减。A为胸痹心血瘀阻证的首选方，C为胸痹痰浊闭阻证的首选方，D为胸痹寒凝心脉证的首选方，E为胸痹气阴两虚证的首选方。故本题选B。

15. D。解析：患者经常失眠多梦，以入睡困难为主，诊断为不寐。肾水亏虚，不能上济于心，心火炽盛，不能下交于肾，则入睡困难、心悸、头晕耳鸣、腰膝酸软；阴虚生热，则五心烦热，午后面部潮红；舌红，苔少而干，脉细数为阴虚之象，辨证为心肾不交证。故本题选D。

16. D。解析：不寐心肾不交证的治法是滋阴降火，交通心肾。A为不寐心胆气虚证的治法，B为不寐痰热扰心证的治法，C为不寐心脾两虚证的治法，E为不寐肝火扰心证的治法。故本题选D。

17. E。解析：治疗不寐心肾不交证，首选六味地黄丸合交泰丸加减。A为不寐心脾两虚证的代表方，B、C为不寐心胆气虚证的代表方，D为不寐痰热扰心证的代表方。故本题选E。

【B 型题】

18. B　19. C　20. C　21. A　22. D

第三单元　脑系病证

【A1 型题】

1. A　2. A　3. C　4. A

5. A。解析：头痛可分为外感和内伤两大类，外感头痛多为外邪上扰清空，壅滞经络，络脉不通所致，以风邪为主，且多兼夹他邪，如寒、湿、热等。

6. D。解析：外感头痛因外邪致病，属实证，起病较急，一般疼痛较剧烈，多表现为掣痛、跳痛、灼痛、胀痛、重痛等；内伤头痛以虚证或虚实夹杂证多见，表现为隐痛、空痛、昏痛等。

7. B

8. D。解析：厥证以突然昏倒，不省人事，四肢厥冷为特征，发作后可在短时间内苏醒，严重者可死亡。眩晕严重者也有欲仆或晕眩仆倒的表现，但眩晕病人无昏迷及四肢厥冷的表现。

9. A　10. C　11. A　12. A

13. D。解析：中风中经络者，病位较浅，多仅限于血脉经络，病情较轻，一般无神志改变，仅表现为口眼歪斜，半身不遂，语言不利；而中风中脏腑者，病位较深，常波及有关脏腑，病情较重，主要表现为神志不清，伴见肢体不用，常有先兆及后遗症出现。两者鉴别的关键点是有无神志改变。

【A2 型题】

14. D　15. D　16. E

【A3 型题】

17. E

18. E。解析：瘀血头痛为瘀血阻窍，络脉滞涩，即不通则痛。治法为活血化瘀，通窍止痛。故本题选E。

19. D。解析：瘀血头痛代表方为通窍活血汤。若头痛较剧，久痛不已，可加全蝎、蜈蚣、土鳖虫等。故本题选D。

20. A。解析：患者卒然晕倒，醒后舌强语謇，口角歪斜，半身不遂，诊断为中风。痉证以四肢抽搐、项背强直甚至角弓反张为主症。厥证也有突然昏仆，不省人事之表现，一般而言，厥证神昏时间短暂，发作时常伴有四肢逆冷，移时多可自行苏醒，醒后无半身不遂、口眼歪斜、言语不利等表现。痫病以突然意识丧失，甚则仆倒，不省人事，强直抽搐，口吐白沫，两目上视或口中怪叫为特征，移时苏醒，一如常人为特征。故本题选A。

21. C。解析：风痰阻络，气血运行不利，则卒然晕倒，醒后舌强语謇，口角歪斜，左侧肢体半身不遂，肢体麻木；舌暗紫，苔滑腻，脉弦滑为风痰瘀阻之象。故辨证为风痰瘀阻证。

22. B。解析：治疗中风之风痰瘀阻证，首选半夏白术天麻汤合桃仁红花煎加减。

【B 型题】

23. C　24. B　25. D　26. C　27. B　28. E　29. D　30. C
31. C　32. D　33. E

第四单元　脾胃病证

【A1 型题】

1. A　2. A

3. B。解析：胃痞的病机是中焦气机不利，脾胃升降失职。胃痞之初，诸邪干胃，致脾胃运纳失职，中焦气机不利，升降失职出现胃痞，久痞脾胃虚弱，中焦运化无力，亦可致脾胃升降失职，故胃痞的病机是中焦气机不利，脾胃升降失职。

4. B。解析：呕吐以和胃降逆为治疗原则，结合具体症状辨证论治。偏于邪实者，以祛邪为主，邪去则呕吐自止。分别采用解表、消食、化痰、解郁等法。偏于正虚者，以扶正为主，正复则呕吐自愈。分别采用健运脾胃、益气养阴等法。虚实兼夹则攻补兼施。

5. D　6. A　7. D

8. D。解析：泄泻的基本病机为脾虚湿盛，治疗以运脾化湿为主。泄泻初期实证以湿盛为主，治疗当重在化湿，佐以分利。因湿有寒与热的不同，故有温化寒湿与清化湿热之别。并当顾其兼夹，如有表邪者当疏解，因于暑邪者当清暑，有伤食者当消导。如过早采用涩肠止泻之法就会关门留寇，湿邪留恋，脾气更虚，迁延难愈。

9. E　10. D

【A2 型题】

11. B　12. A　13. D　14. A　15. B　16. C

【A3 型题】

17. D。解析：患者吞咽困难，食入格拒不下，入而复出，诊断为噎膈。气郁化火，阴津枯竭，虚火上逆，则心烦口干；胃失润降，食入格拒不下，入而复出，水饮难进，胃脘灼热；热结津亏，则形体消瘦，皮肤干枯，大便干结如羊屎；舌质光红，干裂少津，脉细数为津亏热结之象，辨证为津亏热结证。故本题选D。

18. D。解析：噎膈津亏热结证的治法为滋阴养血，润燥生津。A为噎膈痰气交阻证的治法，B为噎膈瘀血内结证的治法，C为噎膈湿热阻胃证的治法，E为噎膈气虚阳微证的治法。故本题选D。

19. A。**解析**：治疗噎膈津亏热结证，首选沙参麦冬汤加减。B为噎膈痰气交阻证的代表方，C为噎膈气虚阳微证的代表方，D为噎膈瘀血内结证的代表方，E为噎膈湿热阻胃证的代表方。故本题选A。

20. A。**解析**：患者大便溏薄迁延日久，近日每日排便5～6次，粪质稀薄，伴腹痛、腹胀、进食减少，进食油腻易发作，可诊断为泄泻。胃痛以上腹近心窝处胃脘部发生疼痛为特征，常伴食欲不振、恶心呕吐、嘈杂泛酸等上消化道症状。腹痛以胃脘以下、耻骨毛际以上部位的疼痛为主要表现。胃痞是以胃脘痞塞，满闷不舒为主症，并有按之柔软、压之不痛、望无胀形的特点。噎膈是指吞咽食物硬噎不顺，饮食难下，或纳而复出的疾患。故本题选A。

21. C。**解析**：脾虚失运，清浊不分，则大便稀薄，每日5～6次；脾气虚弱，失于健运，则腹痛隐隐喜按，进食减少，食则闷胀，进食油腻易致发作；辨证为脾胃虚弱证，治宜健脾益气，化湿止泻。故本题选C。

22. D。**解析**：治疗泄泻脾胃虚弱证，首选参苓白术散加减。A为泄泻寒湿内盛证的代表方，B为泄泻肾阳虚衰证的代表方，C为泄泻肝气乘脾证的代表方，E为泄泻食滞胃肠证的代表方。故本题选D。

【B型题】

23. E　24. D　25. C　26. D　27. C　28. E　29. C

30. A　31. C　32. D　33. C　34. A　35. E　36. A

37. E　38. B　39. C　40. B　41. D　42. E　43. C

第五单元　肝胆病证

【A1型题】

1. C　2. B　3. A　4. D　5. C

【A2型题】

6. C

【A3型题】

7. C。**解析**：患者右胁肋灼热疼痛，痛有定处，诊断为胁痛。胸痹指以胸部闷痛，甚则胸痛彻背，喘息不得卧为主症的疾病。真心痛是胸痹进一步发展的严重病证，其特点为剧烈而持久的胸骨后疼痛，伴心悸、水肿、肢冷、喘促、汗出、面色苍白等症状，甚至危及生命。郁证以心情抑郁，情绪不宁，胸部满闷，胁肋胀痛，或易怒喜哭，或咽中如有异物梗塞等症为主要临床表现的一类病证。噎膈指吞咽食物梗噎不顺，饮食难下，或纳而复出的疾患。故本题选C。

8. D。**解析**：湿热蕴结，肝胆失疏，络脉失和，故见上述症状，辨证为胁痛肝胆湿热证，治法为清热利湿。A为胁痛肝郁气滞证的治法，B为胁痛瘀血阻络证的治法，C为胁痛肝络失养证的治法，E为胁痛胆腑郁热证的治法。故本题选D。

9. B。**解析**：治疗胁痛肝胆湿热证，首选龙胆泻肝汤加减。A为胁痛瘀血阻络证的代表方，C为胁痛肝郁气滞证的代表方，D为胁痛胆腑郁热证的代表方，E为胁痛肝络失养证的代表方。故本题选B。

【B型题】

10. A　11. B　12. C　13. A　14. C　15. B　16. D

17. A　18. D　19. A　20. C

第六单元　肾系病证

【A1型题】

1. C

2. A。**解析**：水肿病证首先当辨阳水、阴水，区分其病理属性。阳水属实，由风、湿、热、毒诸邪导致水液潴留；阴水多属本虚标示，因脾肾虚弱，致气不化水，久则可见瘀阻水停。

3. A。**解析**：淋证与癃闭都有小便量少，排尿困难之症状，但淋证尿频而尿痛，且每日排尿总量多为正常，癃闭则无尿痛，每日排尿量少于正常，严重时甚至无尿。癃闭复感湿热，常可并发淋证，而淋证日久不愈，亦可发展成癃闭。

4. A。**解析**：实则清利，虚则补益为淋证的基本治则。淋证实证膀胱湿热者，治宜清热利湿；淋证热灼血络者，治宜凉血止血；淋证砂石结聚者，治宜通淋排石；淋证气滞不利者，治宜利气疏导。淋证虚证以脾虚为主者，治宜健脾益气；以肾虚为主者，治宜补虚益肾，虚实夹杂证又当通补兼施。

5. A。**解析**：癃闭的基本病机为膀胱气化功能失调。因此癃闭的治疗应根据"腑以通为用"的原则，着重于通，然因其有虚实的不同，故实证治宜清湿热，散瘀结，理气机而通水道；虚证治宜补脾肾，助气化，而达到气化得行，则小便自通的目的。

【A2型题】

6. A　7. D

【A3型题】

8. A。**解析**：患者尿道热涩疼痛，可诊断为淋证；小便浑浊如米泔水，可辨证为膏淋。故本题选A。

9. B。**解析**：湿热下注，阻滞络脉，脂汁外溢，则见上述症状，治法为清热利湿，分清泄浊。故本题选B。

10. D。**解析**：膏淋的代表方为程氏萆薢分清饮。故本题选D。

11. E。**解析**：热淋起病多急，或伴发热，小便赤热，尿时灼痛。血淋尿色鲜红或淡红或夹血块而痛。气淋少腹满闷胀痛，小便艰涩疼痛，或少腹坠胀，尿后余沥不尽。膏淋小便涩痛，尿液浑浊如脂膏或米泔水。劳淋遇劳倦、房事即加重或诱发，小便涩痛不显著，余沥不尽，腰痛缠绵。根据患者症状，辨证为劳淋。故本题选E。

12. B。**解析**：湿热留恋，脾肾两虚，膀胱气化无力，故见上述症状，治宜补脾益肾。A为膏淋的治法，C为热淋的治法，D为血淋的治法，E为气淋的治法。故本题选B。

13. A。**解析**：治疗劳淋，首选无比山药丸加减。B为热淋的代表方，C为血淋的代表方，D为膏淋的代表方，E为气淋的代表方。故本题选A。

【B型题】

14. C　15. E　16. A　17. E　18. C

第七单元　气血津液病证

【A1型题】

1. A

2. A。**解析**：血证的病机可概括为火热熏蒸、迫血妄行与气虚不摄、血溢脉外两类，因此其治疗原则为治气、治血、治火。所谓治火，实火当清热泻火，虚火当滋阴降火；治气，实证当清气降气，虚证当补气益气；治血，根据情况选用凉血止血，收敛止血或活血止血的方药。故凡治血证，唯气唯火。

3. B。解析：痰饮病，总属阳虚阴盛，本虚标实之疾。又因为阴邪，遇寒则聚，得温则行。通过温阳化气，可杜绝饮之生成。故《金匮要略·痰饮咳嗽病脉证并治》篇提出"病痰饮者，当以温药和之"的治疗大法。所谓"温药"者，其意有三：一是温能助阳，以胜阴邪；二是以温运为主，但不能过于刚燥，因刚燥亦能伤正；三是本病虽属本虚，但又属标实，故不能一味温补。因补之太过而闭邪，应以行消开导为宜。所谓"和之"，即调和之意，就是调和阴阳、脏腑、经络、营卫、气血、水津，总谓调其气机与水津气化之失和，邪气自散，痰饮自消，所以言"和之"而不言"补之"。

4. D   5. D   6. A

【A2 型题】

7. D   8. C   9. D   10. B   11. A

【A3 型题】

12. C。解析：根据患者表现诊断为郁证。营阴暗耗，心神失养，则出现精神恍惚，心神不宁，悲忧善哭，喜怒无常，辨证为心神失养证。故本题选 C。

13. B。解析：心神失养证的治法是甘润缓急，养心安神。A 为郁证气郁化火证的治法，C 为郁证心脾两虚证的治法，D 为郁证肝气郁结证的治法，E 为郁证心肾阴虚证的治法。故本题选 B。

14. A。解析：治疗郁证心神失养证，首选甘麦大枣汤加减。B 为郁证痰气郁结证的代表方，C 为郁证心肾阴虚证的代表方，D 为郁证气郁化火证的代表方，E 为郁证心脾两虚证的代表方。故本题选 A。

15. C。解析：患者小便黄赤灼热，尿色鲜红，诊断为尿血。淋证是以小便频数短涩，淋沥刺痛，小腹拘急或痛引腰腹为主症的病证。尿浊是指小便混浊，白如泔浆为主症的疾病。癃闭是以小便量少，排尿困难，甚则小便闭塞不通为主症的病证。关格是以小便不通与呕吐并见为表现的疾病。故本题选 C。

16. E。解析：热伤阴络，血渗膀胱，则小便黄赤灼热，尿色鲜红；热邪灼烧津液，津不上乘，则口渴；邪热扰心，则心烦，夜寐不安；邪热上炎，则面赤口疮；舌质红，脉数为热伤阴络之象，辨证为下焦湿热证，治法为清热利湿，凉血止血。故本题选 E。

17. C。解析：治疗尿血下焦湿热证，首选小蓟饮子加减。

【B 型题】

18. C   19. A   20. E   21. C   22. D   23. A   24. C
25. E

第八单元　肢体经络病证

【A1 型题】

1. C。解析：痹证与痿证应从以下几个方面进行鉴别：①发病部位：痹证是四肢均可罹患，痿证以下肢多见。②肢体疼痛：痹证有疼痛，痿证一般不痛。③活动情况：痹证活动正常或屈伸不利，痿证表现为痿弱不用。④肌肉情况：痹证一般无消瘦，痿证大多有消瘦。

2. D   3. B   4. C   5. D

【A2 型题】

6. A   7. C   8. C   9. A

【A3 型题】

10. C。解析：风湿热邪壅滞经脉，气血闭阻不通，则双膝关节游走性疼痛，活动不便，局部灼热红肿，痛不可触，得冷则舒；风热袭表，热郁肌腠，卫表失和，则发热、恶风、汗出、口渴；舌红，苔黄腻，脉滑数为湿热内蕴之象，辨证为痹证风湿热痹证。故本题选 C。

11. A。解析：风湿热痹的治法是清热通络，祛风除湿。B 选项为着痹的治法，C 选项为痹证痰瘀痹阻证的治法，D 选项为痛痹的治法，E 选项为痹证肝肾亏虚证的治法。故本题选 A。

12. B。解析：治疗风湿热痹，首选白虎加桂枝汤。乌头汤为痛痹的首选方，独活寄生汤为肝肾亏虚证的首选方，薏苡仁汤为着痹的首选方，双合汤为痰瘀痹阻证的首选方。故本题选 B。

13. C。解析：患者腰痛半年余，腰部隐隐作痛，诊断为腰痛。肾阴不足，不能濡养腰脊，则腰部隐痛，酸软无力；阴虚火旺，则心烦少寐，口燥咽干，面色潮红，手足心热；舌红少苔，脉弦细数为阴虚之象，辨证为腰痛肾阴虚证。故本题选 C。

14. A。解析：腰痛肾阴虚证的治法为滋补肾阴，濡养筋脉。B 选项为腰痛肾阳虚证的治法，C 选项为腰痛肝肾阴虚证的治法，D 选项为腰痛肾气虚证的治法，E 选项为腰痛气阴两虚证的治法。故本题选 C。

15. B。解析：治疗腰痛肾阴虚证，首选左归丸加减。右归丸为腰痛肾阳虚证的首选方，甘姜苓术汤为寒湿腰痛的首选方，身痛逐瘀汤为瘀血腰痛的首选方，四妙丸为湿热腰痛的首选方。故本题选 B。

【B 型题】

16. D   17. C   18. D   19. E

第六章　中医外科学

第一单元　中医外科疾病辨证

【A1 型题】

1. D　2. A　3. A　4. D　5. C　6. B　7. A

第二单元　中医外科疾病的治法

【A1 型题】

1. E　2. C

3. C。解析：外治法一般可分为药物疗法、手术疗法、其他疗法。膏药法、箍围法、掺药法属于药物疗法。

4. D。解析：托里消毒散为补托法的代表方剂，用于肿疡毒势方盛，正气已虚，不能托毒外出者。

5. A　6. E　7. E　8. D　9. A

10. B。解析：阳证肿疡初期外敷首选油膏是金黄膏。

11. B

12. A。解析：九一丹为提脓祛腐药；红灵丹为消散药；八宝丹为生肌药；白降丹为腐蚀药。

13. A　14. D

15. D。解析：垫棉法适用于溃疡脓出不畅有袋脓者；或疮孔窦道形成，脓水不易排尽者；或溃疡脓腐已尽，新肉已生，但皮肉一时不能黏合者。

16. D　17. C

【B 型题】

18. E　19. B

20. A。解析：托法就是采用补益气血和透脓的药物扶助正气脱毒外出以免毒邪扩散和内陷的治疗法则。用于外疡中期，正虚毒盛者。

21. C。解析：补法适用于溃疡后期，疮口难敛者。

22. B。解析：消法是运用不同的治疗方法和方药，使初起的肿疡得以消散，是一种肿疡初起的治法总则。疮形已成不可用消法，以免毒散不收，气血受损。

第三单元　疮　疡

【A1 型题】

1. D　2. E　3. A

4. B。解析：锁喉痈是发的一种，颈痈是痈的一种，发的范围比痈大，手足部疔疮宜及早切开。

5. D。解析：外感风温、湿热之邪，邪毒侵入肌肤，毒邪蕴聚以致经络阻塞，气血运行失常；脏腑蕴毒，情志内伤，气郁化火；或由于平素恣食膏粱厚味、醇酒炙煿，以致脾胃运化失常，湿热火毒内生。以上二者皆可致脏腑蕴毒；内伤精气，由于房室不节，劳伤精气，以致肾水亏损，水火不济；阴则则火邪炽盛，感受毒邪之后，往往毒滞难化。体虚之际，容易发生，故消渴患者常易伴发本病。如阴虚之体，每因水亏火炽，而使热毒蕴结更甚；气血虚弱之体，每因毒滞难化，不能透毒外出，如病情加剧，极易发生内陷。

6. B。解析：流注是指发生在肌肉深部的转移性、急性化脓性疾病。其特点是漫肿疼痛，皮色正常，好发于四肢、躯干肌肉丰厚之深处，并有此处未愈他处又起的特点。相当于西医的脓血症、肌肉深部脓肿、髂窝部脓肿。

7. C　8. B　9. D　10. D　11. A　12. D　13. C

14. D

15. B。解析：流注的外治：初期肿而无块的，用金黄散或玉露膏外敷；肿而有块者，用太乙膏掺红灵丹贴之。脓熟宜切开引流，先用八二丹药线引流，脓净用生肌散，均以红油膏或太乙膏盖贴。见结块两三处相互串联贯通者，可予以彻底切开后换药，可加用垫棉法。

16. C。解析：余毒流注是指因先患疔疮、疖、痈，强行挤压或过早切开，或其他热病失于诊治，火热之毒窜入血分，稽留于肌肉之中而发。

17. C　18. B　19. B

【A2 型题】

20. C。解析：结合患者项后发际处突发一肿块，红肿热痛，渐渐加剧，其后出现多个粟米样脓头，当诊断为有头疽之火毒蕴滞证。治以和营托毒，清热利湿，方予仙方活命饮加减。

【B 型题】

21. C　22. A

第四单元　乳房疾病

【A1 型题】

1. E

2. B。解析：检查乳房的时间最好选择在月经来潮的第 7～10 天，是乳房生理最平稳时期，如有病变容易被发现。

3. D。解析：乳癖发病年龄多在 25～45 岁。城市妇女的发病率高于农村妇女。社会经济地位高或受教育程度高、月经初潮年龄早、低孕产状况、初次怀孕年龄大、未哺乳和绝经迟的妇女为本病的高发人群。

4. D。解析：乳癖特点是单侧或双侧乳房疼痛并出现肿块，乳痛和肿块与月经周期及情志变化密切相关，疼痛常在月经前加剧，经后疼痛减轻，或疼痛随情绪波动而变化。

5. D。解析：乳核是指乳腺小叶内纤维组织和腺上皮的良性肿瘤，相当于西医学的乳腺纤维瘤，其特点是好发于20～25 岁的青年妇女，乳中结核，形如丸卵，边界清楚，表面光滑，推之活动，肿块一般无疼痛感。

6. C。

7. B。解析：正确的乳房触诊手法是四指并拢，用手指末二节的指腹平放在乳房表面轻柔按摸，切忌用手指抓捏，否则会将抓到的正常乳腺组织误认为乳腺肿块。

8. B　9. D　10. B

【A2 型题】

11. B。解析：乳核好发于20～25 岁青年妇女，乳中结核，形如丸卵，边界清楚，表面光滑，推之活动，肿块一般无疼痛感。

【A3 型题】

12. D。**解析**：乳岩即乳腺癌，常见乳房内无痛性肿块，边界不清，质地坚硬，表面不光滑，不易推动，常与皮肤粘连，出现病灶中心酒窝征，个别可伴乳头溢液。后期随着癌肿逐渐增大，产生不同程度的疼痛，皮肤可呈橘皮样水肿、变色；病变周围可出现散在的小肿块，状如堆栗；乳头内缩或抬高，偶可见皮肤溃疡。晚期乳房肿块溃烂，疮口边缘不整齐，中央凹陷似岩穴，有时翻花似菜花，有时渗紫红血水，恶臭难闻。根据患者表现可诊断为乳岩。乳痈多见于产后 3 ~ 4 周的哺乳期妇女；初起常有乳头皲裂，哺乳时乳头刺痛；成脓期可见患乳肿块逐渐增大，局部疼痛加重，或有雀啄样疼痛，皮色焮红，皮肤灼热，同侧腋窝淋巴结压痛，至乳房红肿热痛第 10 天左右，肿块中央渐渐变软，按之应指有波动感，穿刺抽吸有脓液，全身症状加重；脓肿成熟，可破溃出脓，或手术切开排脓。乳癖好发于 30 ~ 45 岁女性，月经期乳房疼痛、胀大，有大小不等的结节状或片块状肿块，边界不清，质地柔韧，常为双侧性，肿块和皮肤不粘连。粉刺性乳痈的特点是多在非哺乳期或非妊娠期发病，常有乳头凹陷或溢液，初起肿块多位于乳晕部，化脓破溃后夹有脂样物质，易反复发作。乳核多见于 20 ~ 30 岁的女性，肿块多发生在一侧，形如丸卵，表面坚实光滑，边界清楚，活动度好，可推移。故本题选 D。

13. C。**解析**：肝气郁滞，痰壅阻络，乳络闭塞不通，则见左乳包块，质硬表面欠光滑，表皮呈橘皮样改变；肝郁气滞，气机不畅，则情志不舒，胸闷胁胀；苔薄，脉弦为肝郁痰凝之象，辨证为肝郁痰凝证。故本题选 C。

14. A。**解析**：乳岩肝郁痰凝证的治法为疏肝解郁，化痰散结，首选神效瓜蒌散合开郁散加减。故本题选 A。

【B 型题】

15. C。**解析**：乳痈气滞热壅证证候：乳汁郁积结块，皮色不变或微红，肿胀疼痛。伴有恶寒发热，周身酸楚，口渴，便秘，苔薄，脉数。治法：疏肝清胃，通乳消肿。方药：瓜蒌牛蒡汤加减。

16. D。**解析**：乳痈正虚毒恋证证候：溃脓后乳房肿痛虽轻，但疮口脓水不断，脓出清稀，愈合缓慢或形成乳漏。全身乏力，面色少华，或低热不退，饮食减少。舌淡，苔薄，脉弱无力。治法：益气和营托毒。方药：托里消毒散加减。

17. A　18. E

第五单元　瘿

【A1 型题】

1. A

2. B

3. A。**解析**：气瘿肿块柔软无痛，可随喜怒而消长。

4. A

5. A。**解析**：肉瘿相当于现代医学的甲状腺瘤，多因气滞痰凝而成，治疗宜疏肝解郁，软坚散结，代表方剂多选用逍遥散合海藻玉壶汤。

6. B。**解析**：肉瘿一般多采用内治法，以理气解郁，化痰软坚为主。

7. D。**解析**：漫肿质软为气瘿的特点，不为肉瘿的特点。

8. A。**解析**：瘿痈的临床特点为结喉两侧结块，色红灼热，疼痛肿胀，甚至化脓，常伴有发热疼痛症状，疼痛波及耳和枕部。

9. A。**解析**：瘿痈急性期血白细胞总数及中性粒细胞增高，A 选项有助于辅助检查。

10. B。**解析**：石瘿是以颈前肿块坚硬如石，推之不移，凹凸不平为主要表现的恶性肿瘤。

11. B。**解析**：石瘿的病因病机是由于情志内伤，肝脾气逆，痰湿内生，气滞血瘀，瘀血与痰湿凝结，上逆于颈部而成。

12. E。**解析**：石瘿是以颈前肿块坚硬如石，推之不移，凹凸不平为主要表现的恶性肿瘤。

13. D　14. C　15. A　16. B　17. E　18. B　19. A

【A2 型题】

20. C。**解析**：结合患者症状，体征及辅助检查，可诊断为急性甲状腺炎即瘿痈，结合舌脉，辨证为风热痰凝证，治以疏风清热化痰，方选牛蒡解肌汤加减。

【A3 型题】

21. B。**解析**：气瘿一般多发生在青春期，可见甲状腺呈弥漫性肿大，腺体表面较平坦，质软不痛，皮色如常，腺体随吞咽动作而上下移动。肉瘿的特点是颈前喉结一侧或两侧结块，柔韧而圆，如肉之团，随吞咽动作上下移动，发展缓慢，好发于青年女性及中年人。颈痈初起结块形如鸡卵，皮色不变，肿胀、灼热、疼痛，逐渐漫肿坚实，焮热疼痛，若 4 ~ 5 日后发热不退，皮色渐红，肿势高突，疼痛加剧，痛如鸡啄等。瘿痈的特点是结喉两侧结块，色红灼热，疼痛肿胀，甚而化脓，常伴发热、头痛等症状。石瘿的特点是结喉两侧结块，坚硬如石，高低不平，推之不移。根据患者表现可诊断为肉瘿。故本题选 B。

22. A。**解析**：根据患者表现辨证为气滞痰凝证，治宜理气解郁，化痰软坚。故本题选 A。

23. C。**解析**：解析：治疗肉瘿气滞痰凝证，首选逍遥散合海藻玉壶汤加减。故本题选 C。

【B 型题】

24. C　25. E

第六单元　瘤、岩

【A1 型题】

1. C。**解析**：血瘤生长缓慢，一般没有自觉症状，不会随着年龄的增大而增大。病变局部色泽鲜红或者暗紫。

2. A。**解析**：血瘤的产生与心、肝、肾关系密切。

3. A。**解析**：肝郁痰凝型肉瘤宜用化坚二陈丸合十全流气饮加减。

4. C　5. E　6. B　7. D　8. E

【A2 型题】

9. D

【B 型题】

10. A

11. A。**解析**：肉瘤特点是柔软似棉，肿似馒，皮色不变，不紧不宽，如肉之隆起，生长缓慢，呈扁平团块状或分叶状，推之可移动。

第七单元　皮肤及性传播疾病

【A1 型题】

1. A。解析：蛇串疮是一种皮肤上出现成簇水疱、多呈带状分布，痛如火燎的急性疱疹性皮肤病。

2. D。解析：癣的治法多以杀虫止痒为主。

3. B。解析：带状疱疹皮损为簇集性水疱，呈带状分布。

4. A　5. D　6. B　7. A　8. A　9. B　10. B

11. C　12. C

【A3 型题】

13. C　14. A　15. D

第八单元　肛门直肠疾病

【A1 型题】

1. C。解析：混合痔是指内、外痔静脉丛曲张，相互沟通吻合，使内痔部分和外痔部分形成一整体者。

2. C

3. C。解析：肛痈发生时，骨盆直肠间隙脓肿局部症状不明显，但全身症状显著。

4. B。解析：肛漏的特点是以局部反复流脓、疼痛、瘙痒为主要症状。

5. A。解析：脱肛的特点是直肠黏膜及直肠全层反复脱出肛门外，伴肛门松弛。

6. A。解析：锁肛痔早期特点是便血、大便习惯改变。

7. B　8. A　9. C　10. C　11. B

【A2 型题】

12. C。解析：肛门肿痛剧烈，持续数日，痛如鸡啄，肛周红肿，按之有波动感或穿刺有脓，为脓已成。因感受火热邪毒，随血下行，蕴结于肛门，经络阻隔，瘀血凝滞，热盛肉腐而成脓。故为火毒炽盛证。

【A3 型题】

13. A。解析：内痔以便血、坠胀、肿块脱出为主要临床表现。肛裂以肛门周期性疼痛、出血、便秘、瘙痒为主要表现。肛漏以局部反复化脓、疼痛、瘙痒为主要表现。脱肛以直肠黏膜及直肠反复脱出肛门外伴肛门松弛为主要表现。锁肛痔的特点是便血、大便习惯改变。根据患者表现可诊断为内痔。故本题选 A。

14. D。解析：外敷法常用消痔散、五倍子散等药物外敷患处，以清热消肿止痛、收敛止血。故本题选 D。

15. C。解析：根据患者表现辨证为湿热下注证，治宜清热渗湿止血，首选脏连丸加减。故本题选 C。

【B 型题】

16. A　17. B

第九单元　泌尿男性疾病

【A1 型题】

1. A。解析：子痈病名首见于《外科证治全生集》。

2. D。解析：题目描述属于子痰的阴虚内热证，见于中期成脓期。用滋阴除湿汤合透脓散加减治疗以滋阴清热、除湿化痰、透脓解毒。

3. A　4. B　5. D　6. D

7. A。解析：子痰中期成脓期的治疗常用方是滋阴除湿汤

合透脓散，初期用阳和汤合小金丹，后期阴虚者继续服用滋阴除湿汤，阳虚服用补天大造丸或右归丸。

8. A　9. E

【A2 型题】

10. C　11. A

【B 型题】

12. B　13. E

第十单元　周围血管疾病

【A1 型题】

1. A

2. E。解析：股肿的诱发因素有产后、腹部手术、外伤、久坐等。

3. C。解析：股肿的病因病机是气血运行不畅、瘀血阻于络道、脉络滞塞不通、营血回流受阻。

4. A。解析：脱疽发病的主要病因是肝肾不足为本，寒湿外伤为标，气血凝滞、经脉阻塞为主要病机。

5. A

6. A　7. C　8. D　9. D

10. C。解析：臁疮内因多由于经久站立或负担重物，劳累耗伤气血，中气下陷，而致下肢血气运行无力，造成下肢血流瘀滞，肌肤失养，湿盛于下。外因多由于皮肤损伤复感毒邪，毒邪化热，湿热蕴结于下而成。

11. E。解析：脱疽一期（局部缺血期）患肢末节出现发凉、怕冷、酸痛、麻木，每步行 500～1000m 路程，即觉足掌板硬，小腿肚酸胀而出现跛行，休息 3～5 分钟后可缓解。如再步行相近路程，又可出现跛行（间歇性跛行）。患足可出现轻度肌萎缩，皮肤干燥，皮色略淡或淡红，皮肤温度略低于健侧，足背动脉搏动减弱。

【A3 型题】

12. B。解析：患者左下肢皮色紫暗，抬高时见苍白，足背毫毛脱落，皮肤肌肉萎缩，趾甲变厚，趺阳脉搏动消失，可诊断为脱疽二期（营养障碍期）。血脉瘀阻，则左下肢皮色紫暗，疼痛夜间为重；舌暗红，脉沉细而涩为血瘀之象，辨证为血脉瘀阻证。故本题选 B。

13. C。解析：脱疽血脉瘀阻证的治法是活血化瘀，通络止痛。A 选项为脱疽寒湿阻络证的治法，B 选项为脱疽热毒伤阴证的治法，D 选项为痹证痰瘀痹阻证的治法，E 选项为痹证风湿热痹的治法。故本题选 C。

14. E。解析：治疗脱疽血脉瘀阻证，首选桃红四物汤加减。阳和汤为脱疽寒湿阻络证的代表方，顾步汤为脱疽热毒伤阴证的代表方，白虎加桂枝汤为痹证风湿热痹的代表方，双合汤为痹证痰瘀痹阻证的代表方。故本题选 E。

第十一单元　其他外科疾病

【A1 型题】

1. C。解析：Ⅱ度冻伤深达真皮层，皮肤红肿更加明显，有水疱或大疱形成，疱内液体色黄或呈血性。疼痛较剧烈，对冷、热、针刺感觉不敏感。若无感染，局部干燥结痂，经 2～3 周脱痂愈合，少有瘢痕。若并发感染，愈合后有瘢痕。

2. D。解析：按中国九分法，躯干前后包括外阴部烧伤面积

为 3×9% = 27%；双下肢包括臀部烧伤面积为 5×9% + 1% = 46%；双上肢烧伤面积为 2×9% = 18%。

3. A　4. A

【A2 型题】

5. E。解析：此患者为肠痈酿脓期。肠痈初期属瘀滞证，治宜行气活血，通腑泄热；酿脓期属湿热证，治宜通腑泄热，利湿解毒；溃脓期属热毒证，治宜通腑排脓，养阴清热。

【A3 型题】

6. B。解析：我国烧伤面积的估算采用九分法，即头颈部 1×9%，躯干 3×9%，两上肢 2×9%，双下肢 5×9% + 1%，共为 11×9% + 1%。患者头颈部、躯干部、两上肢均烧伤，故为 6×9%。故本题选 B。

7. B。解析：Ⅲ度烧伤可见创面无水疱，呈蜡白或焦黄色，甚至炭化，痛觉消失，局部温度低，皮层凝固性坏死后形成焦痂，触之如皮革，痂下可见树枝状栓塞的血管。本病例Ⅲ度烧伤的部位为两上肢，根据九分法，两上肢占 2×9%。故本题选 B。

8. D。解析：Ⅲ度创面早期保持焦痂完整干燥，争取早期切痂植皮。故本题选 D。

【B 型题】

9. E　10. C

11. E。解析：治疗肠痈瘀滞证的代表方是大黄牡丹汤合红藤煎剂加减。

12. D。解析：治疗肠痈湿热证的代表方是复方大柴胡汤加减。

第七章　中医妇科学

第一单元　女性生殖器官

【A1 型题】

1. A。解析：冲、任、督脉皆起于胞中，带脉下系胞宫，都与胞宫直接联系，而胞脉是通过心肾与胞宫联属的，与胞宫没直接联系。

2. B

【B 型题】

3. C。解析：四边是阴户的别称，阴户又称廷孔、四边，均指阴道口。古人根据婚、嫁、产的不同，分别对阴道口冠以不同命名。已产属胞门，未产属龙门，未嫁属玉门。

4. D

第二单元　女性生殖生理

【A1 型题】

1. B　　2. A　　3. A　　4. C　　5. C　　6. B

【B 型题】

7. B

8. C。解析：身体无病而月经定期两个月一潮者，称为"并月"。三个月一潮者，称为"居经"或"季经"。一年一行者称为"避年"。终生不潮而能受孕者，称为"暗经"。受孕初期仍能按月经周期少量出血而无损于胎儿者，称为"激经"，又称"盛胎"或"垢胎"。

第三单元　妇科疾病的病因病机

【A1 型题】

1. B　　2. E　　3. E　　4. E

第四单元　妇科疾病的诊断

【A1 型题】

1. A

【B 型题】

2. A　　3. B　　4. A　　5. E

第五单元　妇科疾病的治疗

【A1 型题】

1. A

第六单元　月经病

【A1 型题】

1. C　　2. C　　3. A

4. C。解析：闭经的病机为气血虚弱、肾气亏虚、阴虚血燥、气滞血瘀、痰湿阻滞、寒凝血瘀；痛经的病机为气滞血瘀、寒凝血瘀、湿热瘀阻、气血两虚、肾气亏虚；故答案 C 肺肾阴虚不是二者共同病机。

5. E　　6. B　　7. B　　8. E　　9. B　　10. D　　11. B　　12. D
13. D　　14. E　　15. A　　16. A　　17. A　　18. B　　19. C　　20. B

【A2 型题】

21. D　22. D　23. A　24. B　25. C　26. A　27. A　28. C
29. B　30. A　31. B　32. E　33. C　34. B　35. D　36. E
37. D　38. E

【A3 型题】

39. A。解析：2 次月经中间，出现周期性的少量阴道出血者，称为经间期出血。痛经是指妇女正值经期或经行前后出现周期性小腹疼痛或痛引腰骶，甚至剧痛晕厥。闭经指女子年逾 16 周岁，月经尚未来潮，或月经周期已经建立后又中断 6 个月以上。崩漏是指经血非时暴下不止或淋沥不尽，前者谓之崩中，后者谓之漏下。胎动不安是指妊娠期间出现腰酸、腰痛、小腹下坠，或伴有少量阴道出血者。根据患者症状诊断为经间期出血。故本题选 A。

40. E。解析：根据患者症状诊断为经间期出血血瘀证，治法为化瘀止血。故本题选 E。

41. B。解析：经间期出血血瘀证方用逐瘀止血汤；肾阴虚证方用两地汤合二至丸或加减一阴煎；脾气虚证用归脾汤；湿热证用清肝止淋汤。

42. D。解析：经量时多时少，经期延长或时出时止，停经 2 月后突然月经量多如泉涌，可诊断为崩漏；经色暗有血块，舌质紫暗，均为血瘀之象，辨证为血瘀证。故本题选 D。

43. A。解析：崩漏的治疗原则为塞流、澄源、复旧，该患者为血瘀型崩漏，治法为活血化瘀，固冲止血。故本题选 A。

44. B。解析：血瘀型崩漏的代表方为逐瘀止血汤或将军斩关汤。故本题选 B。

【B 型题】

45. C　46. E　47. A　48. C

49. A。解析：肾阴虚引起的经间期出血，多见 2 次月经中间，阴道少量出血或稍多，伴有头晕腰酸，夜寐不宁，五心烦热等，治当滋肾养阴，固冲止血，代表方剂为两地汤合二至丸。

50. C。解析：湿热引起的经间期出血，多见 2 次月经中间，阴道出血量稍多，色深红，质黏腻，无血块，且平时带下量多色黄，伴有胸闷烦躁，口苦咽干，纳呆腹胀，苔黄腻等湿热之象，治当清热利湿，固冲止血，代表方剂为清肝止淋汤。

51. E。解析：肾虚引起的经行泄泻，多见经行或经后大便泄泻，或五更泄泻，经色淡，腰膝酸软，舌淡苔白，治当温阳补肾，健脾止泻。首选的方剂是健固汤合四神丸。

52. D。解析：脾虚引起的经行泄泻，多见经行前后，或正值经期，大便溏泄，经行量多，色淡质薄，脘腹胀满，舌淡红，苔白，治当健脾利湿，理气调经，首选的方剂是参苓白术散。

53. B

54. B。解析：痛经与闭经虽为 2 个病，但两题均为气滞血瘀型，都采用膈下逐瘀汤治疗，体现了中医异病同治的道理。

第七单元 带下病

【A1 型题】

1. C 　2. A 　3. D 　4. D

5. C。解析：清代《傅青主女科·带下》将带下病列为该书首卷，分别以白、黄、赤、青、黑五色带下论述其病机、征象、治法，认为"带下俱是湿证"。

【A2 型题】

6. C 　7. D 　8. A 　9. D

【A3 型题】

10. A。解析：热毒损伤任带，发为带下，则带下增多，色黄绿如脓，臭秽难闻，小腹疼痛，腰骶酸痛；舌红，苔黄腻，脉滑数为热毒内蕴之象。诊断为带下过多之热毒蕴结证。

11. A。解析：带下过多热毒蕴结证的治法是清热解毒。B 为带下过多湿热下注证的治法，C 为带下过多阴虚夹湿证的治法，D 为带下过多肾阳虚证的治法，E 为带下过多脾虚证的治法。故本题选 A。

12. A。解析：治疗带下过多热毒蕴结证，首选五味清毒饮加土茯苓、败酱草、鱼腥草、薏苡仁。B 为带下过多湿热下注证的首选方，C 为带下过多脾虚证的首选方，D 为带下过多阴虚夹湿证的首选方，E 为带下过多肾阳虚证的首选方。故本题选 A。

【B 型题】

13. E 　14. D 　15. A 　16. C

第八单元 妊娠病

【A1 型题】

1. A。解析：子痫一经确诊，需要积极治疗，治疗原则是解痉、降压、镇静、合理扩容、必要时利尿，适时终止妊娠。

2. B 　3. E 　4. C 　5. C 　6. B 　7. D 　8. E

【A2 型题】

9. A 　10. D 　11. C 　12. C 　13. C 　14. A 　15. E

【A3 型题】

16. C。解析：妊娠中晚期，孕妇出现肢体面目肿胀者称"子肿"。子满指妊娠 5～6 个月后出现腹大异常，胸膈满闷，甚则遍身俱肿，喘息不得卧者。子晕指妊娠期出现以头晕目眩，状若眩冒为主症，甚或眩晕欲厥者。子痫指妊娠晚期或临产前及新产后，突然发生眩晕仆倒，昏不知人，两目上视，牙关紧闭，四肢抽搐，全身强直，须臾醒，醒复发，甚至昏迷不醒者。胎漏指妊娠期间阴道少量出血，时出时止，或淋沥不断，而无腰酸、腹痛、小腹下坠者。根据患者表现诊断为子肿。故本题选 C。

17. A。解析：该患者胸闷胁胀，头晕胀痛，脉弦滑，均为气滞之象，辨证为气滞证。故本题选 A。

18. E。解析：子肿气滞证治法为理气行滞，除湿消肿，方药为天仙藤散或正气天香散，故本题选 E。

【B 型题】

19. A 　20. A

21. A。解析：妊娠腹痛是妊娠期间出现的小腹疼痛，又称胞阻。胎动不安是指妊娠期间出现腰酸、腹痛、小腹下坠，或伴有少量阴道出血者。

22. B 　23. C 　24. A

第九单元 产后病

【A1 型题】

1. D 　2. B 　3. E 　4. A 　5. B

【A2 型题】

6. B 　7. E 　8. E 　9. B

【A3 型题】

10. D 　11. D 　12. D

13. E。解析：患者分娩后，小腹隐隐作痛，数天不止，诊断为产后腹痛。产后发热指产褥期内出现发热持续不退，或突然高热寒战，并伴有其他症状。产后血晕指分娩后突然头晕眼花，不能坐起，或心胸满闷，恶心呕吐，痰壅气急，心烦不安，甚则神昏口噤，不省人事。产后身痛指产妇在产褥期内，出现肢体或关节酸楚、疼痛、麻木、重着。产后小便不通指新产后产妇发生排尿困难，小便点滴而下，甚则闭塞不通，小腹胀急疼痛。故本题选 E。

14. A。解析：分娩后气虚不能生血，血虚无以化气，则小腹隐隐作痛，数天不止，喜按喜揉，恶露量少，色淡红，质稀无块；血虚不能养心，心神不宁，则见心悸怔忡；气血两虚不能上荣头面，则见面色苍白，头晕眼花；舌质淡，苔薄白，脉细弱为气血两虚之象，辨证为气血两虚证。故本题选 A。

15. D。解析：产后腹痛气血两虚证的治法为补血益气，缓急止痛，方用肠宁汤或内补当归建中汤或当归生姜牛肉汤。故本题选 D。

【B 型题】

16. D 　17. B 　18. B 　19. E 　20. B

21. C。解析：产后腹痛气血两虚证的病机是：气血不足，冲任、胞脉失于濡养，不荣则痛。产后腹痛瘀滞子宫证的病机是：瘀血内停，阻滞冲任、子宫，不通则痛。D 选项与题干无关。A、E 选项描述不够准确。

22. E 　23. C

第十单元 妇科杂病

【A1 型题】

1. C 　2. D 　3. B

【A2 型题】

4. C 　5. A 　6. D 　7. A 　8. B

【B 型题】

9. C 　10. A 　11. E

12. D。解析：患者有清宫术史，术后反复小腹坠胀疼痛，经行错后，带下淋沥，子宫触压痛，活动受限，宫体一侧附件增厚、压痛，并触及肿块，诊断为慢性盆腔炎。寒湿凝结不散，停聚小腹，则小腹坠胀疼痛，喜热恶寒，得热痛缓；寒湿凝滞，血行不畅，则经行错后，量少、色暗；湿邪下注，则带下淋沥，小便频数；舌暗红，苔白腻，脉沉迟，辨证为寒湿凝滞证。故本题选 D。

13. B。解析：慢性盆腔炎寒湿凝滞证的治法为祛寒除湿活血化瘀。故本题选 B。

14. E。解析：治疗慢性盆腔炎寒湿凝滞证，首选少腹逐瘀汤。故本题选 E。

15. B。解析：患者结婚 2 年多未孕，诊断为不孕症。阳虚则无力运行气血，血络不充，则月经量少，色淡；肾阳衰惫，阴寒内盛，本脏之色外现，则面色晦暗；肾阳虚衰，不能温养腰膝，则腰膝酸软；元阳不足，失于温煦，则小腹冷；肾阳虚弱，则性欲冷淡；肾阳虚弱，固摄失司，则带下量多，夜尿多；舌质淡暗，苔白，脉沉细为肾阳虚衰之象，辨证为肾阳虚证。故本题选 B。

16. C。解析：不孕症肾阳虚证的治法是温肾暖宫，调补冲任。故本题选 C。

17. D。解析：治疗不孕症肾阳虚证，首选温胞饮或右归丸。故本题选 D。

18. C。解析：湿热循肝经下注，则外阴瘙痒痛，伴带下量多，色黄如脓，有臭味；肝经热盛，则心烦易怒；湿热阻滞，

脾胃纳运失司，则食欲不振；湿热内蕴，则小便黄赤；舌体胖大，舌红，苔黄腻，脉弦滑为湿热蕴结之象，辨证为肝经湿热证。故本题选 C。

19. D。解析：阴痒肝经湿热证，治宜清热利湿，杀虫止痒。

20. E。解析：治疗阴痒肝经湿热证，首选龙胆泻肝汤或萆薢渗湿汤，外用蛇床子散治疗。

【B 型题】

21. C　22. B

第十一单元　计划生育

【A1 型题】

1. C　2. E

第十二单元　妇产科特殊检查与常用诊断技术

【A1 型题】

1. A　2. C

第八章 中医儿科学

第一单元 儿科学基础

【A1 型题】

1. E　2. D　3. D　4. D　5. D　6. C

【A2 型题】

7. D　8. A　9. C　10. B

【B 型题】

11. E　12. B　13. B　14. D　15. D　16. C

第二单元 儿童保健

【A1 型题】

1. D　2. D　3. E

【A2 型题】

4. E

第三单元 新生儿疾病

【A1 型题】

1. A　2. D　3. A

【A2 型题】

4. D

【B 型题】

5. D　6. A　7. A　8. C

第四单元 肺系疾病

【A1 型题】

1. C　2. E　3. C　4. D　5. B　6. A　7. D　8. C
9. D

【A2 型题】

10. A　11. D　12. E　13. A

【A3 型题】

14. B。**解析**：患儿春季发病，出现发热、咳嗽、流涕、喷嚏，诊断为感冒。风热犯表，热郁肌腠，卫表失和，肺失清肃，则发热，有汗，口渴喜饮，咳嗽，流黄涕；伴腹痛，不思饮食，呕吐酸腐，大便酸臭，夹有不消化食物，辨证为感冒夹滞。故本题选 B。

15. D。**解析**：感冒之风热感冒，治宜辛凉解表；治疗感冒夹滞证在辛凉解表基础上兼以消食导滞。故本题选 D。

16. E。**解析**：治疗感冒之风热感冒，首选银翘散；治疗感冒夹滞证在银翘散的基础上加用保和丸。故本题选 E。

17. C。**解析**：哮喘以临床反复发作，发作时喘粗气急，喉间哮鸣，甚则呼吸困难，张口抬肩，摇身撷肚为主要特征。根据患儿表现诊断为哮喘。故本题选 C。

18. D。**解析**：该患儿可诊断为哮喘发作期，咯痰清稀色白，呈泡沫状，形寒无汗，口不渴，小便清长，大便溏薄，咽不红，舌质淡红，苔白滑，脉浮紧，均为风寒束肺之象，治法为温肺散寒，涤痰定喘。故本题选 D。

19. B。**解析**：哮喘风寒束肺证方用小青龙汤合三子养亲汤，

哮喘痰热阻肺证用麻杏石甘汤合苏葶丸，哮喘外寒内热证用大青龙汤，故本题选 B。

【B 型题】

20. A　21. D　22. E　23. D

第五单元 脾系病证

【A1 型题】

1. C　2. A　3. E　4. B　5. A　6. B　7. B　8. A
9. D　10. D

【A2 型题】

11. C　12. B　13. A　14. B　15. D

【A3 型题】

16. D。**解析**：疳证是由喂养不当或多种疾病影响，导致脾胃受损，气液耗伤，而形成的一种慢性疾病。疳积证表现为形体明显消瘦，面色萎黄，肚腹膨胀，甚则青筋暴露，毛发稀疏结穗，性情烦躁，夜卧不安，吮指磨牙，动作异常，善食易饥，舌淡苔腻，脉沉细而滑。故本题选 D。

17. A。**解析**：疳证的治疗以健运脾胃为主，通过调理脾胃，助其纳化，以达气血丰盈、津液充盛、肌肤得养之目的。疳积证的治法为消积理脾。故本题选 A。

18. E。**解析**：治疗疳积证的方药为肥儿丸，疳气证的方药为资生健脾丸，干疳证的方药为八珍汤，口疳证的方药为泻心导赤散，疳肿胀证的方药为防己黄芪汤合五苓散。故本题选 E。

【B 型题】

19. B　20. C　21. A　22. D　23. A　24. D　25. A　26. C

第六单元 心肝病症

【A1 型题】

1. D　2. B　3. D　4. E

【A2 型题】

5. B　6. B

【A3 型题】

7. A。**解析**：患儿近 1 个月来常常汗出，诊断为汗证。患儿先天禀赋不足，则平时易感冒，体质较虚，神倦乏力，面色少华；肺气虚弱，卫表不固，不能固摄津液，则常常汗出，活动后加重；舌质淡，苔薄白，脉弱，为肺卫不固之象，辨证为肺卫不固证。故本题选 A。

8. B。**解析**：汗证肺卫不固证，治宜益气固表。故本题选 B。

9. C。**解析**：治疗汗证肺卫不固证，首选玉屏风散合牡蛎散。故本题选 C。

10. D　11. A　12. D

【B 型题】

13. B　14. C　15. E　16. C

第七单元 肾系疾病

【A1 型题】

1. B　2. C　3. C　4. E　5. C　6. A　7. A

【A2 型题】

8. B   9. C   10. D

【A3 型题】

11. B。解析：患儿浮肿入院，可诊断为水肿。小便黄赤短少，发热口渴，烦躁，头痛头晕，大便干结，舌红，苔黄腻，脉滑数，均为湿热内侵之象。故本题选 B。

12. D。解析：湿热疮毒由皮毛肌肤而入，湿热熏蒸，内归肺脾，肺失通调，脾失运化，影响水液的转输代谢，水液泛滥，而发为水肿，其治法为清热解毒，利水消肿。故本题选 D。

13. E。解析：水肿湿热内侵证，治宜用五味消毒饮合五皮饮，风水相搏证治宜用麻黄连翘赤小豆汤，肺脾气虚证治宜用参苓白术散合玉屏风散，脾肾阳虚证治宜用真武汤，气阴两虚证治宜用六味地黄丸加黄芪。故本题选 E。

14. D。解析：患儿经常遗尿，醒后方觉，诊断为遗尿。肺脾气虚，水道制约无权，则发为遗尿；气虚卫外不固，则经常感冒；气虚机能活动减退，则面色少华，少气懒言；脾气虚运化失职，则食欲不振，大便溏薄；肌肤失养，则面白少华；舌质淡红，苔薄白，脉沉无力，为肺脾气虚之象。故辨证为肺脾气虚证。故本题选 D。

15. A。解析：遗尿肺脾气虚证的治法是补肺益脾，固涩膀胱。B 为肝经湿热证的治法，C 为肾气不足证的治法，D 为心肾失交证的治法。故本题选 A。

16. A。解析：治疗遗尿肺脾气虚证，首选补中益气汤合缩泉丸。B 为心肾失交证的首选方，C 为肝经湿热证的首选方，E 为肾气不足证的首选方。故本题选 A。

【B 型题】

17. B   18. A

第八单元 传染病

【A1 型题】

1. C   2. A   3. C   4. D   5. B   6. E   7. C   8. B
9. B   10. E   11. D

【A2 型题】

12. A   13. B   14. A

【A3 型题】

15. A。解析：丹痧起病急，突然高热，咽部红肿疼痛，并可化脓。在起病 12～36 小时内开始出现皮疹，先于颈、胸、背及腋下、肘弯等处，迅速蔓延全身，其色鲜红细小，并见环口苍白和草莓舌。皮疹出齐后 1～2 天，身热、皮疹渐退，伴脱屑或脱皮。本病发生时多伴有咽喉肿痛、腐烂、化脓，全身皮疹细小如沙，其色丹赤猩红。奶麻起病急骤，常突然高热，持续 3～4 天后热退，但全身症状轻微，身热始退，或热退稍后，即出现玫瑰红色皮疹，皮疹出现部位以躯干、腰部、臀部为主，面部及四肢较少。皮疹出现 1～2 天后即消退，疹退后无脱屑及色素沉着斑。麻疹以发热、流涕、流泪、咳嗽、口腔麻疹黏膜斑及全身斑丘疹为特征。一年四季均可发病，以冬春季为多见，传染性较强，多见于 6 个月以上 5 岁以下小儿。风痧发热 1 天左右，皮肤出现淡红色斑丘疹，经过 1 天后皮疹布满全身，出疹 1～

2 天后，发热渐退，皮疹逐渐隐没，皮疹消退后，可有皮肤脱屑，但无色素沉着。一般全身症状较轻，但常伴耳后及枕部臖核肿大，左胁下痞块。水痘前驱期可无症状或仅有轻微症状，可见低热或中等程度发热、头痛、全身不适、乏力、食欲减退、咽痛、咳嗽等，持续 1～2 天；出疹期皮疹特点：①初为红斑疹，后变为深红色丘疹，再发展为疱疹。位置表浅，形似露珠水滴，椭圆形，3～5mm 大小，壁薄易破，周围有红晕。②皮疹呈向心分布，先出现于躯干和四肢近端，继为头面部、四肢远端，手掌、足底较少。③水痘皮疹分批出现，同一时期可见斑、丘、疱疹和结痂同时存在。根据患者表现诊断为丹痧，故本题选 A。

16. B。解析：根据患儿表现辨证为毒炽气营证，治法为清气凉营，泻火解毒。A 为邪侵肺卫证的治法，C 为疹后阴伤证的治法。故本题选 B。

17. C。解析：治疗丹痧毒炽气营证，首选凉营清气汤。A 为疹后阴伤证的代表方，B 为邪侵肺卫证的代表方。故本题选 C。

【B 型题】

18. B   19. B   20. C   21. B   22. B   23. E

第九单元 虫 证

【A1 型题】

1. C

【A2 型题】

2. D

【B 型题】

3. B   4. A

第十单元 其他疾病

【A1 型题】

1. D   2. B   3. B   4. A

【A2 型题】

5. E

【A3 型题】

6. A。解析：气虚统摄无权，血即离经而外溢，则见皮肤散在瘀点、瘀斑；血溢于上，则鼻衄、齿衄；气虚失血，气血双亏，则面色苍黄；气血亏虚不能滋养心神，则头晕心悸；脾胃气虚，运化失职，则神疲纳呆；舌淡苔薄，脉细无力为气虚之象。故辨证为气不摄血证。故本题选 A。

7. B。解析：紫癜之气不摄血证的治法为健脾养心，益气摄血。A 选项为阴虚火旺证的治法，C 选项为血热妄行证的治法，D 选项为风热伤络证的治法，E 选项为气营两燔证的治法。故本题选 B。

8. E。解析：治疗紫癜之气不摄血证，首选归脾汤。连翘败毒散为风热伤络证的代表方，知柏地黄汤、大补阴丸为阴虚火旺证的代表方，犀角地黄汤为血热妄行证的代表方。故本题选 E。

【B 型题】

9. C   10. D   11. A   12. B

第九章　针灸学

第一单元　经络系统的组成

【A1 型题】

1. D。解析：足阳明胃经位于下肢前面，足少阳胆经位于下肢侧面，足太阳膀胱经位于下肢后面。

2. C　3. B　4. D

5. C。解析：督脉统领人体阳经经脉，称为"阳脉之海"。

6. B　7. B

8. D。解析：奇经八脉中，跷脉主司人体运动和眼睑开合。

【B 型题】

9. A。解析：任脉统领人体阴经经脉，具有调节全身阴经经气的作用。

10. D。解析：带脉横行腰部，具有约束纵行诸经的作用。

第二单元　经络的作用和经络学说的临床运用

【A1 型题】

1. E

第三单元　腧穴的分类

【A1 型题】

1. B

2. D。解析：阿是穴是以病痛局部或与病痛有关的压痛点作为腧穴，主治局部疾病，无固定位置、名称、主治。

3. C

【B 型题】

4. D。解析：阿是穴又称天应穴，无固定名称、固定位置，主治局部疾病。

5. D。解析：经外奇穴有固定位置、固定名称，多数对于某些疾病有特殊疗效，如四缝治疗小儿疳积。

6. D　7. B　8. C

第四单元　腧穴的主治特点和规律

【A1 型题】

1. A　2. C

3. C。解析：经外奇穴四缝穴具有治疗小儿疳积的特殊治疗作用。

4. A　5. C

6. A。解析：大椎位于项部，治疗颈部疼痛属于近治作用。

7. D　8. A　9. A　10. D　11. E　12. D　13. C

【B 型题】

14. D。解析：任脉走行人体前正中线，主治中风脱证、虚寒、下焦病。

15. A。解析：督脉为人体阳脉之海，主人体阳气，入脑，行于面部，故主治中风昏迷、热病及头面部疾病。

第五单元　特定穴

【A1 型题】

1. B　2. C　3. C　4. B　5. D　6. C　7. B　8. D
9. B　10. E　11. C　12. C　13. B　14. D

【B 型题】

15. A　16. E　17. B　18. D　19. E　20. C　21. A　22. D

第六单元　腧穴的定位方法

【A1 型题】

1. E　2. C　3. C　4. C

5. B。解析：印堂位于两侧眉间中点。

6. A　7. B　8. C

【B 型题】

9. E　10. C　11. B　12. D　13. C

第七单元　手太阴肺经、腧穴

【A1 型题】

1. B　2. E　3. E　4. B　5. E　6. D　7. C　8. B
9. C

【A2 型题】

10. D　11. A

【B 型题】

12. E　13. B　14. A　15. D　16. A

第八单元　手阳明大肠经、腧穴

【A1 型题】

1. B　2. E　3. A　4. E　5. C　6. E　7. C　8. D
9. A　10. C　11. E

【B 型题】

12. D　13. B　14. E　15. A　16. C　17. E

第九单元　足阳明胃经、腧穴

【A1 型题】

1. B　2. C　3. C　4. B　5. B

6. B。解析：大肠经募穴是天枢，位于胃经上。

7. D　8. D

9. C。解析：足三里位于犊鼻下 3 寸，上巨虚上 3 寸。

10. D　11. C　12. D

【A2 型题】

13. E。解析：内庭主治胃火上炎导致的五官疾患。

14. A

15. A。解析：治痿独取阳明。

【B 型题】

16. C　17. D　18. E　19. B　20. E

第十单元　足太阴脾经、腧穴

【A1 型题】

1. C　2. D　3. A　4. B

5. B。**解析：**八脉交会穴：公孙冲脉胃心胸。

6. E　7. B　8. D　9. E　10. D　11. D

【B 型题】

12. E　13. A　14. B　15. B　16. E

第十一单元　手少阴心经、腧穴

【A1 型题】

1. C　2. D

3. D。**解析：**少海位于肘横纹内侧端与肱骨内上髁连线的中点。

4. C。**解析：**手少阴心经：起于心中，出属心系，下络小肠。

5. C　6. A　7. B

第十二单元　手太阳小肠经、腧穴

【A1 型题】

1. D

2. D。**解析：**后溪是小肠经的输穴，八脉交会穴之一，通督脉。

3. C　4. B　5. A　6. D　7. E

【B 型题】

8. A　9. D　10. A　11. B

第十三单元　足太阳膀胱经、腧穴

【A1 型题】

1. B　2. B

3. C。**解析：**次髎具有调理下焦，活血调经的作用。

4. B　5. A　6. A　7. E　8. B　9. E　10. A　11. C

12. D　13. E

【B 型题】

14. B　15. E　16. D

17. A。**解析：**腰背委中求。

18. C。**解析：**承山位于小腿后侧，根据"腧穴所在，主治所及"，故选 C。

19. B。**解析：**申脉通阳跷脉，跷脉司眼睑开合，故可治疗失眠。

第十四单元　足少阴肾经、腧穴

【A1 型题】

1. A　2. B　3. E　4. B　5. A　6. C　7. A　8. C

9. B　10. E　11. B

【B 型题】

12. D　13. B　14. A

15. A。**解析：**合谷、复溜可以治疗汗证。

16. E。**解析：**申脉、照海可以治疗失眠。

17. C。**解析：**太溪为滋阴要穴。

第十五单元　手厥阴心包经、腧穴

【A1 型题】

1. B　2. A　3. C　4. E　5. B　6. C　7. A　8. D

9. E

【B 型题】

10. D　11. A

第十六单元　手少阳三焦经、腧穴

【A1 型题】

1. D　2. A　3. B　4. B　5. B　6. B　7. D　8. D

9. D。**解析：**翳风位于耳后，其深层是面神经通过，故可治疗面瘫。

10. E　11. D　12. E

【B 型题】

13. B。**解析：**支沟为治疗便秘的要穴。

14. C。**解析：**翳风位于耳后，其深层又是面神经通过，故可治疗耳面部疾病。

15. E。**解析：**丝竹空位于前额部，有局部治疗作用。

第十七单元　足少阳胆经、腧穴

【A1 型题】

1. A　2. A

3. D。**解析：**偏头痛的治疗分远端取穴和局部取穴，丝竹空透率谷属于局部取穴。

4. B。**解析：**翳风也是以乳突为体表标志进行定位，但不是唯一的标志。

5. C　6. D　7. E　8. D　9. C　10. E　11. A　12. B

13. A　14. E　15. E

【B 型题】

16. E。**解析：**悬钟为髓会，而脑为髓海，故可以用来治疗痴呆、中风、半身不遂等脑部疾病。

17. D。**解析：**丘墟位于足外侧，故可以治疗足内翻。

18. B　19. C

第十八单元　足厥阴肝经、腧穴

【A1 型题】

1. C　2. D　3. E　4. B　5. C　6. C　7. B

第十九单元　督脉、腧穴

【A1 型题】

1. D　2. A　3. D　4. C

【A2 型题】

5. A

【B 型题】

6. B。**解析：**水沟穴可以治疗晕厥等急危重症，同时可以用于治疗急性腰扭伤。

7. D。**解析：**大椎擅长除热，故可以治疗热邪所导致的疾病。

第二十单元　任脉、腧穴

【A1 型题】

1. A　2. E　3. C　4. B　5. A　6. E

【A2 型题】

7. C　8. B

【B 型题】

9. D　10. C　11. E　12. A　13. C

第二十一单元　奇穴

【A1 型题】

1. B　2. A　3. B

4. D。解析：夹脊穴位于胸腰椎的棘突下，旁开 0.5 寸，胸腰椎共 17 个，夹脊穴左右各一，故共 34 个。

第二十二单元　毫针刺法

【A1 型题】

1. B　2. C　3. C　4. D　5. B　6. D　7. B　8. B

【A3 型题】

9. A。解析：患者首次接受针刺治疗，精神紧张，导致晕针。故本题选 A。

10. B。解析：晕针的处理：立即停止针刺，将针全部取出。使患者平卧，注意保暖。轻者仰卧片刻，给饮温开水或糖水后，即可恢复正常；重者在上述处理基础上，可针刺人中、素髎、内关、足三里，灸百会、关元、气海等穴，即可恢复。若仍不省人事，呼吸细微，脉细弱者，应配合其他治疗或采用急救措施。故本题选 B。

11. E。解析：对于晕针应注重预防，措施得当，晕针是可以避免的。对初次接受针刺治疗或精神过度紧张，身体虚弱者，应先做好解释安抚，消除对针刺的顾虑和恐惧，同时选择舒适的体位，最好采用卧位，选穴宜少，手法要轻；若饥饿、疲劳、大渴时，应在进食、休息、饮水后再行针刺；医者在针刺治疗过程中，要精神专一，注意观察患者的神色，询问其感觉，一旦有不适等晕针先兆，可及早采取处理措施，防患于未然。故本题选 E。

【B 型题】

12. A　13. B　14. D

第二十三单元　灸法

【A1 型题】

1. B

2. B。解析：神阙穴因为不平整，常使用盐先将肚脐填满，再行灸法。

3. D

【B 型题】

4. A

5. E。解析：雷火神针属于艾条灸的特殊类型；天灸常用白芥子作为药材。

第二十四单元　拔罐法

【A1 型题】

1. C　2. C

3. D。解析：高热患者可以通过拔罐退热。

4. B

【B 型题】

5. B。解析：肌肉丰厚处，可以选用走罐法这种刺激量比较大的方法。

6. D。解析：虚证患者刺激量要小，且肌肉松弛处吸拔困难，故宜选闪罐法。

第二十五单元　其他针法

【A1 型题】

1. D。解析：断续波具有促进肌肉收缩，加快血液循环的作用。

2. C　3. C

第二十六单元　治疗总论

【A1 型题】

1. D。解析：其余选项属于经络的作用。

2. A

【B 型题】

3. B。解析：太溪属于肾经，飞扬属于膀胱经，故为表里经配穴。

4. C。解析：申脉在足，后溪在手，故为上下配穴。

5. A。解析：尺泽、列缺均为肺经腧穴，故为本经配穴。

第二十七单元　内科病证的针灸治疗

【A1 型题】

1. A。解析：膈俞、血海可活血调血，根据"治风先治血，血行风自灭"，故选 A。

2. A　3. D

4. C。解析：顶中线、枕下旁线为治疗眩晕的头针要穴。

【A2 型题】

5. C

【A3 型题】

6. B。解析：该患者腰痛由外伤引起，又有刺痛，舌边有瘀点等瘀血之象，可辨证为瘀血腰痛，本题选 B。

7. C。解析：腰痛的治法为通经止痛，取局部阿是穴及足太阳经穴为主。故本题选 C。

8. A。解析：腰痛的主穴为大肠俞、阿是穴、委中，督脉病证配后溪；足太阳经证配申脉；腰椎病变配腰夹脊；寒湿腰痛配腰阳关；瘀血腰痛配膈俞、次髎；肾虚腰痛配肾俞、太溪。故本题选 A。

9. D。解析：患者半身不遂，舌强语謇，口角歪斜，神志清，可诊断为中风之中经络。痉证以项背强直，四肢抽搐，甚至口噤、角弓反张为主要临床表现。面瘫以口眼歪斜为特点，通常急性发作，常在睡眠醒来时发现一侧面部肌肉板滞、麻木、瘫痪，额纹消失，眼裂变大，露睛流泪，鼻唇沟变浅，口角下垂歪向健侧，病侧不能皱眉、蹙额、闭目、露齿、鼓颊；部分患者初起时有耳后疼痛，还可出现患侧舌前 2/3 味觉减退或消失，听觉过敏等症状。痹证以关节肌肉疼痛，屈伸不利为主症。痿证以肢体筋脉弛缓，软弱无力，不能随意运动，或伴有肌肉萎缩为主要表现。

10. A。解析：中风中经络的治法为疏通经络，醒脑调神。取督脉、手厥阴及足太阴经穴为主。

11. A。解析：中风之中经络的主穴是内关、水沟、三阴交、极泉、尺泽、委中。

12. C。解析：患者胃脘胀痛，诊断为胃痛。肝气郁结，横逆犯胃，胃气阻滞，则胃脘胀痛，痛连两胁，嗳气反酸，喜太息；苔薄白，脉弦为肝气犯胃之象；故辨证为肝气犯胃证。故本题选 C。

13. E。解析：胃痛的治法为和胃止痛，取胃的募穴、下合穴为主。主穴为中脘、足三里、内关。故本题选 E。

14. D。解析：肝气犯胃配期门、太冲；饮食伤胃配梁门、下脘；瘀血停胃配膈俞、三阴交；脾胃虚寒配关元、脾俞、胃俞；胃阴不足配胃俞、三阴交、内庭。故本题选 D。

【B 型题】

15. B。解析：本证属于瘀血腰痛，故选膈俞以活血化瘀。

16. C。解析：本证属于肾虚腰痛，故选命门益肾壮腰。

第二十八单元　妇儿科病证的针灸治疗

【A1 型题】

1. B。解析：血会膈俞，故需要选择膈俞活血行气。

2. D。解析：脾俞、胃俞为脾胃的背俞穴，有强健脾胃的功效。

【A2 型题】

3. B

第二十九单元　皮外骨伤科病证的针灸治疗

【A1 型题】

1. D。解析：加风池、百会、太阳可祛风醒脑、明目止痛。

2. B。解析：选取病变部位所属经脉的郄穴刺络出血，可急泻营血火毒，以凉血活血消肿。

3. E。解析：以肝胆的背俞穴、募穴、下合穴为主。

4. E。解析：该患者为落枕，治疗主穴为外劳宫、天柱、阿是穴、后溪、悬钟。故本题选 E。

5. C。解析：该患者辨证为落枕风寒袭络证，除主穴外劳宫、天柱、阿是穴、后溪、悬钟外，还可配风池、合谷，故本题选 C。

6. D。解析：外劳宫是治疗落枕的经验穴；天柱、阿是穴舒缓局部筋脉；后溪能够疏调督脉、太阳经气血；悬钟疏调少阳经气血。故本题选 D。

【B 型题】

7. D　　8. B　　9. A

第三十单元　五官科病证的针灸治疗

【A1 型题】

1. D。解析：中渚、侠溪为手足少阳经穴。

2. D　　3. A

【A2 型题】

4. C　　5. C

第三十一单元　其他病证的针灸治疗

【A1 型题】

1. C。解析：太阳为局部取穴，善治头晕头痛。

2. C。解析：太冲可疏肝理气。

【A2 型题】

3. B　　4. A

西医综合

第十章 诊断学基础

第一单元 症状学

【A1 型题】

1. D　2. C　3. C　4. D　5. B　6. B　7. C

【A2 型题】

8. B。解析：瘦长体型的青年人体力活动时突然用力可能诱发自发性气胸，出现胸痛、呼吸困难等症状。

9. C　10. A　11. A

【B 型题】

12. E　13. A　14. C　15. B　16. B　17. D　18. B　19. A
20. C　21. B

第二单元 问诊

【A1 型题】

1. C　2. B

第三单元 检体诊断

【A1 型题】

1. B　2. C　3. A　4. D　5. D

6. B。解析：正常人下肢血压较上肢高 20～40mmHg，当下肢血压≤上肢血压，提示相应部位动脉狭窄或闭塞，见于主动脉缩窄、闭塞性动脉硬化、胸腹主动脉型大动脉炎、髂动脉或股动脉栓塞等。

7. A　8. B　9. D　10. C　11. C　12. C　13. A　14. A
15. B　16. B　17. A　18. D　19. D　20. A　21. C　22. B
23. A　24. D　25. A　26. C　27. B　28. D　29. B　30. B
31. B　32. A　33. B　34. D　35. E

【A2 型题】

36. C。解析：左锁骨上淋巴结肿大，多为腹腔脏器癌肿（胃癌、肝癌、结肠癌等）转移。结合患者大便色黑，隐血试验阳性，考虑胃癌可能。

37. B　38. C　39. B　40. D　41. B

42. D。解析：刺激性蒜味见于有机磷农药中毒；烂苹果味见于糖尿病酮症酸中毒；氨味见于尿毒症；腥臭味见于肝性脑病。

43. D　44. D

【B 型题】

45. B　46. E　47. A　48. D　49. E　50. A　51. A　52. D

53. E。解析：湿啰音是肺与支气管有病变的表现，两肺散在性分布，常见于支气管炎、支气管肺炎、血行播散型肺结核、肺水肿；两肺底分布，多见于肺淤血、肺水肿及支气管肺炎；一侧或局限性分布，常见于肺炎、肺结核（多在肺上部）、支气管扩张（多在肺下部）、肺脓肿、肺癌及肺出血等。

54. A　55. D　56. C

第四单元 实验室诊断

【A1 型题】

1. C　2. C　3. E　4. C　5. D　6. C　7. A　8. D

9. D。解析：渗出液为炎性积液，多见于：①感染性：各种病原体感染引起的浆膜腔积液。②非感染性：如外伤、化学性刺激，此外风湿性疾病、恶性肿瘤也可引起血管通透性增加而表现为渗出液。心力衰竭是毛细血管内流体静脉压升高导致的非炎性积液，属于漏出液。

10. C。解析：乙肝表面抗体一般在发病后 3～6 个月才出现，是一种保护性抗体。

【A2 型题】

11. A

【B 型题】

12. A　13. B　14. B　15. A

第五单元 心电图诊断

【A1 型题】

1. B　2. A　3. C

【B 型题】

4. A　5. D　6. B　7. A

第六单元 影像诊断

【A1 型题】

1. C。解析：当超声波达到软组织与含气组织（如肺、肠等）所形成的界面时，界面两侧组织的声阻抗相差达 3000 倍以上，声能几乎全部被反射，不能透射入下一组织，显示屏上出现强反射，界面后方的组织结构不能显示。因此，肺、胃肠道等脏器病变的超声诊断受到较大限制。

2. A。解析：肺纹理由肺动脉、肺静脉及支气管形成，主要成分是肺动脉及其分支。

3. A

【A2 型题】

4. D

【B 型题】

5. A　6. B

第七单元 病历与诊断方法

【A1 型题】

1. E　2. C

第十一章　内科学

第一单元　呼吸系统疾病

【A1 型题】

1. D　2. C　3. A　4. B　5. E　6. D　7. C
8. C　9. D　10. E　11. D　12. B　13. C　14. C
15. E

【A2 型题】

16. C　17. C　18. D　19. C

20. C。**解析：** 支气管扩张症的典型症状是慢性咳嗽伴大量脓痰和反复咯血。

21. B　22. C　23. D　24. B　25. D　26. B

【A3 型题】

27. B。**解析：** 患者长期慢性咳嗽、咳痰，有高血压、肝炎病史，肺肝界下降，心界缩小，心率增快，律不齐，P_2 亢进，胸骨左缘第 5 肋间可闻及收缩期杂音，肝肋下 3.5cm，双下肢水肿，心电图示顺钟向转位，V_1、V_2 呈 QS 型，符合慢性肺源性心脏病的表现。故本题选 B。

28. A。**解析：** 心电图、X 线胸片、超声心动图有右心增大肥厚的征象，可做出诊断。故本题选 A。

29. C。**解析：** 心电图表现为右心室肥大，出现轴右偏，额面平均电轴≥90°，重度顺钟向转位，$R_{V_1} + S_{V_5} ≥ 1.05mV$，$V_1 R/S ≥ 1$ 及肺型 P 波。胸部 X 线除肺、胸基础疾病的特征外，尚有：①肺动脉高压征：右下肺动脉干扩张，其横径≥15mm；肺动脉段明显突出或其高度≥3mm。②右心室肥大：心界向左扩大。故本题选 C。

30. E。**解析：** 茶碱缓释或控释片，适合用于夜间发作的哮喘的治疗。故本题选 E。

31. D。**解析：** $β_2$ 受体激动剂是缓解哮喘症状的首选药物，短效 - 速效 $β_2$ 受体激动剂如沙丁胺醇、特布他林气雾剂。故本题选 D。

32. D。**解析：** 糖皮质激素是最有效的控制气道炎症的药物，吸入型糖皮质激素是长期治疗哮喘的首选药物。故本题选 D。

33. C。**解析：** 支气管哮喘发作时可见伴有哮鸣音的呼气性呼吸困难或发作性胸闷和咳嗽；严重者被迫采取坐位或呈端坐呼吸，甚至出现发绀、汗出、干咳等，缓解前常咳大量白色泡沫痰。根据患者症状可诊断为支气管哮喘急性发作。急性支气管炎往往先有急性上呼吸道感染的症状，鼻塞、不适、寒战、低热、背部和肌肉疼痛以及咽喉痛，继而出现剧烈咳嗽，咳黏液或黏液脓性痰，可能闻及散在的高音调或低音调干啰音，偶可在肺底部闻及捻发音或湿啰音。急性肺水肿可见突发的严重呼吸困难、端坐呼吸、喘息不止、烦躁不安并有恐惧感，呼吸频率可达 30～50 次/分；频繁咳嗽并咳出大量粉红色泡沫样痰；极重者可因脑缺氧而神志模糊；早期血压一过性升高，随病情持续，血管反应减弱，血压下降。肺炎链球菌肺炎可见寒战，发热，胸痛，咳嗽，咳痰，呼吸困难。肺栓塞可见突然发生不明原因的虚脱、

面色苍白、出冷汗、呼吸困难、胸痛、咳嗽等症，甚至晕厥、咯血。故本题选 C。

34. D。**解析：** 支气管哮喘发作时在双肺可闻及散在或弥漫性，以呼气相为主的哮鸣音，呼气相延长。故本题选 D。

35. E。**解析：** 治疗支气管哮喘急性发作，首选吸入速效 $β_2$ 受体激动剂。故本题选 E。

【B 型题】

36. A　37. D　38. B　39. A

第二单元　循环系统疾病

【A1 型题】

1. E　2. A　3. C　4. B　5. C　6. A　7. D
8. B　9. A

10. E。**解析：** 高血压病的并发症主要发生在心、脑、肾，并可导致心肌梗死、心律失常、心功能不全、肾功能衰竭等而死亡。但目前在我国，高血压病所致的脑血管意外仍是引起死亡的最常见的原因。

11. A　12. E　13. A　14. C

15. D。**解析：** 再灌注心肌治疗是一种积极的治疗措施，最好在发病后 3～6 小时内进行，包括介入治疗、溶栓疗法和紧急动脉旁路移植术。

16. D　17. A

【A2 型题】

18. D

19. D。**解析：** 严重高血压导致急性心衰肺水肿发作时，降压、扩张动静脉、强心、利尿是较好的治疗方案。故选 D。

20. D　21. C　22. D　23. B　24. D　25. B

【B 型题】

26. A　27. B

第三单元　消化系统疾病

【A1 型题】

1. A　2. A　3. D　4. B　5. E　6. A　7. B
8. A　9. B　10. C　11. D　12. D　13. E　14. B
15. D　16. B

17. D。**解析：** 消化性溃疡的抑酸药中，效果最强的是 PPI（质子泵抑制剂）。

【A2 型题】

18. D　19. B　20. B　21. B　22. B

【A3 型题】

23. D。**解析：** 患者右上腹痛，肝肋下 3cm，脾肋下 2cm，移动性浊音阳性。HBsAg 阳性，B 超检查见肝右叶有一直径 5cm 占位病变，可能诊断为原发性肝癌。故本题选 D。

24. A。**解析：** AFP 是当前诊断肝癌最特异的标志物。故本题选 A。

25. E。**解析：** 在超声和 CT 引导下用细针穿刺行组织学检查或细胞学检查，是目前获得 2cm 直径以下小肝癌确诊的

有效方法。故本题选 E。

【B 型题】

26. E　27. A　28. E　29. C

第四单元　泌尿系统疾病

【A1 型题】

1. C　2. B　3. A　4. E　5. D　6. D　7. B　8. D

【A2 型题】

9. D　10. E　11. B　12. D　13. C　14. E

【A3 型题】

15. B。解析：患者出现血尿、蛋白尿、高血压，尿蛋白定量 1.0～1.7g/d，肾功能受损，符合慢性肾小球肾炎的表现。故本题选 B。

16. E。解析：慢性肾小球肾炎，当尿蛋白≥1g/d 时，血压应控制在 <125/75mmHg。故本题选 E。

17. A。解析：慢性肾小球肾炎的主要治疗目的是防止和延缓肾功能进行性恶化、改善缓解临床症状及防治严重并发症。故本题选 A。

【B 型题】

18. B　19. D　20. A　21. B

第五单元　血液系统疾病

【A1 型题】

1. E　2. E　3. B　4. A　5. D　6. A　7. A

8. D　9. D　10. E　11. B　12. C　13. A

【A2 型题】

14. B　15. D　16. D

17. C。解析：M4（急性粒-单核细胞白血病）：骨髓中原始细胞占骨髓非红系细胞的 30% 以上，各阶段粒细胞占 30%～80%，各阶段单核细胞 >20%。

18. A　19. E　20. A

【B 型题】

21. C　22. E　23. E　24. C

第六单元　内分泌及代谢疾病

【A1 型题】

1. B　2. E　3. E　4. B　5. D　6. E　7. D

8. C　9. A　10. B　11. C

【A2 型题】

12. A　13. C

14. E。解析：该患者诊断最可能是甲状腺危象，当临床上怀疑有危象时，应立即口服 PTU 600mg。

15. A。解析：该患者"三多一少"10 余年，胰岛素治疗，近 2 月脸部水肿，血压 160/100mmHg，尿蛋白（＋＋），尿糖（＋＋），应考虑糖尿病肾病。

【A3 型题】

16. B。解析：根据患者表现，诊断为甲状腺功能亢进症。血清甲状腺激素测定：①TT3 和 TT4：TT3 较 TT4 更为灵敏，更能反映甲亢的程度与预后。②FT3 和 FT4：是诊断甲亢的首选指标。③TSH 测定：是反映甲状腺功能最敏感的指标。故本题选 B。

17. C。解析：甲状腺功能亢进症出现的心律失常，以心房颤动、房性早搏等房性心律失常多见。故本题选 C。

18. A。解析：根据患者症状宜采用抗甲状腺药物治疗，有硫脲类（如丙硫氧嘧啶）和咪唑类（如甲巯咪唑和卡马西平）两类药物。故本题选 A。

19. E。解析：根据患者的空腹及餐后血糖、体重下降可诊断为糖尿病，由于患者为中年男性，BMI 28 提示肥胖，考虑为 2 型糖尿病。故本题选 E。

20. D。解析：首选的降血糖药物为二甲双胍。二甲双胍是 2 型糖尿病一线降糖药物，有减肥作用且不降低正常血糖，单用时不会产生低血糖。故本题选 D。

21. B。解析：血管紧张素转换酶抑制剂常用的有卡托普利、依那普利等，尤其适用于伴有慢性心力衰竭、心肌梗死后、非糖尿病肾病、糖尿病肾病、代谢综合征、蛋白尿或微量蛋白尿的高血压患者。故本题选 B。

【B 型题】

22. E　23. A

第七单元　结缔组织病

【A1 型题】

1. A。解析：类风湿关节炎（RA）是一种病因未明的慢性、以炎性滑膜炎为主的系统性疾病。其特征是手、足小关节的多关节、对称性、侵袭性关节炎症，经常伴有关节外器官受累及血清类风湿因子阳性，可以导致关节畸形及功能丧失。

2. A

【B 型题】

3. B　4. C　5. A　6. C

第八单元　神经系统疾病

【A1 型题】

1. D　2. E

3. B。解析：脑出血常见病因是高血压合并细小动脉硬化，其他包括脑血管畸形、动脉瘤、血液病、血管炎、瘤卒中等。用力过猛、气候变化、饮酒、情绪激动、过度劳累等为脑出血的诱发因素。

4. D

【A2 型题】

5. A。解析：基底节区出血：其中壳核是高血压脑出血最常见的出血部位。壳核出血系豆纹动脉尤其是其外侧支破裂所致。表现为病灶对侧偏瘫、偏深感觉缺失和同向偏盲，双眼球向病灶对侧同向凝视不能，主侧半球可有失语。

【B 型题】

6. D　7. E

第九单元　常见急危重症

【A1 型题】

1. E　2. A　3. B　4. D　5. D　6. A　7. D

8. A　9. E　10. B

11. A。解析：有机磷中毒主要表现为：胆碱能神经兴奋及危象。①毒蕈碱样症状：主要是副交感神经末梢兴奋所致的平滑肌痉挛和腺体分泌增加。临床表现为恶心、呕吐、腹痛、多汗、流泪、流涕、流涎、腹泻、尿频、大小便失禁、心跳减慢和瞳孔缩小、支气管痉挛和分泌物增加、咳嗽、气急，严重患者出现肺水肿。②烟碱样症状：乙酰胆碱在横纹肌神经肌肉接头处过度蓄积和刺激，使面、眼睑、舌、四肢和全身横纹肌发生肌纤维颤动，甚至全身肌肉强直性痉挛。患者常有全身紧束和压迫感，而后发生肌力减退和瘫痪。严重者可有呼吸肌麻痹，造成周围性呼吸衰竭。此外由于交感神经节受乙酰胆碱刺激，其节后交感神经纤维末梢释放儿茶酚胺使血管收缩，引起血压增高、心跳加快和心律失常。③中枢神经系统症状：中枢神经系统受乙酰胆碱刺激后有头晕、头痛、疲乏、共济失调、烦躁不安、谵妄、抽搐和昏迷等症状。

【A2 型题】

12. B。**解析**：患者血压低，面色苍白，四肢湿冷，考虑为休克，另根据全腹肌紧张，腹膜炎体征，考虑为感染性休克。

13. B

14. E。**解析**：除了敌敌畏、敌百虫中毒时可用高锰酸钾外，其余的内吸磷、马拉硫磷等均只能用碳酸氢钠。不知道具体的有机磷农药名称的中毒应用清水洗胃。

15. E

【B 型题】

16. B　17. C

第十二章　传染病学

第一单元　传染病学总论

【A1 型题】

1. A　　2. D　　3. C　　4. B　　5. C　　6. E

7. C。**解析**：本题考点是病原携带者的特点，无明显临床症状而能排出病原体，这是与潜伏性感染的区别，后者无明显临床症状但是不能排出病原体。

8. B。**解析**：本题考点是病原体引起人体感染的因素。主要取决于病原体的致病能力和机体的免疫功能，如果只提到其中的某一个影响因素就不太全面。

9. A　　10. E　　11. B　　12. C　　13. A　　14. D　　15. C　　16. C

17. D　　18. B　　19. D　　20. C　　21. B　　22. C　　23. A　　24. B

25. A　　26. C　　27. B　　28. D　　29. E

【B 型题】

30. C　　31. B　　32. B　　33. E　　34. A　　35. A　　36. B

第二单元　病毒感染

【A1 型题】

1. E　　2. A　　3. D　　4. C　　5. B　　6. E　　7. C　　8. B

9. B　　10. C

11. C。**解析**：本题考点是实验室检查指标对肝衰竭诊断的重要性。凝血酶原活动度（PTA）＜40% 是诊断肝衰竭的重要依据。

12. E　　13. D　　14. A　　15. B

16. B。**解析**：本题考点是肝衰竭能否用干扰素治疗。干扰素具有明确的抗肝炎病毒作用，但是其副作用较大，肝衰竭病人肝功能损害较重，应用干扰素抗病毒治疗可能加重病情，因此不适合。

17. B　　18. A　　19. C　　20. D　　21. E　　22. A　　23. B　　24. D

25. E。**解析**：本题考点是肝衰竭时乳果糖治疗的目的。肝衰竭的常见并发症是肝性脑病，产生肝性脑病的原因之一是血氨升高，应用乳果糖可以酸化肠道，减少氨的形成和吸收，从而降低血氨，防治肝性脑病。

26. D

27. C。**解析**：本题考点是流感病毒的特点：甲型流感病毒抗原变异频繁，传染性强，常引起流感大流行，乙型流感病毒只有抗原漂移，无抗原转变，以局部流行为主，丙型流感多为散发。

28. C　　29. A　　30. B　　31. D　　32. B　　33. D　　34. B　　35. A

36. B　　37. C　　38. C　　39. A　　40. A　　41. B　　42. A　　43. C

44. B　　45. C　　46. E　　47. D　　48. C　　49. E　　50. D　　51. B

52. A　　53. D　　54. C　　55. B　　56. C　　57. C　　58. B

59. E。**解析**：本题考点是艾滋病的抗病毒治疗药物。目前抗反转录病毒治疗药物有三类，分为核苷类反转录酶抑制剂（包括齐多夫定、拉米夫定等）、非核苷类反转录酶抑制剂（包括奈韦拉平等）、蛋白酶抑制剂（包括利托那韦

等），阿糖胞苷没有抗反转录病毒的作用。

60. D　　61. A　　62. D　　63. D　　64. B　　65. C　　66. A

67. D。**解析**：本题的考点是流行性出血热的确诊依据。血清、血细胞和尿中检出流行性出血热病毒抗原和血清中检出特异性 IgM 抗体可确诊。特异性 IgG 抗体需双份血清效价升高 4 倍以上者才有诊断意义。

68. B

69. E。**解析**：本题的考点是流行性出血热的临床主要表现。三大主征是发热、出血、肾脏损害。

70. D　　71. B

72. B。**解析**：本题的考点是流行性出血热患者早期发生休克的主要原因。早期发生的低血压休克是原发性休克，发生的原因主要是血管通透性增加，血浆外渗使血容量下降；血浆外渗后使血液浓缩，血液黏稠度增高，促进 DIC 的发生，导致血液循环淤滞，血流受阻，使有效血容量进一步下降。

73. C

74. A。**解析**：本题考点是流行性出血热少尿期的治疗原则。少尿期的主要表现是尿毒症，酸中毒和水、电解质紊乱，严重患者可出现高血容量综合征和肺水肿；其治疗原则应为稳定内环境、补液量为前一天尿量和呕吐量加 500～700ml，为减少蛋白分解，控制氮质血症，可给予高碳水化合物、高维生素和低蛋白饮食；促进利尿，为预防高血容量综合征和高血钾，还可用导泻和放血疗法、透析疗法。

75. B　　76. A　　77. C　　78. B　　79. C

80. C。**解析**：本题考点是狂犬病的传染源。带狂犬病毒的动物是本病的传染源，我国主要的传染源是病犬，其次为猫、猪、牛、马等家畜。发达国家蝙蝠、浣熊、臭鼬、狼、狐狸等野生动物为主要传染源。

81. C　　82. D　　83. B　　84. A

85. A。**解析**：本题考点是被狂犬病兽咬伤后是否发病的影响因素。咬伤部位、咬伤的严重性、局部处理情况、是否及时、全程、足量注射狂犬疫苗和免疫球蛋白，是否存在免疫功能低下或者免疫缺陷均是相关因素。

86. E　　87. C　　88. A　　89. B　　90. D　　91. C　　92. D　　93. C

94. C　　95. A　　96. B　　97. A　　98. B　　99. C

【A2 型题】

100. B　　101. D　　102. A　　103. D　　104. B　　105. B　　106. C　　107. D

108. C　　109. D

110. B。**解析**：本题的考点是流行性出血热的临床表现及实验室检查情况。患者为青年男性，以发热、全身中毒症状、出血为主要表现，实验室检查提示白细胞总数升高，肝功能轻度损害，尿中出现蛋白，符合流行性出血热的临床诊断。

111. D　　112. C

113. E。**解析**：本题考点是艾滋病的诊断依据。患者属流动

性农民工，长期外出打工，有明确的无保护性的多个性伴侣，且持续时间较长；该患者有持续性发热病史、长期腹泻伴明显消瘦，胸片和CT检查证实双中上肺结核，全身淋巴结肿大，面颈部传染性软疣等可能是艾滋病机会性感染的临床表现，确诊依赖检测血清抗－HIV。

【B型题】

114. E　115. B　116. E　117. D　118. C　119. C　120. D　121. A
122. E　123. E　124. D　125. B　126. C　127. A　128. B　129. C

第三单元　细菌感染

【A1型题】

1. A　2. D　3. D　4. B　5. E　6. B　7. E　8. E
9. A　10. D　11. C　12. B　13. B

14. C。**解析**：本题考点是暴发型休克型流行性脑脊髓膜炎的治疗措施。尽早使用有效抗菌药物治疗，同时进行抗休克治疗、抗DIC治疗，毒血症明显的病人用肾上腺皮质激素。20%甘露醇脱水预防脑疝适用于脑型患者。

15. A　16. D　17. A　18. A　19. B　20. A　21. D　22. E
23. D　24. A

25. D。**解析**：本题考点是伤寒杆菌培养在不同阶段应该选择不同的标本。病程1~2周血培养阳性率最高；骨髓培养的阳性率较血培养稍高，但操作更复杂，不作首选；第3~4周大便培养阳性率最高；尿培养的阳性率较低。

26. C　27. C

28. A。**解析**：本题考点是伤寒的并发症。伤寒的并发症多出现在病程的第2~3周，最常见的并发症为肠出血，最严重的并发症是肠穿孔。

29. D　30. D　31. B　32. C

33. C。**解析**：本题考点是伤寒的一般治疗措施。为避免诱发肠穿孔或肠出血，伤寒病人饮食应给予流质或无渣半流质饮食。

34. E　35. A　36. B　37. A　38. B　39. E　40. D　41. B
42. B

43. D。**解析**：本题考点是细菌性痢疾的抗菌治疗方案。细菌性痢疾的抗菌治疗方案：首选环丙沙星，对环丙沙星耐药时才考虑使用二线药物（头孢曲松、匹美西林、阿奇霉素），疗程3~5天。

44. A　45. B　46. E　47. B　48. B　49. E　50. A　51. D
52. A　53. A　54. E　55. E　56. B

57. C。**解析**：本题考点是霍乱典型的临床表现。剧烈的腹泻和呕吐，且为无痛性腹泻，先泻后吐；大便为黄色水样或米泔水样，可引起脱水、肌肉痉挛。

58. D

59. D。**解析**：本题考点是霍乱的确诊依据。除有流行病史、典型临床表现外，大便培养霍乱弧菌阳性或双份血清凝集素升高4倍或以上；如果没有病原学依据，即使有与霍乱病人的密切接触史及典型症状，也只能作为疑似诊断。

60. D

61. C。**解析**：本题考点是霍乱的治疗措施。霍乱的主要致病因素是霍乱肠毒素，造成严重水样腹泻，其危害是病人出现严重脱水甚至循环衰竭，因此关键治疗措施是液体疗法，必须早期、迅速、足量补液，而抗菌治疗仅作为液体疗法的辅助治疗，可缩短病程，减少腹泻次数，并迅速从粪便中清除病原菌。

62. D　63. A　64. A　65. D　66. A　67. E　68. E　69. D
70. A　71. C　72. B　73. E　74. A

【A2型题】

75. C。**解析**：本题考点是流行性脑脊髓膜炎的临床表现。患儿起病急，以高热、头痛、呕吐和皮肤黏膜瘀斑、瘀点为主要表现，脑膜刺激征阳性，脑脊液呈化脓性脑膜炎改变，且发病季节为冬末春初，正是流行性脑脊髓膜炎的流行季节。

76. D　77. E　78. B

79. A。**解析**：本题考点是伤寒的临床表现。患者以持续高热、听力下降为主要表现，肝功能损害，脾脏增大，白细胞总数不高，应首先考虑伤寒。

80. B

81. C

82. B。**解析**：本题考点是中毒性菌痢与流行性脑脊髓膜炎、流行性乙型脑炎的鉴别。发病时间夏季，以高热、抽搐、呕吐为主要表现，脑脊液常规检查基本正常，可排除流脑。血常规提示外周血白细胞明显升高，中性0.90，且血压下降，出现休克，乙脑也可排除，最可能的诊断为中毒性菌痢混合型，进一步作大便培养以确诊。

83. C　84. D　85. E

86. B。**解析**：本题考点是霍乱的快速诊断方法。将新鲜粪便做悬滴或暗视野显微镜检，发现运动活泼呈穿梭状的弧菌，为动力试验阳性；大便涂片革兰染色检查可见革兰阴性稍弯曲的弧菌，无芽孢、无荚膜。

87. A　88. C

【B型题】

89. B　90. C　91. A　92. A　93. B　94. D　95. D　96. A
97. A　98. C

第四单元　消毒与隔离

1. E　2. A　3. C　4. C　5. D

医学人文

第十三章　医学伦理学

第一单元　医学伦理学与医学目的、医学模式

【A1 型题】

1. C　2. A　3. B　4. A

第二单元　中国医学的道德传统

【A1 型题】

1. A　2. E　3. E

第三单元　医学伦理学的理论基础

【A1 型题】

1. D　2. A　3. A　4. A　5. A　6. A

第四单元　医学道德的规范体系

【A1 型题】

1. C　2. E　3. C

【B 型题】

4. B　5. D

第五单元　处理与患者关系的道德要求

【A1 型题】

1. C　2. B　3. A

第六单元　处理医务人员之间关系的道德要求

【A1 型题】

1. E

第七单元　临床诊疗中的道德要求

【A1 型题】

1. E　2. B　3. B　4. B　5. E　6. B

第八单元　医学研究的道德要求

【A1 型题】

1. E　2. D

第九单元　医学道德的评价与良好医德的养成

【A1 型题】

1. D　2. E

第十单元　医学伦理学文献

【A1 型题】

1. E　2. A　3. E　4. D

第十四章 卫生法规

第一单元 卫生法概述

【A1 型题】
1. C　2. D　3. A　4. A　5. E

第二单元 卫生法律责任

【A1 型题】
1. B
2. A。解析：考点在于行政处罚的种类，要注意区别于行政处分的种类及民事责任承担方式。罚金是刑罚附加刑的类别，而罚款是行政处罚的种类，一字之差，罚金与罚款性质上完全不同。容易混淆，注意区别。
3. E　4. E
5. C。解析：行政处罚的行政责任和刑事责任都反映了国家意志，体现纵向的管理关系，依据法律规定只能由有权的特定机关进行追究；追究当事人刑事责任是最严厉的法律制裁，是由人民法院依法进行裁定和处罚。民事责任当事人之间可以协商处理。

第三单元 《中华人共和国执业医师法》

【A1 型题】
1. C
2. E。解析：《执业医师法》第二十二条规定：医师在执业活动中履行下列义务：（一）遵守法律、法规，遵守技术操作规范；（二）树立敬业精神，遵守职业道德，履行医师职责，尽职尽责为患者服务；（三）关心、爱护、尊重患者，保护患者的隐私；（四）努力钻研业务，更新知识，提高专业技术水平；（五）宣传卫生保健知识，对患者进行健康教育。"参与所在机构的民主管理"是执业医师的法定权利之一，而非法定义务。
3. E

第四单元 《中华人民共和国药品管理法》

【A1 型题】
1. B　2. D　3. B　4. A　5. E　6. B
7. E。解析：药品的生产企业、经营企业的负责人、采购人员等有关人员在药品购销中收受其他生产企业、经营企业或者其代理人给予的财物或者其他利益的，依法给予处分，没收违法所得；构成犯罪的，依法追究刑事责任。医疗机构的负责人、药品采购人员、医师等有关人员收受药品生产企业、药品经营企业或者其代理人给予的财物或者其他利益的，由卫生行政部门或者本单位给予处分，没收违法所得；对违法行为情节严重的执业医师，由卫生行政部门吊销其执业证书；构成犯罪的，依法追究刑事责任。

【B 型题】
8. B。解析：《药品管理法》第四十八条规定：有下列情形之一的，为假药：（一）药品所含成份与国家药品标准规定的成分不符的；（二）以非药品冒充药品或者以他种药品冒充此种药品的。有下列情形之一的药品，按假药论处：（一）国务院药品监督管理部门规定禁止使用的；（二）依照本法必须批准而未经批准生产、进口，或者依照本法必须检验而未经检验即销售的；（三）变质的；（四）被污染的；（五）使用依照本法必须取得批准文号而未取得批准文号的原料药生产的；（六）所标明的适应证或者功能主治超出规定范围的。
9. A。解析：第四十九条规定：药品成分的含量不符合国家药品标准的，为劣药。有下列情形之一的药品，按劣药论处：（一）未标明有效期或者更改有效期的；（二）不注明或者更改生产批号的；（三）超过有效期的；（四）直接接触药品的包装材料和容器未经批准的；（五）擅自添加着色剂、防腐剂、香料、矫味剂及辅料的；（六）其他不符合药品标准规定的。

第五单元 《中华人民共和国传染病防治法》

【A1 型题】
1. C　2. A　3. A　4. E　5. A　6. B　7. D
【B 型题】
8. D　9. C　10. A　11. C

第六单元 《突发公共卫生事件应急条例》

【A1 型题】
1. C　2. E
【B 型题】
3. D　4. E

第七单元 《医疗纠纷预防和处理条例》

【A1 型题】
1. B　2. E　3. A　4. A　5. D　6. C

第八单元 《中华人民共和国中医药法》

【A1 型题】
1. A　2. B　3. E　4. A　5. C　6. A　7. C

第九单元 《医疗机构从业人员规范》

【A1 型题】
1. E
【B 型题】
2. B　3. C　4. D　5. A　6. E